Sigrid Daneke

Achtung, Angehörige!

Sigrid Daneke

Achtung, Angehörige!

Kommunikationstipps
und wichtige Standards
für Pflege- und Leitungskräfte

schlütersche

Bibliografische Information der Deutschen Nationalbibliothek
Die Deutsche Nationalbibliothek verzeichnet diese Publikation in der Deutschen Nationalbibliografie; detaillierte bibliografische Daten sind im Internet über http://dnb.ddb.de abrufbar.

ISBN 978-3-89993-235-5

Über die Autorin:
Sigrid Daneke ist Krankenschwester mit Qualifikation zur Heimleitung, freie Fachjournalistin, Redakteurin und Buchautorin.

Mehr wissen – besser pflegen!

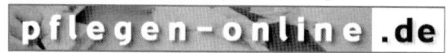

Besuchen Sie unser Pflegeportal im Internet.

© 2010 Schlütersche Verlagsgesellschaft mbH & Co. KG,
Hans-Böckler-Allee 7, 30173 Hannover

Alle Rechte vorbehalten. Das Werk ist urheberrechtlich geschützt. Jede Verwertung außerhalb der gesetzlich geregelten Fälle muss vom Verlag schriftlich genehmigt werden.
Alle Angaben erfolgen ohne jegliche Verpflichtung oder Garantie des Autoren und des Verlages. Für Änderungen und Fehler, die trotz der sorgfältigen Überprüfung aller Angaben nicht völlig auszuschließen sind, kann keinerlei Verantwortung oder Haftung übernommen werden.
Die im Folgenden verwendeten Personen- und Berufsbezeichnungen stehen immer gleichwertig für beide Geschlechter, auch wenn sie nur in einer Form benannt sind.
Ein Markenzeichen kann warenrechtlich geschützt sein, ohne dass dieses besonders gekennzeichnet wurde.

Satz: PER Medien+Marketing GmbH, Braunschweig
Druck und Bindung: Druck Thiebes GmbH, Hagen

Inhalt

Vorwort		9
1	**Bewohner, Angehörige, Mitarbeiter – ein Dreiergespann für oder gegeneinander?**	**11**
1.1	Ursachen eines Konflikts	12
1.2	Eine Negativ-Spirale und ihre Folgen	15
1.3	Alle könn(t)en voneinander profitieren	17
1.3.1	Bindeglieder nach »draußen«	17
1.3.2	Bedeutung der Angehörigen	18
1.3.3	Zusammen geht alles leichter	22
1.4	Geregelter Umgang	26
2	**Formen der Verständigung**	**27**
2.1	Verbale und nonverbale Kommunikation	28
2.2	Offenheit contra Missverständnis	30
2.3	(Miss-) Erfolgsfaktoren	33
2.3.1	Kommunikationsfähigkeit der Angehörigen	33
2.3.2	Mögliche Kommunikationsprobleme bei den Mitarbeitern	36
2.4	Kommunikationsmodelle	39
2.4.1	TALK-Modell	40
2.4.2	Transaktionsanalyse (TA)	45
2.4.3	Themenzentrierte Interaktion (TZI)	49
2.4.4	Klientenzentriertes Gespräch	52
2.5	Grundlagen der Begegnung	54
3	**Die Rolle der Angehörigen**	**56**
3.1	Erst- und Aufnahmegespräche	57
3.1.1	Gesetzliche Grundlagen	57
3.1.2	Angehörige informieren Mitarbeiter	58
3.1.3	Mitarbeiter informieren Angehörige	59
3.1.4	Sicherheit und Wohlbefinden für die Bewohner	60
3.2	Die ersten Tage in der Einrichtung	61
3.3	Integration ins Heimleben	62
3.3.1	Konfliktsituationen	63
3.3.2	Aufgaben für Mitarbeiter	64
3.4	Kooperation mit Angehörigen von gerontopsychiatrisch veränderten Bewohnern	65
3.4.1	Angehörige in der Tages- und Nachtpflege	66

3.4.2	Angehörige in Hausgemeinschafts- und Wohngruppenkonzepten	69
3.4.3	Angehörige als Dolmetscher	69
3.4.4	Die Vorsorgevollmacht	70
3.4.5	Die Betreuungsverfügung	71
3.4.6	Die Patientenverfügung	72
4	**Angehörigenarbeit innerhalb der Qualitätssicherung**	**74**
4.1	Wohn- und Betreuungsvertragsgesetz	75
4.2	Pflegetransparenzvereinbarung	76
4.3	Qualitätsprüfungs-Richtlinien	79
4.4	Grundsätze und Maßstäbe	84
4.5	Expertenstandards	86
4.6	Pflegestützpunkte	88
4.7	Leitbild, Pflegekonzeption und Co.	88
5	**Angehörigenarbeit nach Standards**	**98**
5.1	Merkmale standardisierter Angehörigenarbeit	100
5.1.1	Standard »Gesprächsführung mit Angehörigen in alltäglichen Situationen im Wohnbereich«	102
5.1.2	Standard »Begleitung von Angehörigen im Sterbeprozess des Bewohners«	104
5.1.3	Standard »Einbeziehung von Angehörigen in die direkte Pflege ihres Familienmitgliedes«	111
5.1.4	Standard »Einbeziehung von Angehörigen in außerhäusliche Aktivitäten«	113
5.1.5	Kriterien brauchen Kriterien	114
5.1.6	Wer mit Standards arbeitet, »macht« Standards	116
5.2.	Ziele standardisierter Angehörigenarbeit	117
5.2.1	Professionelles Handeln	117
5.2.2	Vertrauensgrundlage	118
5.2.3	Aktueller Informationsstand für Hauswirtschaft und -technik	119
5.2.4	Entlastung für die Verwaltung	120
5.2.5	Kundenzufriedenheit – Oberstes Ziel der Einrichtungsleitung	121
5.3	Zuständigkeiten im Umgang mit Angehörigen	122
5.3.1	Ohne die Pflege- und Betreuungskräfte geht es nicht	122
5.3.2	Die Rolle der Hauswirtschaft	123
5.3.3	Präsenz- und Pflegekräfte in Hausgemeinschaften	124
5.3.4	Erste Ansprechpartner in der Verwaltung	125
5.3.5	Freiwillige, 1 Euro-Jobber und Betreuungsassistenten nach § 87b SGB XI	125

5.3.6	Organisatorische Voraussetzungen	126
5.3.7	Management von Angehörigenarbeit	127
5.3.8	Angehörigenarbeit im Team	129
5.4	Lust auf Angehörigenarbeit	130
5.4.1	Fördermaßnahmen durch Leitungskräfte	131
5.4.2	Wie kann Motivation abgefragt werden?	133
5.4.3	Das Motivationsgeflecht	134

6	**Angebote und Veranstaltungen für Angehörige**	136
6.1	Warum wird Angehörigen etwas angeboten?	136
6.2	Wann setzt Angehörigenarbeit ein?	141
6.3	Wer führt Angehörigenarbeit durch?	142
6.4	Angebote für spezielle Typen von Angehörigen	144
6.4.1	Sich distanzierende bzw. delegierende Angehörige	146
6.4.2	Aktiv pflegende Angehörige	149
6.4.3	Psychosozial stabilisierende Angehörige	151
6.4.4	Flankierend unterstützende Angehörige	153
6.5	Hausweite Informationsveranstaltungen	153
6.6	Wohnbereichsbezogene Veranstaltungen mit Angehörigen und Mitarbeitern	155
6.7	Rahmenbedingungen für Veranstaltungen	160
6.8	Angehörigeninterne Gesprächsgruppen	161
6.9	Einzelkontakte mit Angehörigen	163
6.10	Angehörigenbeirat	165
6.11	Systematische Angehörigenarbeit	168
6.11.1	Verantwortung des Managements	172

7	**Beschwerde- und Zufriedenheitsmanagement**	173
7.1	Schriftliche Befragung von Angehörigen	174
7.1.1	Fragestellungen	175
7.2	Möglichkeiten und Grenzen	178
7.3	Umgang mit mündlichen Beschwerden	180
7.4	Beschwerden an die Öffentlichkeit	181
7.4.1	Warum wenden sich Angehörige an die Öffentlichkeit?	181
7.4.2	Verhalten bei Presseskandalen	184
7.5	Verantwortung der Leitungskräfte	187

8	**Arbeitstechniken**	189
8.1	Reden	189
8.2	Besprechungen	192
8.2.1	Besprechungsformen	192

8.2.2	Dirigistische oder partizipative Leitung?	194
8.2.3	Vorbereitung von Besprechungen	196
8.3	Moderierte Besprechungen	203
8.3.1	Was ist eine Moderation?	203
8.3.2	Regeln und Technik	205
8.4	Umgang mit verschiedenen Menschentypen	214
8.5	Fragetechniken	216
8.6	Visualisierung	219
8.7	Brainstorming	222

Register 224

Vorwort

Als ich im Rahmen der Weiterbildung zur Heimleitung ein Praktikum im Begleitenden Sozialen Dienst eines Altenpflegeheimes machte, hörte ich die verschiedensten Äußerungen zum Thema Angehörige: sie kommen zu selten, sie beklagen sich häufig, sie sind wichtig für die Bewohner, man müsste eigentlich mehr mit ihnen machen. Was man und wie man es machen sollte, darüber existierten allerdings nur diffuse Vorstellungen. Außerdem habe man im Moment schlicht keine Zeit für Konzeptarbeit und wisse auch gar nicht so genau, wie das funktionieren soll.
In einem anderen Heim war man schon weiter. Hier rief die Pflegedienstleitung – ihr Büro lag im Eingangsbereich des Hauses – den zu Besuch kommenden Angehörigen eine Begrüßung zu, lud sie zum zwanglosen Gespräch ein. So erfuhr sie einige Gedanken und Beschwernisse der Angehörigen und konnte diese verwerten. Angehörigenabende, etwa drei pro Jahr, sollten hier auf den Wohnbereichen eingeführt werden – das meinten auch die meisten der Pflegekräfte vor Ort.

Das Interesse an und das Wissen über mögliche Inhalte von Angehörigenarbeit sind inzwischen gewachsen. Das mit gutem Grund: Wartelisten gehören in vielen Heimen der Vergangenheit an, außerdem kommen die Bewohner immer älter und meistens mit einer Demenzerkrankung in stationäre Einrichtungen. Da werden die Angehörigen immer häufiger zu Entscheidern über das eine oder andere Haus; sie gilt es als Kunden zu gewinnen, ihnen gilt es etwas anzubieten. Die wachsende Bedeutung der Angehörigenarbeit belegen daneben Tagungen zum Thema, die inzwischen rege besucht werden sowie Examensarbeiten, die z. B. im Rahmen der Weiterbildung zur Wohnbereichs-, Pflegedienst- oder Heimleitung oder auch zum Qualitätsmanagementbeauftragten geschrieben werden.
Diese breite Streuung deutet bereits eine sehr wichtige Voraussetzung von erfolgreicher Angehörigenarbeit an. Alle Bereiche im Heim müssen sich beteiligen. Denn alle kommen – mit unterschiedlichen Themen und mit unterschiedlicher Intensität – in Kontakt mit Angehörigen: die Pflegekräfte, die Wohnbereichs-, Pflegedienst- und Heimleitung, die/der Qualitätsmanagementbeauftragte, die hauswirtschaftlichen Kräfte, die Verwaltungsmitarbeiter, die Hausmeister und auch die zusätzlichen Betreuungskräfte nach § 87b SGB XI oder die „1-Euro-Jobber", die examinierten Kräfte und die Helfer, die mit Vollzeit- und die mit Teilzeitverträgen, die Mitarbeiter in traditionellen Heimen, die in Einrichtungen des Betreuten Wohnens und die in Hausgemeinschaften.

Dieses Buch wendet sich an alle, an die ausführenden Mitarbeiter und an die Leitungskräfte der verschiedenen Tätigkeitsbereiche und Hierarchieebenen. Denn, wenn der eine nicht will oder nicht weiß, was Angehörigenarbeit bedeutet, hat es der andere schwer, sie erfolgreich umzusetzen. Dieses Buch möchte also motivieren, Tipps zur Umsetzung geben, Vorbildhaftes oder Exemplarisches aus der Praxis schildern, helfen, Fehler zu vermeiden und Anregungen zu geben. Über ein Feedback und Kritik – positiver wie negativer Art – würde ich mich freuen.

Hannover, im September 2009
Sigrid Daneke

1 Bewohner, Angehörige, Mitarbeiter – ein Dreiergespann für oder gegeneinander?

> **Fallbeispiel**
> *Frau Schiller ruft häufig nach der »Schwester«. Den Pflegenden kommt es vor, als ginge das den ganzen Tag so. Kaum ist ein Wunsch erfüllt, ruft Frau Schiller fünf Minuten später wieder. Das Personal hat keine Zeit, sich ständig zu kümmern und ist genervt. Ganz anders verhält es sich, wenn Frau Schillers Tochter zu Besuch kommt. Die bringt Kuchen mit, setzt sich eine Stunde zu Frau Schiller, fragt nach ihrem Befinden, unterhält sich mit ihr. Frau Schiller ist ruhig und freundlich. Kaum ist die Tochter gegangen, geht das alte Spiel weiter. Der Tochter gegenüber erzählt Frau Schiller, dass sich das Personal nicht um sie kümmern würde, sie müsse sich die Lunge aus dem Hals schreien, damit endlich einmal jemand komme und sie zur Toilette bringe. Die Tochter ist entsetzt über das Verhalten des Personals und beschwert sich bei den Mitarbeitern und der Einrichtungsleitung. Diese beschwichtigt, verspricht Aufklärung und Änderung und wendet sich an die Pflegekräfte. Durch das Verhalten von Frau Schiller fühlen sich auch andere Bewohner und deren Angehörige gestört: Ihr Rufen und Fluchen ist auf dem halben Wohnbereich zu hören und provoziert häufig Kritik, Aggressionen und Beschwerden.*

Ausgehend von Frau Schiller ist hier eine Vielzahl von Personen involviert und zwangsläufig miteinander in **Kontakt** gekommen: Pflege- und Leitungskräfte der Einrichtung, die Angehörige von Frau Schiller sowie Bewohner und Angehörige in der Nachbarschaft des Zimmers von Frau Schiller. Das Beziehungsgeflecht um Frau Schiller zeigt Abbildung 1.1 (s. S. 12).

Anhand dieses nicht ungewöhnlichen Beispiels aus der Praxis werden die verschiedenen **Konfliktherde** und die Komplexität des Umganges der Beteiligten miteinander in einer Altenhilfeeinrichtung deutlich. In den folgenden Kapiteln wird die jeweilige Bedeutung (im negativen wie im positiven Sinne) der beteiligten Personengruppen füreinander dargestellt.

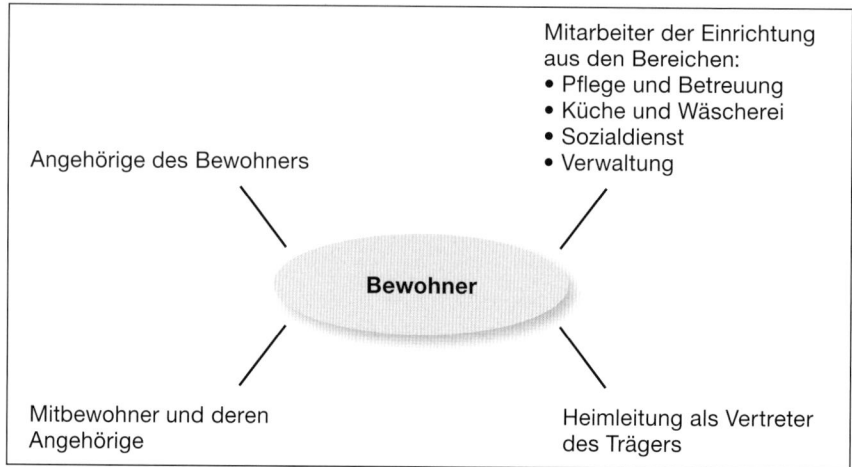

Abb. 1.1: Der Bewohner steht im Mittelpunkt zahlreicher Personengruppen.

Kommt ein pflegebedürftiger Mensch in eine Pflegeeinrichtung, haben seine Angehörigen und die Mitarbeiter der Einrichtung zwangsläufig Kontakt miteinander. Dieser Kontakt kann und muss aktiv gestaltet werden.

1.1 Ursachen eines Konflikts

Im Beispiel von Frau Schiller scheint vieles »schief« gelaufen zu sein. Viele negative Gefühle waren beteiligt, die wie in einem Schneeballsystem (oder wie die »Schwarze-Peter-Karte«) weitergegeben wurden. Ursachen des Konflikts sind bei allen Beteiligten zu finden.

Pflegekräfte

Frau Schiller ruft häufig nach der »Schwester«. Dem Pflegepersonal kommt es vor, als ginge das den ganzen Tag so. Kaum ist ein Wunsch erfüllt, ruft Frau Schiller fünf Minuten später schon wieder. Das Pflegepersonal hat keine Zeit, sich ständig um Frau Schiller zu kümmern und ist genervt.

Frau Schiller ist zwar inkontinent, hat aber keine Blasenentzündung. Trotzdem ruft sie fast unmittelbar nach dem letzten Toilettengang wieder nach der Schwester. Es muss also ein anderer Wunsch hinter ihrem Verhalten stehen: der nach **Aufmerksamkeit** und Anwesenheit von anderen Menschen.

Dafür spricht auch das gänzlich verwandelte Verhalten von Frau Schiller, wenn ihre Tochter zu Besuch kommt. Diese **Zuwendung** können die Pflegekräfte nicht leisten. Außerdem fühlen sich einige von ihnen abgestoßen von der ordinären und fordernden Ausdrucksweise der leicht demenzkranken Dame und entziehen ihr (bewusst oder unbewusst) die sonst mögliche Zuwendung. Sie haben deswegen manchmal ein **schlechtes Gewissen,** denn eigentlich ist es ihr Bestreben, die Bewohner gut zu umsorgen – denn »die können ja eigentlich nichts dafür«...

Tochter

Der Tochter gegenüber erzählt Frau Schiller, dass sich das Personal nicht um sie kümmern würde. Sie müsse sich die Lunge aus dem Hals schreien, damit endlich einmal jemand komme und sie auf die Toilette bringe. Die Tochter ist entsetzt über das Verhalten des Personals ...

Frau Schillers Tochter hat ihre Mutter damals in der Einrichtung untergebracht. Über ihre **Motive** können wir hier nur Vermutungen anstellen, genauso wie über ihr **Verhältnis zur Mutter.** Vielleicht ist dieses sehr gut und von gegenseitigem Vertrauen geprägt, vielleicht aber auch nicht und die Tochter lässt um des »lieben Friedens Willens« die Mutter deren Ansprüche ausagieren, widerspricht diesen nicht. Die ist dann zufrieden.

Eine Einrichtung kann nie so gut sein wie eine fürsorgliche private Versorgung. Es soll die Mutter aber natürlich bestmöglich betreuen, um die Heimunterbringung zu rechtfertigen. Das scheint hier nicht der Fall zu sein. Also beschwert sich die Tochter. Sie kennt nur das Verhalten von Frau Schiller, wenn sie in der Einrichtung ist. Dann ist diese völlig unauffällig. Deswegen kann sie jeden Versuch des Pflegepersonals, ihr das »übliche« Verhalten der Mutter zu schildern, als unglaubwürdig und als Ausrede empfinden. Unter diesen Bedingungen ist sie zu Recht empört. Was passiert, sobald sie fünf Minuten aus dem Haus ist, erlebt die Tochter nie mit ...

Einrichtungsleitung

... und beschwert sich bei den Mitarbeitern sowie bei der Einrichtungsleitung. Letztere wiederum beschwichtigt die Tochter und verspricht Aufklärung und Änderung. Dafür wendet sie sich an die Pflegekräfte.

Die Pflegekräfte fühlen sich zu Unrecht angeklagt und persönlich angegriffen. Manche von ihnen nehmen es Frau Schiller übel, dass sie so mit ihnen »spielt«. Außerdem haben sie den Eindruck, dass die Tochter ihr Bemühen um Frau Schiller gar nicht sieht. Sie haben schließlich nicht die Zeit, Frau

Schiller ständig zu betreuen. Sie erläutern der Tochter und der Einrichtungsleitung das Verhalten der Bewohnerin, wenn keine Angehörige da ist, mögliche Einflüsse der Demenz sowie die **personellen Grenzen** auf dem Wohnbereich. Einerseits verstehen sie die Besorgnis der Verwandten und erkennen auch deren Engagement für das Wohlbefinden der Bewohnerin an. Andererseits sind sie erbost und enttäuscht über die Kritik von deren Seite sowie über die Zurechtweisungen der Leitung des Hauses.

Die Leitung vertritt die Einrichtung nach außen und ist dem Träger verantwortlich, auch für die wirtschaftliche Führung des Hauses. Eine Einrichtung kann nur wirtschaftlich arbeiten, wenn sie möglichst ausgelastet ist. Das setzt ein **gutes Außenbild** voraus. Die Angehörigen sind die **Verbindungsglieder** zwischen »drinnen« und »draußen«. Zumeist entscheiden die Söhne oder Töchter über die Heimunterbringung ihrer Eltern. Sie sind es auch, die Auskunft auf die Fragen von Bekannten in der gleichen Lage (also mit alten, pflegebedürftigen Anverwandten) geben, ob die betreffende Einrichtung denn zu empfehlen sei. Die Einrichtungsleitungen haben also großes Interesse an zufriedenen oder zumindest unauffälligen, »ruhigen« Angehörigen. Den **Druck,** der auf ihnen lastet, geben manche von ihnen (unbewusst) als Kritik an die Pflegekräfte weiter.

> Gute Angehörigenarbeit ist ureigenstes Interesse der Einrichtungsleitung. Denn sie bedeutet neue Kunden und zufriedene Mitarbeiter.

Andere Bewohner

Durch das Verhalten von Frau Schiller fühlen sich auch andere Bewohner und deren Angehörige gestört: Ihr Rufen und Fluchen ist auf dem halben Wohnbereich zu hören und provoziert häufig Kritik, Aggressionen und Beschwerden.

Die beeinträchtigten Personen sehen das Geschehen aus ihrer Perspektive und reagieren mit **Unverständnis** auf Frau Schiller und auf das scheinbar tatenlose Verhalten der Einrichtung. Sie fragen sich, warum das Haus nicht etwas zum Schutz gegen diese Frau unternimmt. Die Mitarbeiter sehen ihre Hände gebunden: Frau Schiller kann nicht der Mund verboten werden. Sie darf nicht sediert werden. Wie ein Kind durch Bestrafung erziehen will und darf man sie ebenfalls nicht. Bliebe lediglich die Verlegung in ein möglichst abgelegenes Einzelzimmer. Aber die sind rar im Haus, zudem wäre die Finanzierung für die Familie schwierig...

Preis

...und das auch noch, wo der Heimplatz so teuer ist.
Die Bewohner bzw. deren Angehörige bezahlen subjektiv und objektiv viel Geld für den Platz in einer Einrichtung. Dafür erwarten sie als **Gegenleistung** eine gute Pflege und Betreuung. Das scheint hier nicht gegeben zu sein. So können sich die Kunden durch den Anbieter betrogen fühlen.

1.2 Eine Negativ-Spirale und ihre Folgen

Im Beispiel um Frau Schiller war die Kommunikation von Misstrauen, Missverständnissen und Verdächtigungen geprägt. Viele unbewusste und bewusste Wünsche, Ängste und Vorbehalte wurden nicht ausgesprochen, aber ausgelebt. Abbildung 1.2 zeigt, wie sich eine Negativspirale aufbaut.

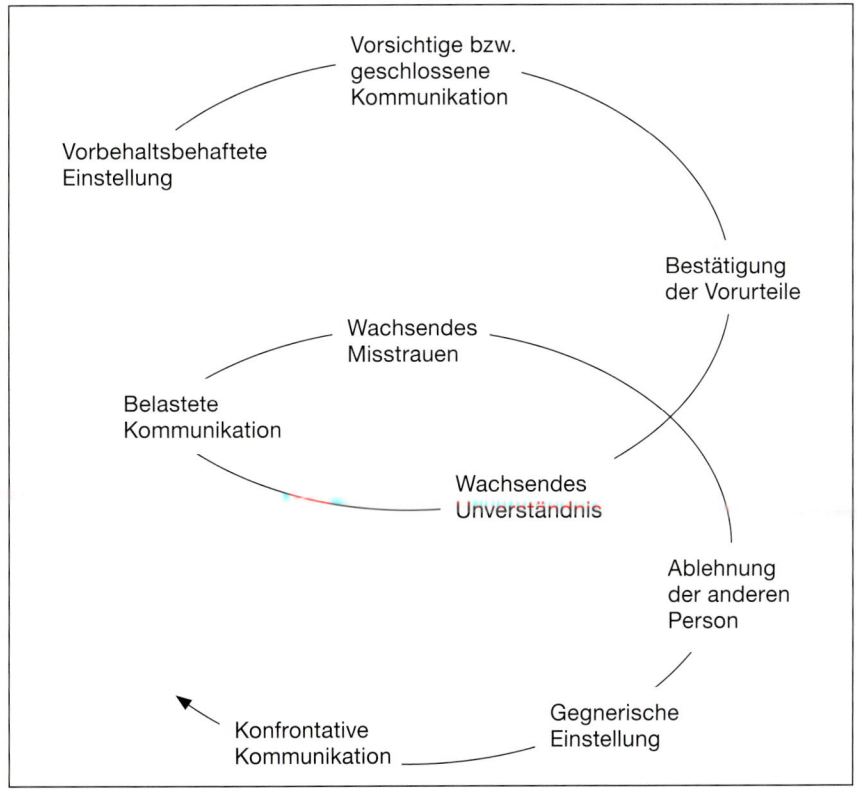

Abb. 1.2: Verhalten bei vorbehaltsbehafteter Einstellung.

»Alarmzeichen«

(An)zeichen mangelnder bzw. mangelhafter Angehörigenarbeit sind:
- Angehörige kommen nicht zu Besuch.
- Bewohner äußern Sehnsucht nach ihren Angehörigen.
- Angehörige sprechen die Mitarbeiter nie an.
- Angehörige beschweren sich ständig.
- Angehörige wirken unsicher.
- Mitarbeiter wissen nichts über die Angehörigen.
- Mitarbeiter reden schlecht über die Angehörigen.
- Das Außenbild der Einrichtung ist schlecht.
- Die Belegungszahlen sind schlecht.

Wäre das Problem um Frau Schiller konstruktiv zu lösen? Zumindest könnten viel Misstrauen und viele Missverständnisse vermieden werden, wenn die jeweiligen Personen ihre Aufmerksamkeit auf die **wirklichen Beweggründe** hinter einem bestimmten Verhalten gerichtet hätten.

Ziele eines Gespannes

Die für das **Wohlgefühl** aller Beteiligten entscheidende Frage ist, ob sie eher miteinander, also im Sinne eines Gespannes in dieselbe Richtung, oder auseinander und in verschiedene Richtungen streben. Zieht ein Mitglied des Gespannes in eine andere Richtung als die anderen – oder sogar alle in unterschiedliche Richtungen – gerät das Gefährt ins Schlingern oder bricht auseinander.

Die Zielrichtungen des beschriebenen Gespannes sind mit den bewussten und unbewussten Bedürfnissen und Zielen der Menschen gleichzusetzen. Es muss also darum gehen, die hinter einer Äußerung, hinter einem Verhalten verborgene **Botschaft** zu hören. Das bedarf einiges Wissens der Beteiligten bzw. deren Bereitschaft, dieses mit Engagement sowie Arbeits- und Zeitaufwand zu erwerben.

Gute Angehörigenarbeit

Voraussetzungen für gute Angehörigenarbeit sind:
- Problembewusstsein der Beteiligten
- Wille, Probleme lösen zu wollen – zugunsten *aller* Beteiligten
- Bereitschaft zu Veränderungen
- Kommunikationsfähigkeit
- Rückhalt und aktive Unterstützung durch die Leitungskräfte (persönliches Engagement sowie Organisation von Zeit, Raum und Personal)
- Motivation und Engagement der Angehörigen, Bewohner und Mitarbeiter

Tipp für die Praxis
Gründen Sie eine Arbeitsgruppe zum Thema »Angehörigenarbeit«.

1.3 Alle könn(t)en voneinander profitieren

Bewohner, Angehörige und Mitarbeiter können den Kontakt miteinander nicht vermeiden. Von einer **offenen Begegnung** profitieren aber alle Seiten. Die Beteiligten haben eine positive Bedeutung füreinander.

1.3.1 Bindeglieder nach »draußen«

Der **Heimeinzug** eines Menschen signalisiert ihm und der Umwelt, dass er in Lebensbereichen zeitweise oder ständig auf Hilfe angewiesen ist, die er bislang selbstständig geführt hat. Der Betroffene ist abhängig und wegen der nun eingetretenen und wahrscheinlich andauernden Einschränkungen möglicherweise depressiv oder aggressiv gestimmt.

Verlust sozialer Kontakte

Mit der **Übersiedlung** in eine Pflegeeinrichtung verlieren die Pflegebedürftigen häufig einen beträchtlichen Teil ihrer sozialen Kontakte. Freunde und Bekannte ziehen sich zurück, einerseits wegen der Hinfälligkeit der Bewohner und ihrer (mutmaßlichen) Überforderung durch Besuche, andererseits weil sie für sich in der Umgebung »Heim« keinen Raum sehen. Auch für viele entfernte und nahe Verwandte trifft das zu.

Die neuen Bewohner sind verunsichert: durch ihre Einschränkungen und Erkrankungen, z. B. eine demenzielle Erkrankung, die das Verständnis für den Umzug gänzlich verhindern können, sowie durch den Heimeinzug selbst. Sie kennen die Mitarbeiter und die Abläufe in der Pflegeeinrichtung noch kaum, können verwirrt sein, z. B. durch die neue räumliche Umgebung, durch eine Mitbewohnerin, durch fremde und unangenehme Geräusche und Gerüche. Auch das Bett ist ein anderes als bisher.

Kontinuierlicher Faktor

Die Angehörigen sind oft (erst einmal) der einzige kontinuierliche Faktor im Leben der Bewohner:

- Sie sind für die Bewohner das **Bindeglied** zwischen der eingeschränkten Lebenswelt und der früheren, vertrauten und jetzt eingebüßten Welt »draußen«.
- Sie bedeuten für die Bewohner emotionale Sicherheit durch die **Kontinuität** in ihren Beziehungen, auch unabhängig von der *Qualität* dieser Beziehungen.

Um diesen Funktionen nachkommen zu können, ist die offene **Auf- und Annahme** der Angehörigen in der Einrichtung notwendig.

> Die Mitarbeiter müssen sich der Bedeutung der Angehörigen für das Leben der Pflegebedürftigen in der Einrichtung bewusst sein und diese möglichst unterstützen.

1.3.2 Bedeutung der Angehörigen

Der Umzug eines Familienmitglieds aus der eigenen Häuslichkeit in eine Einrichtung kann auch für die Angehörigen schwer zu bewältigen sein. Das ist auch der Fall bei einer grundsätzlich offenen und vertrauensvollen Beziehung zwischen den Beteiligten und bei beidseitigem Einverständnis mit der Einzugsentscheidung. Die Bedeutung des Heimbewohners für die Angehörigen hängt ab von

- der **Art** der Beziehung zueinander ab, z. B. ob es sich um eine Eltern-Kind oder eine Partnerbeziehung handelt
- der **Qualität** der Beziehung
- der Tatsache, ob schon vor dem Umzug in die Pflegeeinrichtung **Pflege und Betreuung** von den Angehörigen geleistet wurde.

Art der Beziehung

Der Einzug in die Pflegeeinrichtung verändert die Beziehung zwischen den Ehepartnern: aus zwei (im Idealfall) **gleichrangigen** und **unabhängigen** Menschen, die viel Schönes miteinander aktiv erlebt und so manches Schweres miteinander durchgestanden haben, die sich also (wechselseitig) stützen konnten (was auch Pflegebedürftigkeit nicht verhindern muss), werden in diesem Sinne zwei **ungleiche** Teile:
Der in der Pflegeeinrichtung lebende Teil ist auf Hilfe angewiesen, er ist abhängig.

Dem anderen Teil fehlt nunmehr sein bisheriger Partner in vielen Lebensbereichen, z. B. als Sozial- und Freizeit- sowie Sexualpartner, er muss mit den Anforderungen und Umstellungen ohne die Hilfe des Partners zurechtkommen. Er ist seiner praktischen Hilfe beraubt, z. B. bei der Finanzregelung, die oftmals vom männlichen Ehepartner übernommen wurde.

Selbst wenn die Kinder vor dem Umzug des Elternteils in die Pflegeeinrichtung nicht mit ihm in einem Haushalt zusammengelebt haben, ist er auch für sie nicht unproblematisch: der Umzug ist deutliches äußeres Zeichen von Hilfebedarf. Gepaart mit geistig-seelischen Veränderungen, z. B. Abbau infolge demenzieller Erkrankungen, kehrt sich die frühere **Kind-Eltern-Abhängigkeit** um. Früher haben sich die Eltern um die Kinder gekümmert, haben das Sagen gehabt und auch im höheren Erwachsenenalter waren die Kinder immer noch »Kinder«. Jetzt bedürfen die Eltern der Betreuung, der Fürsorge und der Liebe der Kinder, oft auch der finanziellen Unterstützung. Diese Veränderung ist schmerzlich für beide Seiten: dem Elternteil wird die eigene Hinfälligkeit und Vergänglichkeit sowie Abhängigkeit von den Kindern bewusst. Auch diesen wird die Vergänglichkeit der Eltern und ihrer selbst bewusst. Außerdem fehlt ihnen die Hilfe und Geborgenheit des Elternteils, sie sind nun oftmals gleichzeitig für die eigenen Kinder und für die Eltern zuständig und verantwortlich, z. T. auch rechtlich.

> Pflegebedürftige und Angehörige stehen mit dem Einzug in die Pflegeeinrichtung einer neuen, verunsichernden Situation gegenüber und brauchen den Halt des anderen.

Qualität der Beziehung

Nur 43 Prozent der Angehörigen von Heimbewohnern sagen, dass sie vor dem Einzug ein unproblematisches Verhältnis zu ihren Pflegebedürftigen hatten. Dies hat das Forschungsprojekt »Möglichkeiten und Grenzen selbständiger Lebensführung in stationären Einrichtungen« in seiner Erhebung von 2005/2006* ergeben.

Für 35 Prozent der Angehörigen war dieses Verhältnis wechselhaft und 22 Prozent bezeichnen es definitiv als schwierig. Zum Zeitpunkt der Befra-

---

* BMFSFJ (Hrsg.) Möglichkeiten und Grenzen selbständiger Lebensführung in vollstationären Einrichtungen. Im Internet: <http://www.bmfsfj.de/bmfsfj/generator/BMFSFJ/Service/Publikationen/publikationen,did=109690.html>

gung, also mehr oder minder lange Zeit nach dem Heimeinzug der pflegebedürftigen Familienmitglieder, war der Anteil derer, die über ein unproblematisches Verhältnis berichteten, auf 53 Prozent gestiegen, und nur noch 16 Prozent bezeichneten ihr Verhältnis als schwierig. In 29 Prozent der Fälle hat sich das Verhältnis durch den Heimeinzug verbessert, in 17 Prozent der Fälle verschlechtert und bei gut der Hälfte ist es unverändert geblieben.

Über die Gründe lässt sich letztlich nur spekulieren. So kann die Verbesserung des Verhältnisses daran liegen, dass durch die Übersiedlung in eine Einrichtung die Kontakte zwischen Angehörigen und Pflegebedürftigem zeitlich gesunken sind und sich damit auch die Möglichkeit zu Konfliktanlässen reduzierte. In anderen Fällen könnte es aber auch an positiven Einflüssen des Personals liegen bzw. bei den 17 Prozent, die eine Verschlechterung angaben, an negativen Einflüssen durch den Einrichtungsbetrieb? Oder es könnte an einer zunehmenden Demenz mit entsprechenden Verhaltensauffälligkeiten des Bewohners liegen, mit denen dieser den Besuch erschwert? Und wie würden sich die Bewohner ihrerseits zum Verhältnis zu ihren Angehörigen äußern?

Grundsätzlich ist zu konstatieren, dass die Qualität der Beziehungen von Bewohnern und Angehörigen zueinander sehr unterschiedlich ausfällt. Betrachten wir das Ganze einmal aus der psychologischen Perspektive: War die Beziehung in der Vergangenheit von **Gleichberechtigung** und Nähe geprägt, wird die Entscheidung zur Übersiedlung in eine Pflegeeinrichtung wahrscheinlich gemeinsam und einvernehmlich stattgefunden haben, mit großem Bedauern und Schmerz, aber mit der Erkenntnis, dass die Grenzen der Belastbarkeit für alle Seiten erreicht sind und es nun »nicht mehr anders geht«. Das bedeutet: Das partnerschaftliche Verhalten bleibt bestehen, auch wenn einseitige Abhängigkeit eingetreten ist.

In **ungleichrangigen Beziehungen** haben beide Teile ebenfalls füreinander eine große Bedeutung und Funktion, wenn auch oft ungewollt und unbewusst. Deren Erfüllung wird durch den Umzug zumindest reduziert, manchmal fällt sie ganz weg. Es bleibt eine Lücke zurück, weil bestimmte (Verhaltens-)Rollen nicht mehr abgedeckt sind.
- War die Beziehung ungleichrangig **zu Lasten des Bewohners,** kann dieser froh sein, in die Einrichtung zu kommen, d. h. weg von dem »Tyrannen«. Jener aber hat seinen »Prügelknaben« und sein »Opfer« weitgehend verloren.
- War die Beziehung ungleichrangig **zu Gunsten des Bewohners,** wird sich dieses Verhältnis mit dem Einzug in die Pflegeeinrichtung umdrehen: der

»draußen« zurückbleibende Teil muss sich nicht mehr zurücknehmen und »gängeln« lassen. Er wird sich befreit fühlen und (bewusst oder unbewusst) für das Erlittene revanchieren wollen, z. B. mit Besuchsentzug.

Wie auch immer die Konstellation in ungleichrangigen Beziehungen gestellt ist, sie ist mit starken Problemen, enttäuschten Hoffnungen und **Ressentiments** belastet. Diese Belastungen werden oftmals in den Einrichtungsalltag mit hineingetragen. Auch die Mitarbeiter der Einrichtung werden davon nicht gänzlich unberührt bleiben, sie werden zumindest »Ausläufer« dieses »Sturmgebiets« mit- bzw. abbekommen – meistens, ohne dass sie die Ursachen dafür kennen.

Mit Schuldgefühlen beschäftigen sich viele nicht gerne. Schuld schiebt man lieber ab. Der jetzige Bewohner selbst oder aber auch das Pflegepersonal der Einrichtung können in so einer Situation (zumeist unbewusst) als »Sündenböcke« herhalten.

> Eine Heimunterbringung ist immer mit der Frage verbunden: »Hätte ich es anders machen können oder sollen?« und mit einem schlechten Gewissen. Je nach Qualität der Beziehung zum Pflegebedürftigen wird dieses ein mehr oder minder großes Ausmaß haben.

Aus der Obhut der Angehörigen

Viele der jetzigen Heimbewohner haben lange Jahre in der Obhut der pflegenden Angehörigen verbracht, sind ihnen vertraut und Teil ihres Lebens (geworden). Auch wenn die Pflegebedürftigen vielleicht keine körperlichen und bzw. oder geistigen Anteile mehr zum gemeinsamen Leben beitragen konnten, stellten sie **Aufgabe** und **Lebensinhalt** für die Pflegepersonen dar. Diese Aufgabe ist mit der Übersiedlung in die Pflegeeinrichtung plötzlich verschwunden, ein Loch tut sich auf, in das man zu fallen droht.

Durch die Pflege waren die Pflegepersonen zumeist über lange Zeit ans Haus gebunden und in der Verfügung eigener Zeit stark eingeschränkt; soziale Kontakte gingen zurück. Nunmehr ist Zeit nahezu unbegrenzt vorhanden, aber es ist kaum noch jemand da, mit dem man sie verbringen könnte. Hinzu kommen häufig eigene körperliche und psychische Belastungen sowie Sorgen um die Zukunft, auch finanzieller Art.

Die **pflegenden Angehörigen** sind im Laufe der Zeit zu Experten in der Betreuung des Hilfsbedürftigen geworden und müssen nun oftmals mit ansehen, dass das Einrichtungspersonal ganz anders mit der Pflege umgeht. Zwar bringen 55 Prozent der Angehörigen laut Forschungsprojekts »Möglichkeiten und Grenzen ...« der Einrichtung großes Vertrauen entgegen und verlassen sich auf eine gute Versorgungsqualität. Aber 50 Prozent sagen, dass sie ihre Angehörigen am besten kennen und daher am ehesten wissen, was sie brauchen und jeder fünfte Angehörige (21 Prozent) kontrolliert diesbezüglich lieber selbst. Vielen dieser Angehörigen wird in der Pflegeeinrichtung nun mehr oder minder deutlich gesagt, dass ihre Art der Pflege nicht optimal oder angemessen gewesen sei. Statt Zuwendung, Lob und Anerkennung empfangen sie Kritik in dem Haus, in das sie selbst ihr Familienmitglied gegeben haben. Das erzeugt keine gute Stimmung.

1.3.3 Zusammen geht alles leichter

Bleiben Angehörige aus irgendwelchen Gründen der Einrichtung und den Pflegebedürftigen fern, gehen den Mitarbeitern mit ihnen vielfältige Formen der **Unterstützung** für ihre Arbeit verloren.

Viele Bewohner sind krankheitsbedingt nicht in der Lage, adäquat Auskunft über ihre bisherigen Lebensgewohnheiten sowie Vorlieben und Abneigungen zu geben, z. B. bei demenziellen Erkrankungen oder Schlaganfällen mit Aphasie. Deswegen sollten Angehörige möglichst in die **Bewohneranamnese** einbezogen werden. Besonders ist das der Fall, wenn sie mit dem Betroffenem zusammen in einem Haushalt gelebt und bzw. oder ihn betreut haben. Dieses muss selbstverständlich unter Einbezug des Bewohners und mit dessen **Einverständnis** geschehen. Denn bei einer belasteten Beziehung zwischen ihm und den Angehörigen könnte er das nicht wollen, und ein Übergehen seiner Person würde den Aufbau eines Vertrauensverhältnisses zwischen Bewohner und Pflegepersonal von vornherein erschweren.

> Angehörige können den Mitarbeitern wichtige und hilfreiche Hinweise für die Pflege und Betreuung des Bewohners geben.

Hilfe bei der Kommunikation

Angehörige können scheinbar unsinnige und unverständliche **Verhaltensweisen** des Bewohners erklären, z. B. solche, die auf individuellen Absprachen zwischen ihm und der bisherigen Pflegeperson beruhen. So kann bei

Aphasie eine spezielle Zeichensprache anzeigen, dass man zur Toilette gebracht werden möchte.

Die Angehörigen können dazu beitragen, Verhaltensweisen, die sich aus dem Lebenslauf, z. B. aus dem ausgeübten Beruf oder aus der Persönlichkeit ergeben, Außenstehenden (was die Mitarbeiter nach einem Heimeinzug zunächst einmal sind) verständlich zu machen. Sie können verdeckte Ausdrucksmöglichkeiten von Aggressionen oder Trauer bei den Bewohnern als solche kenntlich machen oder scheinbare Aggressionen, z. B. die Abwehr von Pflegekräften beim Waschen oder beim Toilettengang, erklären. Die Auflösung könnte hier ein ausgeprägtes Schamgefühl, wenn auch nur gegen gegengeschlechtliche Pflegepersonen, bei der Intimhygiene sein. Angehörige können durch diese Hinweise Missverständnisse und Fehler vermeiden helfen.

Manche Bewohner sind wie »ausgewechselt«, wenn ein Angehöriger das Zimmer betritt: läuteten sie noch vor kurzer Zeit wegen Kleinigkeiten, sind sie nun ruhig und zufrieden und plaudern mit dem Besuch über die Enkelkinder und sonstige Vorkommnisse. Das heißt: sie bekommen die **Aufmerksamkeit**, die sie brauchen. Diese Zufriedenheit hält oftmals noch Stunden bis Tage über den Besuch hinaus an. Besuch ist hier **Entlastung** für die Mitarbeiter.

Hilfe bei der Grundpflege

Manche Angehörigen übernehmen ausgewählte Tätigkeiten in der direkten (Grund-) Pflege ihres Familienmitglieds. Diese »pflegenden Angehörigen« waren zumeist schon im Privathaushalt die Pflegepersonen.

Hilfe bei der Betreuung

Auch die Betreuungsmöglichkeiten der anderen Bewohner durch die Mitarbeiter hängen von der Präsenz von Angehörigen ab. Ihr Besuch bedeutet Unterhaltung und Beschäftigung für den einen Bewohner, Zeiten also, in denen sich die Mitarbeiter um diesen weniger und um andere intensiver kümmern können.

Angehörige können die Tätigkeit des Betreuungspersonals ergänzen, auch als ehrenamtliche Mitarbeiter. So z. B. wenn sie
- sich auch um den Mitbewohner des eigenen Familienmitglieds kümmern;
- bei Ausflügen mitkommen und das Personal entlasten;

- qualifizierte allgemeine Betreuungstätigkeiten in der Pflegeeinrichtung übernehmen, z. B. Vorlesen oder Gesprächsgruppen anbieten;
- weitere Tätigkeiten im Heimalltag übernehmen wie Blumengießen oder Vögelfüttern;
- Gespräche mit anderen Angehörigen führen, z. B. mit solchen, deren Familienmitglied erst seit kurzer Zeit im Heim ist und die noch verunsichert und informationsbedürftig sind.

> Angehörige bedeuten nicht nur Aufwand und Ärger für die Einrichtung, sondern auch wertvolle Informationen und Unterstützung für die Arbeit mit den Bewohnern.

Hilfe für die Angehörigen

Die Mitarbeiter können die Angehörigen entlasten durch:
- die Übernahme der Pflege;
- die nachträgliche Anerkennung der geleisteten Pflegetätigkeit zuhause;
- ihr Verständnis und ihre Bestätigung für die Entscheidung der Heimübersiedlung (die oft von den Angehörigen initiiert worden ist wegen Überlastungsgefühlen). Das zumindest anfänglich schlechte Gewissen wegen der Heimübersiedlung kann durch die gute Pflege und Betreuung seitens des Hauses beruhigt werden;
- Aufklärung über geistige, psychische und körperliche Veränderungen des Bewohners infolge der Erkrankung oder infolge der Umstellung in der Phase des Einzugs;
- verständnisvolle und einfühlsame Gespräche über die Änderungen in der Beziehung zwischen Bewohner und Angehörigen.

> Verstandene Angehörige sind verständnisvolle Angehörige.

Um diese Chancen wahrnehmen zu können, ist eine grundsätzlich offene und positive Einstellung der Beteiligten zueinander notwendig. Abb. 1.3 verdeutlicht die **Positivspirale**, die sich von einer solchen Grundhaltung ableiten lässt.

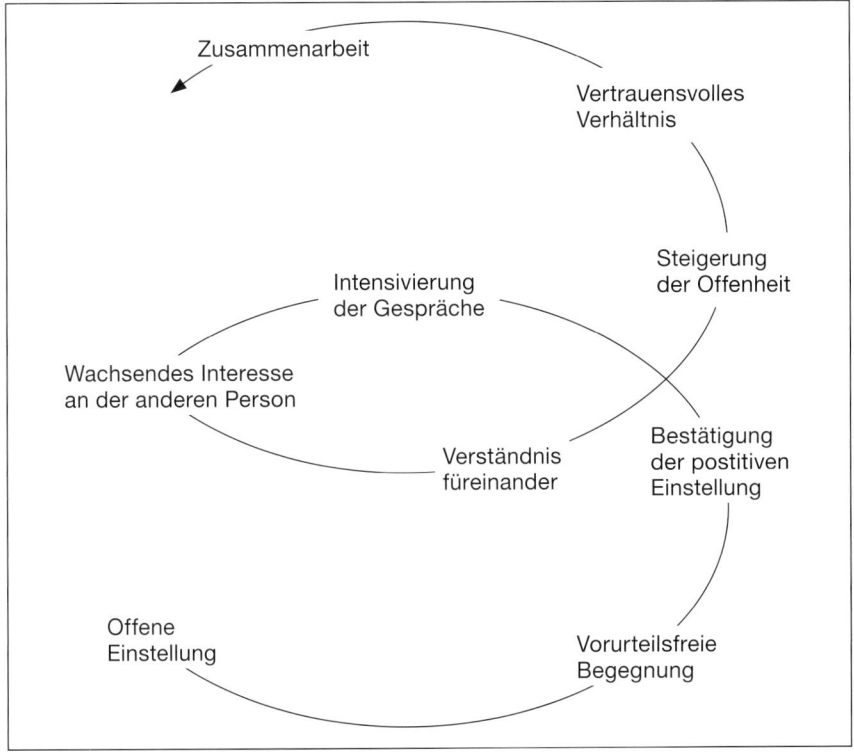

Abb. 1.3: Eine offene Begegnung ist der erste Schritt zur Zusammenarbeit von Einrichtung und Angehörigen zugunsten des Bewohners.

Checkliste für eine »gute« Angehörigenarbeit

Gute Angehörigenarbeit
- berücksichtigt die Wünsche und Bedürfnisse der Bewohner in Zusammenhang mit ihren Angehörigen
- lässt die Angehörigen sich in der Einrichtung willkommen fühlen
- »verlängert« das Familienleben der Beteiligten vom früheren Zuhause in die Einrichtung hinein
- erkennt und berücksichtigt die Bedürfnisse der Angehörigen, Pflegemitarbeiter und der Leitungskräfte der Einrichtung
- äußert sich durch Verständnis und gegenseitige Unterstützung zwischen Angehörigen und Mitarbeitern
- beugt Misstrauen und Ärger vor – Vorbeugen ist besser als Heilen.

1.4 Geregelter Umgang

Der Umgang von Bewohnern, deren Angehörigen und den Mitarbeitern der Pflegeeinrichtung miteinander ist so vielfältig wie die beteiligten Menschen. Er ist abhängig von den Bedürfnissen, Fähigkeiten und Einstellungen, die die Beteiligten einbringen. Begegnen sie sich grundsätzlich offen, können alle voneinander profitieren. Ist die Begegnung vorbehaltsbehaftet, ist eine schwierige und konfliktreiche **Kommunikation** wahrscheinlich. So individuell also die Umstände und Bedingungen sind, so individuell muss eigentlich auch der Umgang mit den Angehörigen sein: auf jede Begegnung speziell zugeschnitten.

Da das in der Praxis undurchführbar ist, müssen Standards für die verschiedenen Situationen entwickelt werden. Unter Standards sollen hier festgelegte **Verhaltensregeln und -maßnahmen** verstanden werden, die auf immer wiederkehrende Situationen individuell angepasst angewandt werden. Standards sind in der Altenpflege bereits bekannt, sie werden bisher vor allem in direkten Pflegefragen angewandt, z. B. Pflege bei Dekubitus. Im zwischenmenschlichen Bereich ist es erfahrungsgemäß schwieriger allgemein verbindliche Regeln aufzustellen und einzuhalten. Voraussetzung sind Mitarbeiter, die um die zugrunde liegenden psychischen Vorgänge (bei sich und anderen) sowie um Grundlagen der Kommunikation wissen und entsprechend damit umgehen können. Das ist über Fortbildungen und andere Maßnahmen der **Personalentwicklung** erreichbar.

2 Formen der Verständigung

Kommunikation bedeutet übersetzt **Verständigung** untereinander, Verbindung und Zusammenhang. Kommunikation hat viele Gesichter – so wie es viele »Anwender« gibt. Dazu gehört z. B.:
- Gespräch
- sachliche Auseinandersetzung
- Streit
- Alltagsgespräche
- Problembegegnungen
- wortlose Begegnung
- Streicheln

Kommunikation findet immer zwischen mindestens **zwei Beteiligten** statt. Sie kann absichtlich herbeigeführt werden und bewusst stattfinden oder auch von – einer oder beiden Seiten – unbewusst und ungewollt.

Kommunikation von Mitarbeitern und Angehörigen findet im »Vier-Augen-Gespräch«, in Gruppen mit unterschiedlicher Zusammensetzung, spontan oder geplant, problem- oder konsensorientiert statt.

Kommunikation per Gesetz

Das **Pflegeversicherungsgesetz** schreibt Kommunikation der Mitarbeiter von Altenhilfeeinrichtungen mit den Bewohnern vor, wenn es sagt: »Um die Gefahr einer Vereinsamung des Pflegebedürftigen entgegenzuwirken, sollen bei der Leistungserbringung auch die Bedürfnisse des Pflegebedürftigen nach Kommunikation berücksichtigt werden« (SGB XI, § 28 (4), Satz 2). Kommunikation von Mitarbeitern mit Angehörigen wird auch in der Pflegetransparenzvereinbarung bzw. in der (unter anderen) auf ihrer Basis überarbeiteten Qualitätsprüfungs-Richtlinie eingefordert. So wird vom Medizinischen Dienst der Kassen z. B. geprüft, ob bei Bewohnern mit Demenz Angehörige und Bezugspersonen in die Planung der Pflege einbezogen werden und ob es im Haus Maßnahmen zur Kontaktpflege zu den Angehörigen gibt (vgl. Kap. 4).

Kompetenzen der Beteiligten

Kommunikation ist abhängig von den Befugnissen und Kompetenzen der Beteiligten, von persönlichen Vorerfahrungen privater und beruflicher Art, von der Persönlichkeit der Beteiligten, von ihrem Umfeld, ihrer Sozialisation, von ihrem generellen und gegenwärtigen körperlichen, psychischen und geistigen Zustand und von zeitlichen Faktoren. Kommunikationstechnik kann gelernt, muss immer wieder (neu) geübt und kann positiv und negativ eingesetzt werden. Man kann mit ihr das Gegenüber manipulieren. Ihre Anwendung erfordert demnach ein hohes Maß an **Verantwortung**.

Beratung statt Therapie

Die folgenden Ausführungen können helfen, das eigene sowie das fremde **Kommunikationsverhalten** im Alltag wahrzunehmen, wieder zu erkennen, zu reflektieren und angemessen zu reagieren. Ziel ist also eine Sensibilisierung und Bewusstmachung. Hinzu kommt die Vorstellung praxisnaher Anwendungsmöglichkeiten sowie Faktoren des Gelingens und Misslingens von Kommunikation, von »Gesetzen« und Grundlagen. In diesem Sinne ist Beratung das Ziel.

2.1 Verbale und nonverbale Kommunikation

Kommunikation enthält sogenannte verbale und nonverbale Komponenten. Den verbalen Anteil bildet das gesprochene Wort, nonverbal dagegen ist Mimik, Gestik, Körperhaltung und Tonfall. Jedes Gespräch enthält beide Komponenten, d. h. das Gesagte wird z. B. durch Mimik, Gestik – durch die **»Körpersprache«** – unterstrichen oder konterkariert.

Praxis der Kommunikation

Fallbeispiel

Frau Schulze spricht eine Pflegekraft an und fragt »Was hat meine Mutter denn heute gegessen?«
Folgende Antworten der Pflegerin sind möglich:
»Spinat mit Ei und Kartoffelbrei.«
»Spinat mit Ei und Kartoffelbrei, warum?«
»Oh, sie hat ganz gut gegessen.«
»Sie isst nicht gut. Wir müssen sie ständig dazu anhalten.«
»Sie isst nicht gut. Sie will einfach nicht. Da können wir sie schließlich auch nicht zu zwingen.«
»Sie isst nicht gut. Versuchen Sie es doch einmal mit ihr.«
»Sie isst nicht gut. Wissen Sie vielleicht warum?«
»Sie isst nicht gut. Vielleicht hat sie Kummer. Könnten Sie einmal mit ihr darüber reden?«

Die Pflegekraft kann die Frage der Angehörigen unterschiedlich verstehen. Das hängt von der begleitenden **Mimik, Gestik** sowie dem **Tonfall** von Frau Schulz ab. Ihr Tonfall kann z. B. fragend, von Besorgnis gefärbt, auffordernd, kritisch oder misstrauisch sein. Auch eine entspannte, lächelnde oder verkniffene Mimik geben Hinweise darauf, wie die Frage gemeint sein könnte. Die Gestik gibt weitere Anhaltspunkte: hält die Angehörige ihre Arme locker am Körper oder vor der Brust verschränkt, sind die Hände entspannt oder zur Faust geballt?

Die Interpretation der Mitarbeiterin hängt darüber hinaus von ihrer allgemeinen und momentanen **Befindlichkeit** ab: ist sie gerade schlecht gelaunt, durch andere Gedanken und Geschehnisse abgelenkt oder ist sie offen für die Frage der Tochter? Sie antwortet dem entsprechend sachlich-informierend, erläuternd, besorgt-fragend, sich verteidigend, abwehrend, ihrerseits misstrauisch.

Übung 1:
Formulieren Sie mögliche Gedankengänge der Tochter zur siebten Antwort der Pflegekraft.

Lösungsvorschläge:
»Die Mitarbeiterin sorgt sich um meine Mutter, sie ist an ihrem Wohlbefinden interessiert. Meine Mutter ist bei ihr in guten Händen.«
»Die Mitarbeiterin möchte meine Meinung hören, sie möchte meine Mithilfe, erkennt mich als gleichrangig bzw. hilfreich an.«
»Soll das ein Vorwurf sein? Ich kümmere mich schon um meine Mutter, damit sie keinen Kummer hat.«
»Aha, meine Mutter fühlt sich nicht wohl hier, sie hat Kummer. Die kümmern sich hier ja auch nicht richtig um sie. Und ich soll das jetzt ausbügeln.«
Die Frage der Angehörigen bzw. die Antworten der Pflegekraft können in fast unendlich verschiedenen Variationen verstanden werden. Sicherlich geben andere, nonverbale Begleiterscheinungen einer Begegnung weitere Hinweise darauf, wie etwas gemeint ist. Aber auch die können unterschiedlich aufgenommen werden.

Übung 2:
(Zu zweit) Spielen Sie die folgenden Konstellationen durch und unterstützen Sie dabei Ihre Worte durch Körpersprache. Tauschen Sie sich über Ihre jeweiligen Reaktionen und Gefühle aus:
A kritisiert B freundlich und sachlich. B reagiert entsprechend.
A kritisiert B unfreundlich und unsachlich. B reagiert entsprechend.
A kritisiert B unfreundlich und unsachlich. B reagiert freundlich und sachlich.

Vielfalt der Signale

Im Alltag einer Altenpflegeeinrichtung begegnen sich Mitarbeiter und Angehörige ständig: Mit Worten und Körpersprache geben sie einander Signale: Wenn der eine bei der Begegnung auf dem Flur am anderen vorbei sieht, dieser den Fußboden fixiert, wenn der eine lächelt, der andere missmutig guckt, wenn jemand »Wie geht's?« fragt, dann aber ohne eine Antwort abzuwarten weitergeht. Mimik, Gestik, Haltung und Stimmführung drücken wie Worte die eigene **Einstellung** gegenüber dem Gesprächspartner aus. Körpersprache begleitet oder ersetzt Gesprochenes – »Gesten sagen mehr als tausend Worte.« Nonverbale Zeichen verstärken oder konterkarieren Gesprochenes, vermitteln Einstellungen wie **Sympathie** oder **Antipathie**. Sie drücken momentane Gefühle aus. Mit all diesem erbaut und erhält Körpersprache Beziehungen oder erschwert sie. Körpersprache ist dem Akteur zumeist unbewusst, kann aber auch gezielt eingesetzt werden.

> Körpersprache lässt verschiedene Deutungen zu. So signalisieren verschränkte Arme nicht immer Ablehnung oder Ungeduld, sondern können darauf hinweisen, dass der Gesprächspartner schlicht friert. Wissen über Körpersprache und deren Interpretation ist also hilfreich, Nachfragen »kostet« aber »nichts«, sondern ist klärend und sichernd.

2.2 Offenheit contra Missverständnis

Kommunikation fällt immer wieder unterschiedlich aus: Sie hängt davon ab, wer wann, in welcher Situation, an welchem Ort, in welcher psychischen und physischen Verfassung wen trifft, wie der »drauf ist«. Kommunikation transportiert demnach Gefühle. Diese werden durch die folgenden zwei Beispiele illustriert.

Misslungene Kommunikation

 Fallbeispiel
Erika Albers' Mutter, Juliane Zachow, ist vor einem halben Jahr in die Altenpflegeeinrichtung eingezogen. Frau Albers fühlte sich irgendwann durch die Pflege überlastet, die Familie unterstützte sie wenig, es gab häufig Streit. In der Einrichtung soll die Mutter die bestmögliche Betreuung bekommen. In den ersten Tagen nach dem Einzug ging die Tochter zur hauseigenen Nähstube wegen der Namensschilder für die Kleidung ihrer Mutter. »In einer Woche würde ich die Wäsche gerne wieder bekommen« sagt sie abschließend. »Ja, in Ordnung, das wird wohl gehen, Frau Albers.« Eine Woche später ist Frau Albers erneut in der Einrichtung, die Wäscheschilder sind aber noch nicht fertig. Sie geht zum Einrichtungsleiter: »Es war mit der Näherin abgemacht, dass die Namensschilder heute eingenäht sein sollten – sind sie aber nicht, Herr Claasen.« Der Einrichtungsleiter entschuldigt sich: »Das tut mir sehr leid, Frau Albers, ich weiß auch nicht, wie das passieren konnte. Ich werde mich darum kümmern.« Auch drei Tage später ist die Wäsche noch nicht ausgezeichnet, Frau Albers erscheint wieder beim Einrichtungsleiter. Der rechtfertigt sich mit erhöhtem Wäscheanfall bei gleichzeitigen krankheitsbedingten Fehlzeiten über mehrere Tage. Frau Albers denkt bei sich: »Alles faule Ausreden. Bei richtiger Organisation kann das doch kein Problem sein, so ein paar Schilder einzunähen. Der hat seinen Laden nicht im Griff.« Ähnliche Ereignisse kommen in der Folgezeit hinzu. Frau Albers ärgert sich häufig; die Mitarbeiter halten sie für »etwas anstrengend«.

In der Folgezeit wird sich Frau Albers nur noch an die Mitarbeiter der Einrichtung wenden, »wenn es nötig ist«. Nötig ist es, wenn wieder etwas nicht funktioniert. So kommen nur noch unerfreuliche Anlässe der Begegnung und **unerfreuliche Gespräche** zustande.

Musste es so kommen? Was ist schief gegangen? Es wurde viel übereinander, aber wenig miteinander und noch mehr aneinander vorbei geredet. Vielleicht waren Erwartungen zu hoch oder unklar, vielleicht mangelte es an Sympathie. Es entstanden **Missverständnisse.** Manches wurde nicht direkt angesprochen, z. B. die Organisationsstruktur des Hauses und die Arbeit der Nähstube. Chancen zur Erläuterung und Klärung blieben so aus. Unausgesprochenes steht zwischen den Beteiligten trotzdem im Raum.

Gelungene Kommunikation

 Fallbeispiel
Kurz nach Frau Zachow zieht Herr Peters in die Einrichtung. Er wird von seiner Tochter, Frau Bach, gebracht. Frau Bach kommt regelmäßig zu Besuch, regelt Dinge für ihren Vater. Gleich zu Beginn sagt sie zu der Pflegekraft, die beim Einzug hilft: »Es ist mir einfach zu schwer geworden: die Pflege meines Vaters, meine eigene Familie und dann noch meinen Teilzeitjob. Irgendwann konnte ich nicht mehr. Bitte sorgen Sie gut für meinen Vater!« Die Pflegekraft entgegnet:»Ja, das kann ich gut verstehen. Aber machen Sie sich nicht zu viele Gedanken. Ihr Vater wird sich bestimmt bald eingewöhnen.«
In der Folgezeit gibt es bei Frau Bach einige Schwierigkeiten, z. B. ist auch die Wäsche ihres Vaters nach einer Woche nicht ausgezeichnet. Frau Bach beklagt sich bei der Näherin: »Wie kann es nur kommen, dass die paar Namensschilder auch nach einer ganzen Woche noch nicht eingenäht sind?« Die Mitarbeiterin entschuldigt sich und erklärt: »Ich war mehrere Tage krank und da ich die einzige Kraft in der Nähstube bin, ist einiges liegen geblieben. Können wir es noch einmal um drei Tage verschieben?« »Ach so, ja, in Ordnung, meine Kollegin lag auch letzte Woche mit Grippe im Bett« entgegnet Frau Bach und ist einverstanden.

Wer miteinander spricht, hat die Möglichkeit aufeinander zuzugehen, Kompromisse zu finden. Wer miteinander redet, kann beim Gegenüber **positive Entdeckungen** machen, kann einen persönlichen Austausch beginnen, der beide bereichert. Wenn jemand etwas von sich preisgibt, (»ich konnte einfach nicht mehr«), ist die Wahrscheinlichkeit groß, dass der andere offen reagiert. – »Wie man in den Wald hinein ruft, so schallt es hinaus.« Die Beispiele um Frau Zachow und Herrn Peters mit ihren Angehörigen zeigen, dass ein konstruktives Verhältnis das direkte und **offene Gespräch** braucht.

Fehlende Offenheit

Im Gespräch werden Wünsche und Bedürfnisse häufig nicht offen gezeigt und formuliert. So wünschte sich eine unsichere Frau Albers beim Heimeinzug ihrer Mutter unbewusst die Unterstützung und Zuwendung vom Pflegepersonal, die sie von ihrer eigenen Familie nicht erhielt. Unausgesprochenes führt zu **Missverständnissen** und **Misstrauen**. Beides wird durch die Hektik des Arbeitsalltages verstärkt und mit ausgelöst. Schließlich sind alle Beteiligten unzufrieden – kein gutes Klima für einen möglicherweise jahrelangen Aufenthalt bzw. Besuch in der Einrichtung. Es kommt zu spiralförmigen Verhaltensverläufen wie sie in Kapitel 1 dargestellt sind.

2.3 (Miss-) Erfolgsfaktoren

Das Verhalten der Beteiligten ist der Hauptfaktor, der über Gelingen oder Misslingen einer Begegnung entscheidet. Es gibt verschiedene Aspekte, die auf das Kommunikationsverhalten von Menschen einwirken. Dazu gehören beispielsweise:

- Alter und Entwicklungsstand
- Funktionsfähigkeit bzw. Beeinträchtigungen von Sinnesorganen und des Gehirns
- Intelligenz und Sprachbegabung
- Beziehungsfähigkeit
- allgemeine und momentane Gefühlslage
- gesamtes und persönliches Umfeld einer Person, d. h. ihre Zugehörigkeit zu einer sozialen »Schicht« mit gesellschaftlichen Normen wie Lebensweise und Sprachkultur und das persönliche Beziehungsnetz
- Nationalität bzw. Kultur/Mentalität

Ein weiterer Faktor ist die persönliche **Gefühlsrichtung**, der eigene **Stil** im Umgang mit Menschen: jemand ist zurückhaltend und misstrauisch, ein anderer kontaktfreudig und offen. Hinzu kommt die persönliche Einstellung, also Wertvorstellungen und Beziehungen zu anderen, z. B. Vorstellungen, was »man tut« und was nicht sowie Einstellungen gegenüber bestimmten Gesellschaftsgruppen.

2.3.1 Kommunikationsfähigkeit der Angehörigen

In der Kommunikation mit Mitarbeitern können Störungen und Probleme von Seiten des Angehörigen auftreten. Die Mitarbeiter müssen daraus **Konsequenzen** für ihr Verhalten ziehen.

> Die Mitarbeiter passen ihre Handlungen den Voraussetzungen und Möglichkeiten der Angehörigen insgesamt an und versuchen positiv-unterstützend Einfluss zu nehmen.

Geistige Aspekte

Mancher Angehörige ist von seiner **Intelligenz** her bzw. von der **Sprachkultur** in seinem sozialen Umfeld nicht in der Lage, den Ausführungen der Mitarbeiter zu folgen, Missverständnisse sowie Verstimmungen entstehen.

Psychische Aspekte

Tipps für die Praxis
- Passen Sie Ihre Ausdrucksweise den Möglichkeiten des Angehörigen an.
- Stellen Sie Rückfragen, die das Verständnis sichern.

Mancher Angehörige ist von seiner **Stimmung** und **Gefühlslage** nicht willens oder fähig, sich auf ein konstruktives Gespräch mit den Mitarbeitern einzulassen. Mögliche Gründe hierfür sind Angst, Unsicherheit, Schuldgefühle, unerfüllbare Wünsche und Hoffnungen, depressive Verstimmungen, problematische Familienverhältnisse. Er hört nicht richtig zu, ist unaufmerksam, es kommt zu Missverständnissen und Missstimmigkeiten. Ein Beispiel: Mitarbeiterin: »Das habe ich Ihnen doch letzte Woche erzählt!« – Angehöriger: »Nein, davon wurde mir nie etwas gesagt. Sie handeln eigenmächtig über meinen Kopf hinweg!«

Tipp für die Praxis
Geben Sie den Angehörigen die Gelegenheit, ihre momentanen Gefühle auszusprechen und sich damit zu entlasten. Sie sind dann eher für die Belange der Mitarbeiter offen und ansprechbar.

Sozio-kulturelle Aspekte

Mancher Angehörige ist – beispielsweise aufgrund einer auf Distanz aufgebauten Sozialisation in der Herkunftsfamilie oder aufgrund der Verhaltensmaßregeln in der sozialen Schicht, in der er lebte – nicht in der Lage, **Verantwortung** für den Bewohner zu übernehmen, eine offene, konstruktive und hilfreiche Beziehung zu ihm zu pflegen. Das wirkt sich auf Gespräche mit den Mitarbeitern aus: der Angehörige zeigt Desinteresse und Abwehr gegenüber Vorschlägen der Mitarbeiter eine gemeinsame Betreuung des Familienmitglieds betreffend.

Tipps für die Praxis
- Loten Sie die Möglichkeiten des Angehörigen aus und beziehen Sie ihn (nur) soweit möglich ein.
- Unterstützen Sie die Angehörigen durch andere Betreuungspersonen und -formen.

Kulturelle und sprachliche Aspekte

Der Angehörige ist aufgrund von national-kulturellen **Sprachgrenzen** nicht zu einer konstruktiven Verständigung mit den Mitarbeitern in der Lage.

Tipps für die Praxis
- Berücksichtigen Sie Erschwernisse im Kommunikationsverhalten der Angehörigen. Sprechen Sie langsam, wiederholen Sie Inhalte, fragen Sie, ob Ihre Ausführungen verstanden wurden.
- Informieren Sie sich über kulturelle Eigenarten und tragen Sie diesen Rechnung.
- Sorgen Sie für Kompensationsmöglichkeiten, z. B. Dolmetscher aus den Reihen der Mitarbeiter oder aus dem familiären Umfeld des Bewohners.
- Erklären Sie die Hintergründe der Pflegehandlungen noch stärker als bei deutschsprachigen Bewohnern und deren Angehörigen.

Physiologisch-biologische Aspekte

Physiologische, psychische und geistige Beeinträchtigungen mancher Angehörigen beeinträchtigen oder verhindern ein konstruktives Zusammenwirken mit den Mitarbeitern. So führt schlechtes bzw. falsches Hören beim Angehörigen zu **falscher Interpretation** und zu **Misstrauen**. Das Fehlverhalten verstärkt sich bei beiden Beteiligten wechselseitig.

Tipps für die Praxis
- Klären Sie die Ursachen der Beeinträchtigung, beraten Sie, empfehlen Sie z. B. ein Hörgerät oder eine Brille.
- Stellen Sie Ihr eigenes Verhalten auf die Beeinträchtigung ein: Sprechen Sie lauter, wiederholen Sie, demonstrieren Sie deutlich. Bei geistigen Beeinträchtigungen müssen Sie sich um einfache Sätze bemühen und durch Wiederholungen und Nachfragen das Verständnis sichern.
- Greifen Sie bei Misserfolg auf andere Betreuungsformen und -personen für den Bewohner zurück.

2.3.2 Mögliche Kommunikationsprobleme bei den Mitarbeitern

Die in stationären Altenhilfeeinrichtungen Beschäftigten sind nicht nur Betreuungskräfte der Familienmitglieder der Angehörigen – wie diese sie überwiegend sehen. Sie haben noch andere **soziale Rollen**: Sie sind Lebenspartner, Elternteil, Kind, Freund, Nachbar, Kollege, Vorgesetzte oder nachgeordneter Mitarbeiter, sie leben in einer insgesamt und momentan befriedigenden Situation oder auch nicht. Sie kommen aus einer bestimmten sozialen und sprachlichen **Kultur**. Diese Faktoren wirken sich auf ihre Tätigkeit in der Pflegeeinrichtung aus. Die für die Angehörigen dargestellten Störungen und Probleme im Kommunikationsprozess können selbstverständlich entsprechend auch in den Mitarbeitern der Altenpflegeeinrichtungen begründet sein. Auch sie müssen Konsequenzen ziehen.

Förderlich für ein gutes, konstruktives Verhältnis zueinander ist, dass man die Möglichkeiten sowie die Bedürfnisse des anderen erkennt und anerkennt.

Geistige Aspekte

Ein Mitarbeiter drückt sich sprachlich unklar aus, spricht unsystematisch und ungeordnet, deswegen kommt es zu Missverständnissen mit den Angehörigen.

Tipp für die Praxis
Stärken Sie das Problembewusstsein der Mitarbeiter in Gesprächen mit Kollegen und Vorgesetzten sowie in einschlägigen Fortbildungen.

Psychische Aspekte

Zuweilen herrscht ein grundsätzliches Desinteresse bzw. Gleichgültigkeit einzelner Mitarbeiter gegenüber den Angehörigenbelangen mit der Folge von Missstimmigkeiten und Unzufriedenheit. Oder ein Mitarbeiter ist unsicher gegenüber den Angehörigen, sei es aus fachlichen oder aus persönlichen Gründen, er empfindet **Unterlegenheit,** fühlt sich »nicht gewachsen«. Auch eine insgesamt mangelnde **Beziehungsfähigkeit** des Mitarbeiters kann vorliegen. Sie hat zur Folge, dass der Mitarbeiter weder für die Belange der Bewohner noch für die der Angehörigen wirklich ansprechbar ist.

Tipps für die Praxis
- Überprüfen Sie die Ursachen des Verhaltens.
- Klären Sie Defizite und nehmen Sie durch persönliche Ansprache sowie durch Formen der Fortbildung darauf Einfluss.
- Regen Sie Gesprächsangebote seitens der Pflegeeinrichtung an, z. B. im Rahmen von Supervision und persönlichem Austausch mit den Kollegen und Vorgesetzten.
- Regen Sie zu Fortbildungen zum Thema Kommunikation oder zum Umgang mit schwierigen Angehörigen (Beschwerdemanagement) an.
- Ist keine Änderung in Sicht, müssen Sie ggf. über eine Versetzung in Arbeitsbereiche mit wenig Angehörigenkontakten oder über die Kündigung dieser Mitarbeiter nachdenken.

Zeitliche Aspekte

Eigentlich ist man gerade nicht aufnahmefähig für ein Gespräch über Dinge, die im Arbeitsumfeld oder privat akut sind – sei es aus zeitlichen Gründen **(Arbeitsanfall)** oder weil man z. B. verärgert oder traurig ist. Kann sich der Mitarbeiter von seinen Gefühlen momentan nicht abwenden und das Gespräch wird trotzdem geführt, wird es nur oberflächlich verlaufen. Der Mitarbeiter hört nicht richtig zu. Sein Desinteresse drückt sich in der Körpersprache aus: verschränkte Arme, kein Blickkontakt, Blick auf die Uhr, Trippeln mit den Füßen. Die Situation führt zu Missverständnissen und Missstimmigkeiten. – »Der hört mir gar nicht zu. Meine Meinung ist hier nicht gefragt«, denkt sich der Angehörige.

Tipps für die Praxis
- Seien Sie offen, z. B. »Ich habe leider keine Zeit dafür«. Bitten Sie um Verschiebung und bieten Sie einen anderen Termin an.
- Verweisen Sie auf andere Kollegen.

Umfeldaspekte

Mitarbeiter haben z. B. aufgrund ihr eigenen Sozialisation und Erfahrungen in der Herkunftsfamilie und der sozialen Schicht Erwartungen an die Angehörigen, die diese nicht erfüllen können oder wollen. Es kommt deswegen zu Missstimmigkeiten.

Einzelne Mitarbeiter erkennen die Angehörigen nicht als **gleichrangige Gesprächspartner** an, beispielsweise weil diese hör- und sichtbar aus einer vermeintlich niedrigeren sozialen Schicht stammen. Die Mitarbeiter bauen ein Machtgefälle den Angehörigen gegenüber auf, verhalten sich anmaßend, aggressiv, unfreundlich. Bei den Angehörigen kommt es zu entsprechender Unzufriedenheit, zu Beschwerden, zum Rückzug aus der Einrichtung.

Tipps für die Praxis
- Machen Sie sich Ihre eigenen Erwartungen bewusst und überprüfen Sie sie auf ihren Realitätsgehalt hin.
- Besuchen Sie Supervisionen und Fortbildungen.
- Überprüfen Sie, welchen Erwartungen die Angehörigen entsprechen könnten und ob sie die dafür nötige Motivation sowie die notwendigen Informationen, Kenntnisse und Fähigkeiten besitzen bzw. ob und wie diese ihnen vermittelt werden können.
- Erkennen Sie als Leitungskraft das Verhalten, forschen Sie nach den Ursachen und sorgen Sie mit Mitteln des persönlichen Gesprächs (Mitarbeitergespräch) und mit disziplinarischen Maßnahmen für Abhilfe.

Räumliche Aspekte

Ein Gespräch »zwischen Tür und Angel«, d. h. auf dem Flur, mit anderen vorbeikommenden, zuhörenden oder unterbrechenden Personen hat weniger Chancen auf Erfolg als eines, das unter guten räumlichen und zeitlichen Bedingungen geführt wird. Das bedeutet, dass die Teilnehmer einer ungestörten, ruhigen und zeitlich befriedigenden Begegnung in einem von beiden Seiten als angenehm gestalteten empfundenen Raum eher zufrieden auseinander gehen werden.

Kundenorientierung
Von den Angehörigen ist nicht zu verlangen, dass diese ihr Verhalten an die Möglichkeiten der Mitarbeiter anpassen. Die Angehörigen sind die Kunden der Pflegeeinrichtung. Hier ist vielmehr das Eingreifen von Kollegen bzw. Vorgesetzten notwendig. Leitungskräfte müssen aufmerksam sein für das Verhalten ihrer Mitarbeiter, für ihre Probleme und Bedürfnisse. Beispielsweise müssen Pflegedienstleitung und Qualitätsbeauftragte viel vor Ort auf den Wohnbereichen sein und in regelmäßigen Kontakt und Austausch mit den Mitarbeitern stehen.

Das Wohlbefinden der Angehörigen in der Pflegeeinrichtung beeinflusst ihr Verhalten gegenüber den Mitarbeitern. Gleiches gilt umgekehrt: Mitarbeiter, die sich vom Umfeld unterstützt und anerkannt fühlen, können offener auf dieses zugehen.

2.4 Kommunikationsmodelle

Gestörte Beziehungen zwischen Mitarbeitern und Angehörigen in Altenpflegeeinrichtungen deuten auf Unstimmigkeiten in der Kommunikation zwischen den Beteiligten hin. Diese Beziehungen weisen starre, sich in verschiedenen Varianten immer wiederholende **Verhaltensmuster** auf. Dies gilt z. B. für die »ewig nörgelnde Tochter von Frau Zachow« genauso wie für die auf sie immer abwehrend reagierenden Pflegekräfte.

> Je schwieriger eine Begegnung ist, je emotional belastender sie ist, desto wahrscheinlicher werden die Gesprächspartner unklar, missverständlich und widersprüchlich miteinander kommunizieren.

Kommunikationsmodelle sind vom Einzelfall abstrahierte, verallgemeinerte Darstellungen des Funktionierens von Kommunikation. Sie erklären Kommunikation. Der Sozialpsychologe Erich Grond nennt **Grundmechanismen** von Kommunikation und vier **Ebenen**, auf denen Mitteilung stattfindet:

Der Sender einer Mitteilung verschlüsselt diese mit Worten und mit seiner Körpersprache.

Die Mitteilung hat vier Komponenten: die inhaltliche (Was wird gesagt?), die Beziehungs-Komponente (Wie wird etwas gesagt?), die Appell-Komponente (Was will der Sender bewirken?) und die Komponente der Selbstoffenbarung (Was sagt die Mitteilung über den Sender aus?)

Der Empfänger muss in der Lage sein, die Mitteilung zu verstehen. Stimmen beispielsweise inhaltliche und Beziehungskomponente des Gesagten nicht überein, wird das schwierig, weil widersprüchliche Signale beim Empfänger ankommen.

Hilfreich ist die Rückmeldung seitens des Angesprochen. Sein Feedback zeigt, ob der Sender richtig verstanden wurde. Missverständnisse können erkannt und bearbeitet werden.

2.4.1 TALK-Modell

Das TALK-Modell von Friedemann Schulz von Thun gehört zu den gängigsten Kommunikationsmodellen. Schulz von Thun weist jedem Menschen vier Ohren zu:
1. »Sach-Ohr«
2. »Beziehungs-Ohr«
3. »Selbstoffenbarungs-Ohr«
4. »Appell-Ohr«

Diesen Ohren entsprechen die verschiedenen Aspekte, die eine Mitteilung oder »Nachricht« enthält (vgl. Tabelle 1)

Tabelle 1: Die verschiedenen Aspekte einer Nachricht.

Tatsachenaspekt (T)	Ausdrucksaspekt (A)	Lenkungsaspekt (L)	Kontaktaspekt (K)
Sachinformation	Selbstoffenbarung	Appell	Beziehung
Worüber wird informiert?	Was gibt der Sender von sich kund?	Wozu soll der Empfänger der Nachricht veranlasst werden?	Wie stehen Sender und Empfänger zueinander?

Schulz von Thun bezeichnet das gesprochene Wort, Gestik, Mimik, Haltung und Tonfall als »Nachricht«, den Ausbringer dieser Nachricht als »Sender«

und den Angesprochenen als »Empfänger«. Antwortet der Empfänger auf die Nachricht, wird er selbst zum Sender einer neuen Nachricht.

»Sach-Ohr«

Fallbeispiele
Folgende Angehöriger-Mitarbeiterin-Interaktion ereignete sich in einer Altenpflegeeinrichtung:
Angehöriger: »Sagen Sie mal, Schwester, meinen Sie nicht, dass das hier verwendete Waschmittel Allergien auslöst?«
Mitarbeiterin: »Nein, es soll sogar sehr hautverträglich sein.«
Angehöriger: »Ja, vor allem die Duftstoffe darin!«
Mitarbeiterin: »Stellen Sie sich vor: Das Waschmittel enthält gar keine Duftstoffe!«
Angehöriger: »Selbstverständlich enthält es die. Nachdem meine Mutter das Kleid drei Tage angehabt hat, merken Sie es nur nicht mehr!«
Mitarbeiterin: »Ihre Mutter hat aber nie drei Tage das gleiche Kleid an!«

Die Lösung in der Sachauseinandersetzung zu suchen, ist dann problematisch, wenn das eigentliche Problem nicht in einer **sachlichen** Differenz besteht, sondern auf der **zwischenmenschlichen** Ebene liegt. So wird im Beispiel kaum das Waschmittel der Grund für den scharfen Ton auf beiden Seiten sein, sondern irgendetwas anderes im Verhältnis der Beteiligten.

Tipp für die Praxis
Führen Sie für ein schnelles Erkennen solcher Situationen Übungen durch:
- Welche Art von Kommunikationsstörung zwischen Angehörigem und Mitarbeiterin liegt vor? Wann »kippt« das Gespräch?
- Welches alternative Verhalten würden Sie dem Angehörigen empfehlen? Welches der Mitarbeiterin? (Bitte in wörtlicher Rede formulieren!)
- Führen Sie zu zweit ein kurzes Gespräch. Was auch immer A sagt, B hört nur die sachlichen Anteile heraus und reagiert auf dieser Sachebene. Wie wirkt sich dies auf Ihr Gespräch aus? Kommt Ihnen das »irgendwie bekannt vor«?

»Beziehungs-Ohr«

Fallbeispiele

Angehöriger: »Sie scheinen mir da keine Auskunft geben zu können.« – Mitarbeiterin: »Wenn Sie lieber mit jemand anderes reden wollen ...«
Mitarbeiterin: »Schönes Wetter heute!« – Angehöriger: »Ich weiß, dass ich oberflächlich und uninteressant bin – aber nur über das Wetter sprechen mag ich auch nicht.«
Angehöriger: »Sie wirken heute sehr schwungvoll, Schwester!« – Mitarbeiterin: »Ja, ich weiß, dass ich normalerweise einen schlaffen Eindruck mache!«
Angehöriger: »Der Rasierer meines Vaters ist kaputt.« – Mitarbeiterin: »Ich weiß, dass ich ungeschickt bin, aber für den Rasierer kann ich wirklich nichts.«

Empfänger mit einem »großen« Beziehungs-Ohr weichen einer Sachauseinandersetzung aus, indem sie auf die Beziehungsseite übergehen. Angenommen beim Besuch der Tochter schlägt die Mitarbeiterin vor, zum Zweck der Mobilisierung einen Spaziergang mit der Mutter zu machen. Die Angehörige reagiert genervt: »Ach, schon wieder – das haben wir doch schon hundertmal probiert!« Die Mitarbeiterin erwidert auf die vermeintliche Kritik an ihrer Person und Kompetenz knapp und in spitzem Ton, das sei aber sehr wichtig für die Mutter und geht dann weiter.

Manche Menschen nehmen alles persönlich, beziehen alles auf sich, fühlen sich leicht beleidigt und angegriffen. Bei ihnen ist das auf die Beziehungsseite einer Nachricht gerichtete Ohr so empfindlich, dass sie auch in beziehungsneutrale Nachrichten und Handlungen eine Stellungnahme zu ihrer Person hineinlegen oder sie übergewichten.

Es ist verständlich und berechtigt, dass die Mitarbeiterin die Störung auf der Beziehungsseite der Nachricht anspricht und sich hier »nicht alles bieten lässt«. Damit ist sie jedoch dem sachlichen Kern der Kritik (Sachseite der Nachricht: »Ist die einmal gewählte Behandlungsform noch richtig?«) nicht gerecht geworden. Wie reagiert die Pflegekraft auf den **Appell**, der sich mit der Kritik verbindet (»Ich bin nicht von der Stimmigkeit der Versorgung überzeugt. Bitte lassen Sie uns darüber reden!«)? Die Folgerung lautet nicht: Legen Sie sich eine dicke Haut zu und reagieren Sie gelassen, wenn Sie eine **Beziehungsbotschaft** trifft. Sondern sie lautet: Schauen Sie, ob Sie nicht ein übergroßes Beziehungs-Ohr haben. Oftmals hat eine Nachricht eher Selbstoffenbarungs- oder Appellcharakter.

Übungen
Führen Sie für ein schnelles Erkennen solcher Situationen folgende Fragen und Übungen durch:
- Welche Art von Kommunikationsstörung zwischen Angehörigem und Mitarbeiterin liegt in den obigen Beispieldialogen vor?
- Welches alternative Verhalten würden Sie dem Angehörigen empfehlen? Welches der Mitarbeiterin? (Bitte wörtliche Rede formulieren!)
- (Zu zweit) Ein Sender hat die Aufgabe, einen Empfänger anzusprechen und belanglose Dinge zu sagen. Der Empfänger soll aus jeder Nachricht eine gegen seine Person gerichtete Kritik heraushören.

»Selbstoffenbarungs-Ohr«

Hört die Mitarbeiterin überwiegend mit dem Beziehungsohr, kann ihr Gedanke sein: »Er hält mich für eine nachlässige Altenpflegerin.« Hört sie vorwiegend mit dem Selbstoffenbarungs-Ohr, mag sie denken: »Der Mann hat wohl einen schlechten Tag gehabt!«

Es wäre förderlich für die Empfängerin, wenn sie die **gefühlsmäßigen Ausbrüche,** die Anklagen und Vorwürfe des Angehörigen mehr mit dem Selbstoffenbarungs-Ohr hören könnte. Dann könnte sie dem Anderen eher seine Gefühle zugestehen, könnte sich besser auf ihn und seine Bedürfnisse einlassen, ohne sich einen »Schuh« anzuziehen, der gar nicht für sie ist. Verglichen mit dem überempfindlichen Beziehungs-Ohr kann es für die Mitarbeiterin psychisch vorteilhafter sein, ein gut gewachsenes Selbstoffenbarungs-Ohr zu haben. Dieses versteht die Nachricht unter dem Aspekt: »Was sagt sie mir über *dich*? Die automatische Auffassung des Beziehungs-Ohr-Trägers »Für so eine hältst du mich« gilt hier nicht; es wird ersetzt durch »So einer bist du also.«

Formen der Verständigung

Übung
Für ein schnelles Erkennen solcher Situationen folgende Übung durchführen:
(Zu zweit) Ein Sender hat die Aufgabe, als Angehörige einen Empfänger (Pflegekraft) anzusprechen und kritische Dinge zu sagen. Der Empfänger hört mit dem Selbstoffenbarungs-Ohr. Formulieren Sie mögliche Entgegnungen der Pflegekraft!

»Appell-Ohr«

Fallbeispiel
Angehörige: »Sie scheinen mir da keine Auskunft geben zu können ...?« Mitarbeiterin: »Oh, ich kann sofort in die Akte sehen!«
Mitarbeiterin: »Schönes Wetter heute!« Angehörige: »Ich gehe gleich mit meiner Mutter spazieren!«
Angehörige: »Sie wirken heute sehr schwungvoll, Schwester«. Mitarbeiterin: »Ja, haben Sie einen Wunsch?«
Mitarbeiterin: »Ich finde, Sie kümmern sich wirklich sehr gut um Ihre Mutter.« Angehörige: »Danke – ich werde ihr dann eben noch das Essen anreichen.«

Menschen mit sehr empfindlichem Appell-Ohr untersuchen jede Nachricht auf ihre Appell-Signale hin.

Ein Mensch guckt sich um, ein anderer fragt: »Was fehlt Ihnen? Die Uhrzeit? Warten Sie, ich gehe nachsehen.« Für eine klare, **partnerschaftliche Kommunikation** ist dieses Verhalten keine gute Voraussetzung. Der Empfänger mit dem großen Appell-Ohr hat oft kein Gespür für das, was er selbst fühlt und möchte oder nicht möchte. Sich »selbst bewusste« und »selbst sichere« Leute sind für andere manchmal unbequem. Aber die meisten Menschen schätzen es, eine Persönlichkeit und keine »Dienst-Maschine« als Gegenüber zu haben.

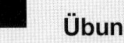 **Übung**
Führen Sie für ein schnelles Erkennen solcher Situationen folgende Übung durch:
- Setzen Sie die Reihe der Beispiele fort. Welche Art von Kommunikationsstörung zwischen Sender und Empfänger liegt vor?
- Welches alternative Verhalten würden Sie dem Empfänger empfehlen? (Bitte wörtliche Rede formulieren!)

2.4.2 Transaktionsanalyse (TA)

Die Transaktionsanalyse (TA) nach **Eric Berne** ist ein weiteres gängiges Kommunikationsmodell, das die Begegnung zwischen zwei Menschen nachvollziehend erklären will. In der TA ist die Transaktion die Grundeinheit jeder Beziehung zwischen Menschen. Sie besteht aus einem **Reiz**, der vom Ich-Zustand einer Person an den Ich-Zustand einer anderen Person ausgesandt wird und bei dieser eine **Reaktion** hervorruft. Berne ordnet jedem Menschen drei Ich-Zustände zu:
1. Eltern-Ich
2. Erwachsenen-Ich
3. Kindheits-Ich

Das Eltern-Ich wird mit den Eigenschaften fürsorglich-wohlwollend und kritisch-fordernd belegt, das Erwachsenen-Ich mit der Eigenschaft erwachsen-reagierend, das Kindheits-Ich mit den Eigenschaften angepasst sowie kreativ-natürlich. Die Ich-Zustände können sich in verschiedenen Konstellationen, den sogenannten **Transaktionsmustern,** gegenüber stehen.

Einfache bzw. komplementäre Transaktionen

Altenpflegerin	Pflegebedürftige
Eltern-Ich	Eltern-Ich
Erwachsenen-Ich ⟶ ⟵	Erwachsenen-Ich
Kindheits-Ich	Kindheits-Ich

Abb. 2.1: **Altenpflegerin und Bewohnerin kommunizieren auf der Erwachsenen-Ebene miteinander.**

Bei sogenannten einfachen oder komplementären Transaktionen liegen beide Teilnehmer »**auf einer Wellenlänge**«. Diese Kommunikation verläuft ungestört. In der Altenhilfe kann das wie im ersten Beispiel so aussehen, dass eine Mitarbeiterin sich während der gemeinsamen Pflegeplanung an den Angehörigen wendet: »Entschuldigung, was sagten Sie gerade? – Ich war einen Moment unaufmerksam.« Der Angehörige kann das akzeptieren: »Das macht nichts. Ich fragte, ob...« Beide Personen haben sich im **Erwachsenen-Ich** befunden, sind souverän und schätzen einander wert.

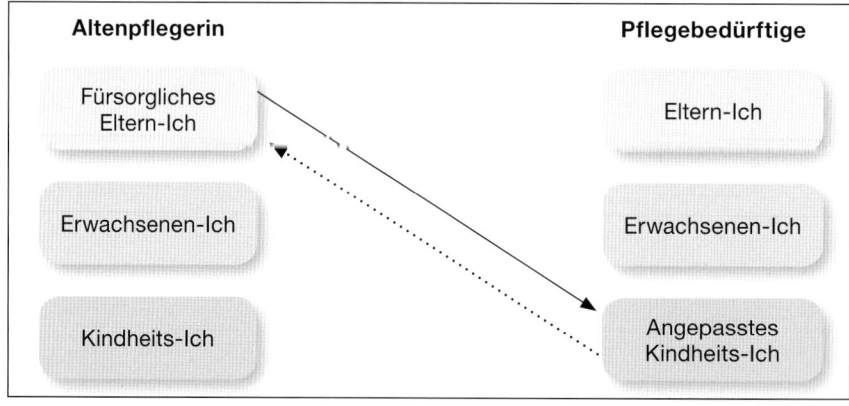

Abb. 2.2: **Die Kommunikation vom Eltern-Ich zum Kindheits-Ich verhindert eine gleichbereichtigte Beziehung.**

Im zweiten Beispiel unterhalten sich zwei Menschen mit unterschiedlichen Ich-Zuständen, beide wissen das (unbewusst) und sind damit einverstanden. In der Pflegeplanung könnte das heißen, dass die Pflegekraft aus dem kritisch-fordernden Eltern-Ich sagt: »Sie müssen häufiger kommen, Frau Fischer. Sonst erholt sich Ihr Vater nicht mehr von seinem Schlaganfall.« Die Tochter reagiert aus dem angepassten **Kindheits-Ich:** »Sie haben ja recht. Ich werde mich wirklich um Änderung bemühen.« Die Mitarbeiterin wiederum aus dem Eltern-Ich: »Na, dann ist es ja gut.«. Dieses Beispiel macht deutlich, dass ein Außenstehender diese Form der Begegnung nicht unbedingt als positiv und »gesund« betrachten muss. Überspitzt ausgedrückt können sich beispielsweise ein Sadist und ein Masochist in ihren Bedürfnissen ideal ergänzen.

Gekreuzte Transaktionen

Bei gekreuzten Transaktionen haben die Beteiligten nicht dieselbe »Wellenlänge«: Die Reaktion der angesprochenen Person erfolgt aus einem anderen Ich-Zustand als aus dem, an den der Reiz durch die erste Person eigentlich adressiert worden ist. Infolge des eingetretenen **Überraschungseffekts** wird die Kommunikation zwischen beiden kurz unterbrochen und sie müssen sich neu auf einander einstellen.

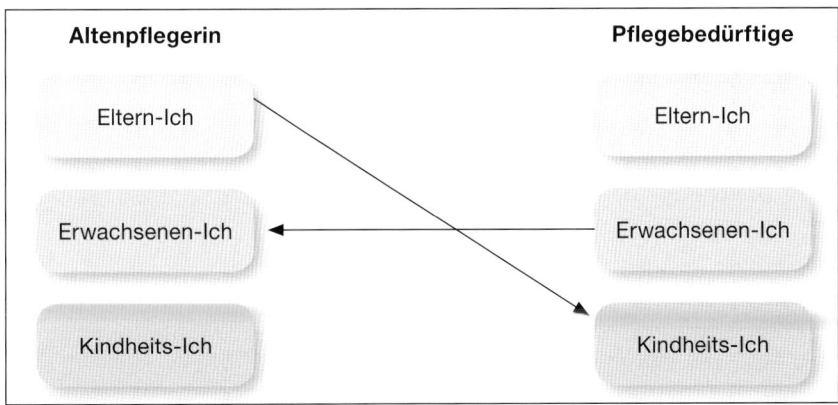

Abb. 2.3: Gekreuzte Transaktion.

Zum Beispiel entgegnet die Tochter auf die aus dem kritisch-fordernden Eltern-Ich kommende Kritik der Pflegekraft, dass sie häufiger kommen müsse: »Das ist zurzeit aus verschiedenen Gründen nicht möglich.« Damit wehrt sie aus dem Erwachsenen-Ich souverän und höflich-distanziert die in einer unpassenden Weise vorgebrachte Forderung der Pflegekraft ab. Diese ist zunächst erstaunt, schaltet dann ebenfalls auf Erwachsenen-Ich um und kann beispielsweise erwidern: »Schade. Können wir gemeinsam überlegen, wie die Lücke zumindest zeitweise gefüllt werden könnte?« Dagegen wird die Angehörige wahrscheinlich nichts einzuwenden haben. Aber nicht immer sind die Beteiligten in der Lage, sich neu aufeinander einzustellen. Auf gekreuzten Transaktionsmustern beruhen sehr viele der täglichen **Missverständnisse** in Altenhilfeeinrichtungen.

Auch hier haben Gesprochenes und Unausgesprochenes, d. h. Gesten, Mimik und Stimme, denselben Tenor.

Verdeckte Transaktionen

Verdeckte Transaktionen laufen auf zwei Ebenen gleichzeitig ab: auf einer **sozialen** (meist verbalen) und auf einer **psychischen** (meist nonverbalen) Ebene. Die zweite Person beantwortet dabei den von der ersten Person gegebenen Reiz einer verdeckten Transaktion auf der psychischen Ebene. Dazu ein Beispiel: Indem sie ihre Sachinformationen über den Gesundheitszustand des Bewohners gibt, spricht die Pflegekraft (verbal) aus dem Erwachsenen-Ich zum Erwachsenen-Ich ihres Gegenübers. Der gereizte Ton und ihre ablehnende Mimik aber verraten, dass sie die Angehörige persönlich ablehnt. Die Angehörige reagiert dem entsprechend: sie antwortet zwar in höflichen Worten, zieht sich innerlich aber zurück (verschränkt die Arme vor der Brust, wird in der Stimmfärbung kühl-distanziert).

Sind den Mitarbeitern diese möglichen Transaktionsmuster bekannt, können sie – auch im Nachhinein – so manchen **»Aha-Effekt«** erleben. Einige Begegnungen werden ganz neu beleuchtet. Bei manchen wird deutlich, dass der »Schuh«, den ein Angehöriger »rausgestellt« hat, gar nicht dem Mitarbeiter gehörte, sondern beim Angehörigen hätte verbleiben sollen. Die Kenntnis möglicher Transaktionsmuster lässt sich auch für **zukünftige Begegnungen** nutzen. In der einen oder anderen Situation wird der eine oder die andere Mitarbeiterin innerlich einen Schritt zurücktreten können, schauen, in welchen Ich-Zustand sich wahrscheinlich gerade der Gesprächspartner befindet und in welchem sie selbst, und diese Erkenntnis konstruktiver nutzen können, als wenn ein Gespräch unbewusst und in diesem Sinne unkontrolliert abläuft.

Aufgrund des nachvollziehenden Verständnisses der abgelaufenen Kommunikationsmuster kann manches verständlich werden und einiges verzeihlich.

2.4.3 Themenzentrierte Interaktion (TZI)

Im Vergleich zu Schulz von Thun und Berne erweitert Ruth Cohn die an der Begegnung beteiligten Komponenten. Die Elemente des TZI sind:
- **Ich,** d. h. die einzelne individuelle Person (Eigenwelt)
- **Du bzw. Wir,** d. h. der andere Mensch oder die anderen Menschen, der bzw. die dem Ich gegenüber stehen
- **Es,** d. h. das Thema, um das es zwischen den Beteiligten geht, in der Altenpflege z. B. die Betreuung des Bewohners und die Bedingungen des Zusammenwirkens von Bewohner, Angehörigen und Mitarbeitern
- **Umfeld,** d. h. die gesamte äußere Umgebung, die die an der Interaktion Beteiligten beeinflusst, beispielsweise Raumgestaltung (Größe, Farbgebung, Helligkeit), Anwesenheit von anderen Personen sowie Handlungen, die die Atmosphäre beeinflussen, z. B. das Anbieten von Kaffee während des Gesprächs

Mit der Komponente »Umfeld« drückt Cohn aus, dass Kommunikation nicht im »luftleeren« Raum stattfindet, sondern in einer ganz **konkreten Umgebung,** die Einfluss auf die Begegnung hat. Es bedarf keiner großen Erklärung, dass ein Gespräch, das auf dem Flur des Wohnbereichs »zwischen Tür und Angel« mit ständig vorbeikommenden Pflegekräften, Bewohnern und Angehörigen geführt wird, anders verläuft, als ein von anderen Leuten ungestörtes, in einem angenehm gestalteten, hellen und »warmen« Zimmer geführtes Gespräch.

Gleichberechtigte Elemente

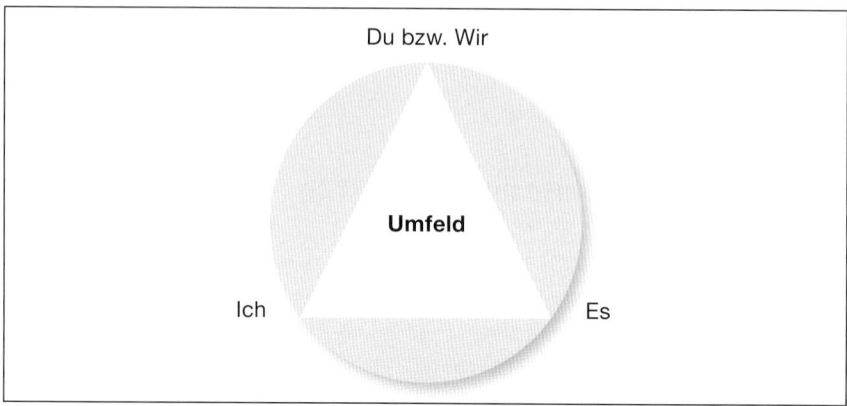

Abb. 2.4: Die Eigenwelt der Gesprächsteilnehmer, die Beziehung untereinander und das gemeinsame Gesprächsthema haben die gleiche Bedeutung.

Das gleichschenklige Dreieck in Abbildung 2.4 deutet an, dass alle Elemente gleich wichtig sind, dass sie idealerweise im Einklang sind. Zu diesem Zweck müssen sie alle gleichermaßen Beachtung erfahren, keines darf unter- oder überbewertet werden. Aufgrund der unterschiedlichen Voraussetzungen der Beteiligten ist so ein Idealzustand in einer Altenpflegeeinrichtung schwer zu erreichen.

Neue Kontakte

Beim Eintritt des Familienmitgliedes in eine Pflegeeinrichtung verändert sich die Beziehung zwischen dem Bewohner und dem Angehörigen. Das beeinträchtigt beide gefühlsmäßig. Der Angehörige hat darüber hinaus nun Kontakt zu vielen ihm bislang unbekannten Menschen und Arbeitsbereichen, die ihn verunsichern (können) und Forderungen an ihn stellen (vgl. Abb. 2.5).

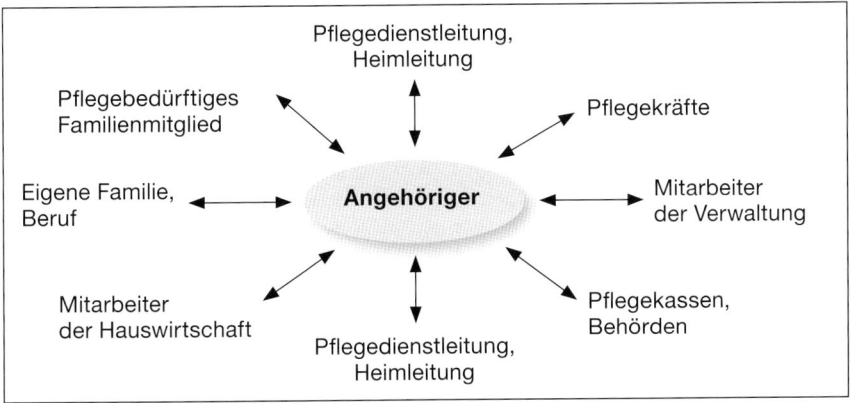

Abb. 2.5: Der Angehörige wird mit einer Vielzahl von Personen und Ansprüchen konfrontiert.

Motive erkennen

Macht man sich einmal die Situation eines Angehörigen bewusst, dessen Familienmitglied in eine Pflegeeinrichtung übersiedelt, ist eine gewisse Verunsicherung, z. B. ob die Entscheidung sich als richtig erweisen wird, und eine gewisse Vorsicht (»Man hört viel Schlechtes über Heime.«) und Distanz (»Erst mal abwarten, wie es so anläuft.«) nachvollziehbar. Mitarbeiter, die solche Motive hinter einem distanzierten Verhalten vermuten oder erkennen, könnten eine sich gegenseitig verstärkende, negative Entwicklung (vgl. Abb. 2.6) verhindern.

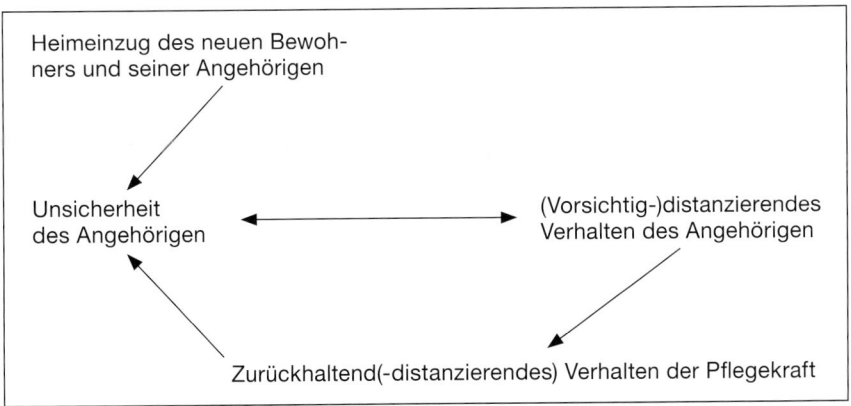

Abb. 2.6: Negative Wechselwirkung von Verhaltensweisen bei Angehörigen und Mitarbeitern.

Spielregeln

Die Mitarbeiter haben im Vergleich zu den Angehörigen Vorteile: Sie kennen ihr Umfeld und fühlen sich dort tendenziell sicher. Sie machen die »Spielregeln« oder kennen sie zumindest. Für sie sind nur der Bewohner und seine Angehörigen erst einmal fremd. Diese »Neuen« kommen ins »Reich« der Mitarbeiter und sie sind es, die sich – in herkömmlicher Sicht – an die Abläufe in der Einrichtung anpassen müssen, nicht umgekehrt. Um die Gleichrangigkeit im Sinne des gleichschenkligen Dreiecks zu Gewähr leisten, müssen die Mitarbeiter in der Lage sein, das Verhalten von Angehörigen richtig einzuschätzen und adäquat, d. h. hilfreich und konstruktiv, zu reagieren.

Der Zielerreichung dienen bei Ruth Cohn zwei Grundsätze:
- »Sei Dein eigener Chairman« (Chairman = Vorsitzender). Dieser Grundsatz ruft zur **Reflektion** des eigenen Verhaltens (und ggf. zur Änderung) auf.
- »Störungen haben Vorrang«: **Störungen**, z. B. ein stark gereizter Ton, beeinträchtigen den Verlauf von Begegnungen negativ. Sie rufen ein »ungesundes« Ungleichgewicht zwischen den beteiligten Komponenten hervor. Neben dem menschlichen Verhalten kann beispielsweise auch ein »kalt« eingerichteter Raum eine Störung sein. Diese Störungen müssen zunächst beseitigt werden: der Grund für die Gereiztheit muss erfragt und möglichst ausgeräumt oder der Raum gewechselt werden, bevor die Kommunikation unter besseren Bedingungen fortgesetzt wird.

Gleichbehandlung

In der Altenpflege haben alle Beteiligten ihre Interessen; Gleichbehandlung und Gleichberechtigung herzustellen, ist nicht einfach. Auch hier gilt, dass zur persönlichen Entwicklung und positivem Wohlbefinden aller in der Pflegeeinrichtung Anwesenden jeweils die Persönlichkeits-, Beziehungs- und Sachebene zusammenwirken müssen. Alle Lebensprozesse in der Pflegeeinrichtung spielen sich im einzelnen Menschen, zwischen Menschen und in und mit seiner Umwelt ab.

2.4.4 Klientenzentriertes Gespräch

Mit der sogenannten Klientenzentrierten Gesprächstherapie stellt Carl Rogers den Klienten, hier den Angehörigen, als zu Beratenden dem Berater, hier z. B. der Pflegekraft, gegenüber. Es handelt sich also bereits den Begriffen nach um kein Gespräch zwischen gleich kompetenten Menschen, sondern um eine in diesem Sinne ungleiche Beratungsbeziehung. Es geht darum, dem Klienten Hilfe angedeihen zu lassen. In der Altenhilfeeinrichtung kann das selbstverständlich nicht eine Therapie des Angehörigen bedeuten, die Beratung steht im Mittelpunkt. In Rogers Modell wird der andere, der Klient, ausdrücklich als gleichberechtigt anerkannt.

Bedingungen für ein »hilfreiches« Gespräch
Nach Carl Rogers gibt es drei Grundbedingungen, die der Berater für ein gelingendes, hilfreiches Gespräch erfüllen muss:
- **kongruent** sein, d. h. sich selbst einbringen, »echt« sein
- **empathisch** sein, »einfühlend verstehen«, d. h. sich in den anderen hinein versetzen, seine Situation und seine Gefühle nachvollziehen
- Akzeptanz und positive Wertschätzung des Gegenübers
- Die beratende Person soll zuhören, Gehörtes in Worte fassen und dem Angehörigen damit ein **Feedback** geben. Sie soll den anderen annehmen, nicht bewerten, sondern ihn vorurteilslos akzeptieren. Sie soll offen und ehrlich sein und sich selbst einbringen, d. h. kongruent sein.

Anwendungsmöglichkeiten
Mögliche Anwendungsgebiete der Klientenzentrierten Gesprächsführung in der Altenpflegeeinrichtung:
- Aufnahmegespräche
- Pflegeanamnese und gemeinsame Pflegeplanung
- Biografiearbeit
- »seelsorgerliche« Gespräche, z. B. in der Sterbephase des Bewohners, der von seinen Angehörigen begleitet wird bzw. in der Trauerzeit
- Beschwerde- und andere Krisengespräche

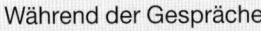

Während der Gespräche
- eine entspannte Atmosphäre schaffen,
- rechtzeitig eingreifen,
- zwischen den Worten und Zeilen hören,
- auf die eigenen Signale und Gefühle achten,
- widersprüchliche Äußerungen ansprechen,
- Klärungsversuche des Angehörigen bestärken,
- Botschaften verstehen.

Solche Grundwerte und Grundlagen der menschlichen Kommunikation gelten genauso in den anderen dargestellten Kommunikationsmodellen. Diese Fertigkeiten können die Mitarbeiter in einschlägigen Fortbildungen, in Supervisionsgesprächen und in Gesprächen mit ihren Kollegen und Vorgesetzten sowie im Privatleben erlernen.

2.5 Grundlagen der Begegnung

Die hier dargestellten Kommunikationsmodelle können hilfreich sein, um Begegnungen zwischen Mitarbeitern und Angehörigen besser verstehen, vorbereiten, durchführen und nachvollziehen zu können und um positiv auf sie Einfluss zu nehmen. Kommunikation ist ein Hilfsmittel zur Gestaltung der Beziehungen in der Altenpflegeeinrichtung, um Gefühle und Verhalten von Menschen positiv zu beeinflussen.

Bittere Folgen

Das Gespräch bildet die Grundlage der Begegnung von Menschen in der Altenpflegeeinrichtung. Ist diese Grundlage nicht positiv und solide, ist das Verhältnis zueinander vorbelastet. Das gilt nicht nur für das Verhältnis Angehörige – Pflegepersonal, sondern für alle beteiligten Personengruppen mit- und untereinander, z. B. Pflegekräfte, Leitungskräfte der verschiedenen Ebenen, Angehörige, Bewohner, Hauswirtschaftskräfte, Haustechnik.

Gelungene oder misslungene Begegnungen sind kein Zufall, sondern abhängig von vielfältigen individuellen, situativen und institutionellen Bedingungen. Zu den Folgen misslungener Kommunikation gehören Arbeitsunzufriedenheit, erhöhter Krankenstand, schlechte Kooperation, Kundenunzufriedenheit und leer stehende Betten.

Sensibel und komplex

Kommunikation ist ein komplexes, vielschichtiges Thema – das belegen schon die vielen verschiedenen Modelle. Letztlich schließen diese sich aber nicht gegenseitig aus, sondern sind verschiedene Varianten einer Grundaussage (etwa: »Achten Sie auf das hinter einem Verhalten stehende Gefühl und streben Sie ein gleichberechtigtes Verhältnis aller Beteiligten an.«). In diesem Sinne ergänzen die Modelle einander.

Kommunikation ist ein sensibles Thema. In der Konsequenz ist die Sensibilisierung aller Beteiligten für dessen große Bedeutung erforderlich. Schulungen der Mitarbeiter, die mit Angehörigen Kontakt haben, müssen folgen. Diese Veranstaltungen sind im Etat der Einrichtung und in den Dienstplänen einzuplanen.

Appell an die Mitarbeiter

Verantwortlich für eine gute Kommunikation sind grundsätzlich alle Gesprächsteilnehmer. Professionelle haben die Möglichkeit, sich gezielt mit dieser Thematik auseinander zu setzen.

Wissen über Kommunikation und ein offenes und freundliches Verhalten garantieren nicht, dass das Gespräch positiv verlaufen wird. Nicht jeder Mensch ist zu einer offenen Begegnung fähig. Umso wichtiger ist es, verdeckte Nachrichten und Bedürfnisse des anderen zu entschlüsseln und adäquat auf zu sie reagieren. Das heißt nicht, alle Bedürfnisse zu erfüllen und ein harmonisches Verhältnis anzustreben. Wichtig ist die Reflektion und die Einordnung des Verhaltens: das des anderen und des eigenen. Ziel ist eine konstruktives Miteinander aller Beteiligten und nicht das kräftezehrende Ausfechten von Stellvertreterkämpfen.

Tipps für die Praxis
- Berücksichtigen Sie die Grundregeln der Kommunikation in allen Phasen des Aufenthaltes der Bewohner und deren Angehörigen.
- Besuchen Sie Fortbildungen, möglichst mit praxisorientierten Rollenspielen.
- Suchen Sie das Gespräch mit den Angehörigen.
- Schenken Sie dem »Wie« und »Wo« der Begegnungen mit Angehörigen mehr Beachtung.

Die Einrichtungsmitarbeiter benötigen methodische Kompetenzen zur Gesprächsführung und Konfliktbearbeitung. In besonders kritischen Fällen müssen sie die Möglichkeit haben, selbst Rat zu suchen, d. h. die Frage des Umgangs mit den Angehörigen sollte ein fester Bestandteil von Supervisionen sein.

3 Die Rolle der Angehörigen

Sie fahren auf eine Kreuzung zu. Sie wollen hinüber. Drei andere Verkehrsteilnehmer sind gleichzeitig mit Ihnen da: einer will ebenfalls hinüber, ein anderer will links, der Vierte rechts abbiegen. Alle haben Sie Ihre eigenen Interessen und jeder von Ihnen hat Vorfahrt. Was passiert? Ein Moment der Ratlosigkeit und des Abwartens, Blickkontakt untereinander, einer verzichtet auf seine Vorfahrt und winkt Sie voran, Sie fahren und in Sekundenschnelle hat sich das Knäuel aufgelöst, der Verkehr läuft reibungslos weiter und alle kommen zu ihrem Ziel.

Im Straßenverkehr ist klar, dass es ohne gegenseitiges Informieren, ohne den anderen »voranzuwinken« und ohne Rücksichtnahme keinen Fortschritt für das Ganze und für den Einzelnen gibt. Absprachen bringen Sicherheit und Qualität – und manchmal gute Stimmung, weil sich alle gegenseitig so nett zugewunken haben.

Abgestimmtes Handeln – gemeinsamer Fortschritt
In der Altenhilfe verhalten sich die Beteiligten an einer Kreuzung, d. h. in der Einrichtung, nicht immer so. Oft meinen alle, gerade sie und ihre Bedürfnisse hätten Vorfahrt: die Angehörigen mit ihren Fragen und Wünschen ans Pflege- und Betreuungspersonal, die Mitarbeiter, die meinen, die Angehörigen hätten sich nach ihnen und ihrem Zeitplan zu richten, die Vorgesetzten, die den Mitarbeitern die Richtung »an-weisen« wollen, die Träger und der Gesetzgeber, die ebenfalls bestimmen wollen, »wo es lang geht«. Alle haben Recht, alle wollen Fortschritt. Aber es wird für keinen der Beteiligten ein wirklich befriedigendes Vorankommen geben ohne Austausch und Kooperation miteinander – am allerwenigsten für die Bewohner, um die doch eigentlich alle kreisen.

3.1 Erst- und Aufnahmegespräche

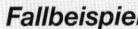

Fallbeispiel

Frau Dora Schmidt hat bis vor drei Monaten allein in ihrer Wohnung in Hannover gewohnt. Ihre Tochter ist ab und zu vorbeigekommen, um die Fenster zu putzen und größere Einkäufe zu erledigen. Frau Schmidt ist schon des Öfteren gestürzt. Nun hat sie sich einen komplizierten Hüft- und Oberschenkelhalsbruch zugezogen. Sie kommt ins Krankenhaus, eine Rehabilitationsmaßnahme schließt sich an.

Nach zwei Monaten soll Frau Schmidt entlassen werden. Doch sowohl sie selbst als auch die Tochter haben Angst, dass sie alleine noch nicht wieder zurechtkommt. Die Ärztin empfiehlt ihnen einen Kurzzeitpflegeaufenthalt in einer Pflegeheimeinrichtung. Frau Müller leitet mit Hilfe des Krankenhaussozialdienstes alles in die Wege. Frau Schmidt wird noch in der Rehabilitation vorläufig eingestuft, ihre Tochter erkundigt sich bei verschiedenen Einrichtungen über die Möglichkeiten der Kurzzeitpflege.

Frau Müller ruft in den Einrichtungen im Wohnviertel ihrer Mutter an. »So kann sie Spaziergänge in ihrer Gegend machen, wenn sie wieder so weit ist und auch Besuch von ihren Nachbarn kriegen«, denkt sie. Sie erkundigt sich nach den finanziellen Bedingungen, Einzel- oder Doppelzimmer, fährt zu den Einrichtungen hin, unterhält sich ausführlich mit den Pflegedienstleitungen und sieht sich die Zimmer an. Die PDLen fragen nach der Pflegestufe, nach der geistigen Verfassung der Mutter, nach ihrem derzeitigen Hilfebedarf, nach ihrer vorherigen Selbstständigkeit zu Hause und nach sonstigen Besonderheiten. »Unser Ziel ist es«, sagt die Tochter, »dass meine Mutter spätestens nach den 28 Tagen wieder alleine wohnen kann.«

3.1.1 Gesetzliche Grundlagen

§ 42 SGB XI: Kurzzeitpflege

(1) Kann die häusliche Pflege zeitweise nicht, noch nicht oder nicht im erforderlichen Umfang erbracht werden und reicht auch teilstationäre Pflege nicht aus, besteht Anspruch auf Pflege in einer vollstationären Einrichtung.

Dies gilt:
1. für eine Übergangszeit im Anschluss an eine stationäre Behandlung des Pflegebedürftigen oder
2. in sonstigen Krisensituationen, in denen vorübergehend häusliche oder teilstationäre Pflege nicht möglich oder nicht ausreichend ist.

(2) Der Anspruch auf Kurzzeitpflege ist auf vier Wochen pro Kalenderjahr beschränkt. Die Pflegekasse übernimmt die pflegebedingten Aufwendungen, die Aufwendungen der sozialen Betreuung sowie die Aufwendungen für Leistungen der medizinischen Behandlungspflege bis zu dem Gesamtbetrag von 1.470 Euro ab 1. Juli 2008, 1.510 Euro ab 1. Januar 2010 und 1.550 Euro ab 1. Januar 2012 im Kalenderjahr.

Die Leistungen der Kurzzeitpflege umfassen die Grundpflege, die medizinische Behandlungspflege und die soziale Betreuung.

3.1.2 Angehörige informieren Mitarbeiter

Egal, ob ein kurz- oder langfristiger Aufenthalt in einer Pflegeeinrichtung geplant ist: die Angehörigen können in der Regel vielfältige **Angaben** über den potenziellen Bewohner machen, die die Mitarbeiter benötigen. Da viele Informationen in die Kategorie »sehr persönlich« fallen, ist ihre Weitergabe mit dessen **Einverständnis** vorzunehmen:
- Personalien
- Versicherungsverhältnisse, insbesondere Kranken- und Pflegekasse
- finanzielle Verhältnisse (um die Kostenträger zu ermitteln)
- Name des Hausarztes
- vorherige und jetzige Krankenhausaufenthalte und ungefähre Angaben zur Behandlung
- geistiger Zustand, Bestand einer Betreuung oder Vollmacht
- körperliche Beeinträchtigungen
- allgemeiner seelischer Zustand
- biografische Angaben: Heirat, Verwitwung, Kinder, Lebenskrisen
- soziale und familiäre Bindungen
- konfessionelle oder andere geistliche bzw. spirituelle Bindungen
- andere soziale Kontakte, z. B. Nachbarschaft, Freunde und Bekannte, evtl. mit Adressen; Besuch von Vereinen, Altenbegegnungsstätten
- Vorgeschichte des Aufnahmewunsches
- bisher in Anspruch genommene Dienstleistungen (hauswirtschaftliche Hilfen, Essen auf Rädern, ambulante Pflege)

Mehrere dieser Angaben sind für die Anmeldung zur Heimaufnahme notwendig. Je enger das Zusammenleben von Angehörigen und Bewohnern vorher war, desto mehr Informationen können die Angehörigen weitergeben. Die bisherige Pflegeperson kann genaue Angaben machen über Ess- und Trinkgewohnheiten sowie -notwendigkeiten, Verdauungs- und Schlafgewohnheiten, Gewohnheiten der Körperpflege, medizinische Diagnosen, Behandlungen, Medikamente und Hilfsmittel, finanzielle Beihilfen, über den bisher gewohnten Tagesablauf, allgemeine Vorlieben und Abneigungen, besondere Wünsche zur Sterbebegleitung und im Todesfall und vieles mehr; Informationen, die in der **Pflegeanamnese** aufgeführt werden.

3.1.3 Mitarbeiter informieren Angehörige

Zu den Informationen, die Angehörige in der Regel von der Einrichtung benötigen, gehören folgende Angaben:
- Zimmersituation im Haus (Einzel- oder Doppelzimmer, derzeitige Auslastung und Perspektiven),
- Möglichkeiten und Grenzen der Pflegeversicherung, insbesondere enthaltene Dienstleistungen
- Inhalte und Bedingungen der abzuschließenden Verträge und ihre Einflussmöglichkeiten darauf
- Finanzielle Bedingungen, z. B. Finanzierung über Pflegeversicherung, Bundessozialhilfegesetz (BSHG) als Selbstzahler und andere
- Möglichkeiten und Grenzen der Einrichtungsleistungen, z. B. Behandlungs- und Grundpflege, soziale Betreuung, Unterbringung und Verpflegung, Hauskonzept und Pflege- und Betreuungsleitbild, weltanschauliche Ausrichtung (vgl. Kap. 4)
- Initiierung und Durchführung der Einstufung durch den MDK (Prüfung der Pflegebedürftigkeit)
- individuelle Gestaltungsmöglichkeiten (Bewohnerzimmer, zeitliche und inhaltliche Tagesgestaltung)
- Was wird von ihnen (den Angehörigen) während des Aufenthaltes des Bewohners erwartet? (Soziale Verantwortung für den Bewohner bleibt vorwiegend bei den Angehörigen, erwünschte Beteiligung im Alltag oder zu besonderen Anlässen)
- Informationen zum Einrichtungsalltag und zu besonderen Anlässen, z. B. Bezugspflegesystem, Tagesablauf im Wohnbereich bzw. in der Wohngruppe oder der Hausgemeinschaft, besondere Anlässe (Feiertage, Bewohnerurlaube und Ausflüge), Einrichtungsbeirat, Angebote für Angehörige
- Zuständigkeiten und Ansprechpartner

3.1.4 Sicherheit und Wohlbefinden für die Bewohner

Informationen schaffen Strukturen und damit Sicherheit für alle Beteiligten. Psychische Sicherheit und Wohlbefinden für die Bewohner und ebenfalls für ihre Angehörigen werden auch durch die Mitnahme von **persönlichen Gegenständen** aus dem bisherigen Lebensbereich vermittelt. So ist der »Bruch« in der Lebensgeschichte ein wenig gemildert, ein bisschen biografische Kontinuität gesichert.

Basis von Vertrauen

Geht ein Familienmitglied in eine Pflegeeinrichtung, gerät zunächst das gesamte **Familiengefüge** aus- bzw. durcheinander (vgl. Kap. 1.2.2). In den meisten Fällen besteht viel Angst aufseiten der zukünftigen Bewohner (»Das wird jetzt die Endstation sein. Wie es wohl gehen wird?«) und bei den Angehörigen (»War es die richtige Entscheidung? Was, wenn er/sie sich dort nicht wohl fühlt?«). Diese Ängste ziehen mit in die Einrichtung ein. In Gesprächen der Mitarbeiter mit den Angehörigen und Bewohnern kann so etwas wie eine persönliche **Beziehung** entstehen, erstes **Vertrauen** aufgebaut werden. Informationen über die Bedingungen und Möglichkeiten des Lebens in der Einrichtung und über finanzielle Fragen vermitteln neben dem »Was?« (Sachinformationen) auch ein »Wie?«: Wie wird in dieser Einrichtung mit Bewohnern und Angehörigen umgegangen? Werden sie ernst genommen, als Kunden und gleichberechtigt und gleichrangig betrachtet? Die ersten Gespräche mit der Hausverwaltung, mit Einrichtungsleitung und Pflegedienstleitung entscheiden darüber, wie (bereits etwas) sicher oder wie (evtl. noch mehr) verunsichert Bewohner und Angehörige auf dem Wohnbereich eintreffen.

> In Erst- und Aufnahmegesprächen geht es neben dem Austausch von Sachinformationen um die ersten Schritte zu einer vertrauensvollen Beziehung zwischen Mitarbeitern und Kunden.

Gesprächsatmosphäre

Der Aufbau einer vertrauensvollen Beziehung kann leichter in einer angenehmen Umgebung beginnen. Die Gestaltung der Gesprächsatmosphäre ist also wichtig. Eine offene und »warme« Begegnung wird z. B. durch das Anbieten von Kaffee, durch ein ansprechend gestaltetes Büro, durch Ruhe und Aufmerksamkeit gefördert (vgl. Kap. 5).

3.2 Die ersten Tage in der Einrichtung

Fallbeispiel
Mitte Februar fahren Mutter und Tochter im Taxi zur Pflegeeinrichtung. »Mein Gott«, denkt Frau Schmidt im Stillen, »hoffentlich muss ich hier nicht die ganze Zeit bleiben. Das ist ja ein Riesenbau und lauter kranke alte Leute. Und dann auch noch ein Zimmer mit einer anderen Frau teilen ...!« Die Tochter, die die Bedenken der Mutter kennt, beruhigt sie: Das Zimmer sei recht schön und auch die Bettnachbarin scheine nett zu sein.

Die Pflegedienstleitung begrüßt beide und bringt sie auf den Wohnbereich. Dort stellt sie ihnen Schwester Heike Fissler, die Wohnbereichsleiterin, vor. Diese bringt sie zu Frau Schmidts Zimmer, macht Frau Schmidt mit ihrer Mitbewohnerin bekannt und zeigt ihr das Bad. Später fragt sie nach Aufsteh- und Zubettgeh-Gewohnheiten, speziellen Essenswünschen und bespricht mit ihr die Aufnahmebögen. Frau Müller ist dabei und hilft, wenn ihre Mutter etwas nicht weiß oder vor Aufregung vergessen hat.

Später begleitet Frau Müller ihre Mutter zum Speisesaal, verabschiedet sich dort und sagt, sie käme gegen Abend noch einmal kurz vorbei, um zu schauen, ob alles in Ordnung sei und sie alles habe. Frau Schmidt ist erleichtert.

Bevor Frau Müller nach Hause fährt, geht sie noch einmal auf den Wohnbereich, nimmt Schwester Heike beiseite und informiert diese über eine »Reizblase« und eine damit einher gehende zeitweilige Inkontinenz ihrer Mutter. Diese schäme sich dann und würde sich wünschen, beim Toilettengang von einer weiblichen Pflegekraft begleitet zu werden. Die Wohnbereichsleiterin sagt ihr zu, dass das versucht werde, bedankt sich für die Informationen und gibt sie in der Übergabe an die Kollegen weiter.

Angehörige leisten in der Regel in den ersten Tagen des Aufenthaltes:
- psychische Beruhigung und Stabilisierung des Bewohners
- Vermittlung zwischen Pflegepersonal und Bewohner (Vorstellung, »Übersetzungshilfen«)
- Begleitung zu zukünftigen Aufenthaltsorten, z. B. Speisesaal, Aufenthaltsräume, zu Veranstaltungen, zu Unterredungen und Untersuchungen

Angehörige benötigen in den ersten Tagen von den Mitarbeitern:
- Informationen z. B. zum Alltag der Einrichtung, zu noch notwendigen Formalitäten
- örtliche Orientierungshilfen
- Beistand und Aufklärung, falls sich der Gesundheits- oder Seelenzustand des Bewohners kurzzeitig verschlechtern sollte

3.3 Integration ins Heimleben

Fallbeispiel
Nach drei Wochen ist absehbar, dass Frau Schmidt nicht wieder in ihre eigene Wohnung zurückkehren kann. Da sie sich bislang in der Einrichtung recht gut eingewöhnt hat, beschließt sie mit ihrer Familie, dass sie dort bleiben und in ein Einzelzimmer umziehen wird, in dem sie sich weitestgehend frei einrichten kann und trotzdem bei Bedarf die notwendigen Hilfen schnell erreichbar sind. Gemeinsam mit ihrer Tochter wickelt sie die nötigen Formalitäten und Vorbereitungen ab. Der MDK kommt ins Haus und stuft sie in Pflegestufe 1 ein. Mutter und Tochter führen wiederum mehrere Gespräche mit Einrichtungs- und Pflegedienstleitung. Ein neuer Alltag kehrt für Frau Schmidt ein.

Studien haben ergeben, dass ein Heimeinzug, dem ein Aufenthalt in einer **Kurzzeitpflegeeinrichtung** vorangegangen ist, das Einverständnis der Pflegebedürftigen mit der Entscheidung stark positiv beeinflusst: Die Möglichkeit in der Kurzzeitpflege, »jederzeit wieder gehen zu können«, nimmt Ängste. Innerhalb von vier Wochen kann sich der alte Mensch zudem besser auf die veränderte Situation einstellen als z. B. nach einem Schlaganfall mit Krankenhausaufenthalt und den plötzlichem Verlust der eigenen Wohnung und der Eigenständigkeit. Ähnliches gilt für die **»Pflege auf Probe«**. Sie wird in einigen Bundesländern in Einrichtungen für alte Menschen angeboten, bei denen zum Zeitpunkt des Einzuges noch nicht zu beurteilen ist, ob sie in absehbarer Zeit in die eigene Häuslichkeit zurückkehren können oder dauerhaft stationäre Pflege benötigen. Pflege auf Probe kann dort für bis zu drei Monate in Anspruch genommen werden und wird durch einige Pflegekassen unterstützt.

3.3.1 Konfliktsituationen

Längst nicht bei allen Bewohnern funktioniert der Übergang so gut wie bei Frau Schmidt. Oft gehen die Pflegebedürftigen nur notgedrungen in die Pflegeeinrichtung, hadern mit ihrem Schicksal und den Angehörigen, der Familienfrieden ist gestört.

Brisanz bei Menschen mit Demenz

Eine besondere Brisanz erhält die Situation bei **Menschen mit Demenz**. Diese erkennen ihre Erkrankung und demzufolge auch ihre Einschränkungen und ihren Hilfebedarf nicht und reagieren oft aggressiv oder mit starkem **Rückzug** gegenüber ihren Angehörigen und den Mitarbeitern. Erhalten Tochter oder Sohn die gesetzliche Betreuung, z. B. in finanziellen Angelegenheiten des Pflegebedürftigen, fühlen sich die Kranken häufig bevormundet und in ihrem **Misstrauen** bestätigt. Unverständnis aufseiten der Angehörigen gegenüber dem Verhalten von Vater oder Mutter wird gefördert durch mangelnde Kenntnisse über die Krankheit. Deswegen zieht sich häufig auch die Familie zurück, auch das bestätigt den Bewohner in seinen negativen Gefühlen (vgl. Kap. 3.4).

Wunsch und Wirklichkeit

Gerade in den ersten Tagen und Wochen nach dem Umzug wünschen sich viele neue Bewohner verstärkt Unterstützung von ihren Angehörigen: bei praktischen Dingen wie der Zimmergestaltung oder der Regelung finanzieller Angelegenheiten, bei der psychischen Umstellung auf die neue Situation.

Nicht alle Angehörigen können den Bedürfnissen ihres pflegebedürftigen Familienmitgliedes nachkommen, z. B. weil schwierige, belastete Familienbeziehungen einen offenen, liebevoll-unterstützenden Umgang miteinander nicht zulassen (auch wenn sich das evtl. alle Beteiligten wünschen). Oder weil die Angehörigen nicht am selben Ort wohnen, weil sie voll berufstätig sind und durch ihre eigenen Familien gefordert werden. Der neue Bewohner fühlt sich dann leicht abgeschoben und auch die Angehörigen sind sich der Richtigkeit ihres Verhaltens oft nicht sicher. Die öffentliche Diskussion über Missstände in den Einrichtungen trägt auch zur Unsicherheit bei. Bedürfnisse der Bewohner und Möglichkeiten der Angehörigen stimmen oft nicht überein.

3.3.2 Aufgaben für Mitarbeiter

Bei den genannten Konflikten ist das sensible, behutsame und ausgleichende Handeln der Mitarbeiter gefragt: Trotz Zeitnot müssen sie Bewohnern und Angehörigen Vertrauen und das Gefühl des »Gut-aufgehoben-Seins vermitteln«. Eventuell müssen die Pflegekräfte sogar zwischen beiden Instanzen vermitteln, d. h. Verständnis und Einsicht für das Denken, Fühlen und Handeln der »anderen Seite« vermitteln. Sie fungieren praktisch als »Übersetzungshilfen«. Aufgrund ihrer neutralen, außerhalb der Familienstrukturen stehenden Position, kann ihnen das oft leichter gelingen als einem langjährigen Bekannten oder einem anderen Verwandten.

Situation der Mitarbeiter

Die Situation der Pflegekräfte ist schwierig: erstens können viele aufgrund mangelnder Kenntnisse die Konflikte zwischen Angehörigen und Bewohnern nicht richtig einschätzen und adäquat reagieren. Zweitens werden sie manchmal zu **Ersatzopfern** gemacht: indem sich Bewohner bei ihrer Familie über sie beklagen, beispielsweise mit einem »Die bestehlen mich!« (häufig bei Menschen mit Demenz) – was im Stillen bedeutet »Kümmert euch um meine Angelegenheiten!« – oder indem Angehörige eine schlechte Pflege unterstellen und damit ihre Wut auf den Pflegebedürftigen, ihre Unsicherheit über das eigene Handeln kanalisieren – meist unbewusst (vgl. Kap. 2). So haben die Pflegekräfte es natürlich auch schwer, eine hilfreiche, konstruktive Position einzunehmen. Hier sind wiederum ihre Vorgesetzten mit Fortbildungs-, Supervisions- und anderen unterstützenden Angeboten gefragt (vgl. Kap. 4.7).

Angehörige im Einrichtungsalltag

Angehörige sind für die Bewohner zumeist die wichtigste **soziale Verbindung**: zur Familie, zu den früheren Bekannten und Nachbarn. Diese Potenziale sollten die Mitarbeiter der Einrichtung nicht brach liegen lassen, sondern nutzen – im Interesse der Bewohner und in ihrem eigenen. Angehörige können bzw. sollen – bei Zustimmung des Bewohners – einbezogen werden:

Routinemäßig:
- bei der Planung von Pflege und Betreuung (Pflegeplanung, Pflegevisite)
- teilweise bei der Durchführung der Pflege dieses Bewohners
- bei der Durchführung verschiedener Formen der sozialen Betreuung mit diesem und möglicherweise weiteren Bewohnern, z. B. Gespräche,

Spaziergänge, unterhaltende und bzw. oder mobilisierende Angebote wie Filmnachmittage, Gedächtnisspiele
- bei der Übernahme kleiner Aufgaben im Einrichtungsgefüge, z. B. Blumen gießen
- bei Behördenangelegenheiten

Bei besonderen Ereignissen mit dem Bewohner:
- Verschlechterung (oder Verbesserung!) des Gesundheitszustandes
- psychische Probleme
- Verhaltensauffälligkeiten
- Sterbebegleitung
- Aussegnung im Todesfall

Beistand für Angehörige

Für die Angehörigen ist die Einrichtung nicht ihr eigentlicher Lebensraum. Selbst wenn viele von ihnen jahrelang jeden Tag kommen, so sind sie doch »zu Besuch« und haben nur begrenzten Einblick in die Institution Altenpflegeeinrichtung. Ab und zu benötigen sie Unterstützung durch die Mitarbeiter im Einrichtungsalltag sowie in besonderen Situationen:
- Ansprechpartner
- Zeit zu Austausch und Aussprache
- Orte für Rückzug und Gespräche
- Unterstützung in Form von Informationen
- Anerkennung als Individuum mit Stärken und Schwächen (vgl. Kap. 6)

Feste Ansprechpartner vermitteln z. B. fest installierte Sprechstunden der verschiedenen Mitarbeiter bzw. Professionen. Laut »Möglichkeiten und Grenzen-Studie« suchten 2005/2006 weniger als die Hälfte der befragten Angehörigen solche Sprechstunden auf, davon aber immerhin 20 Prozent regelmäßig und 26 Prozent »ab und an«. 52 Prozent nahmen zudem regelmäßig an Angehörigentreffen teil, 42 Prozent berichteten über Fortbildungskurse bzw. Anleitungsangebote für Angehörige, in 36 Prozent der Einrichtungen gab es Selbsthilfegruppen für Angehörige und 34 Prozent berichteten über Übernachtungsangebote in der Pflegeeinrichtung (vgl. Kap. 6).

3.4 Kooperation mit Angehörigen von gerontopsychiatrisch veränderten Bewohnern

Inzwischen sind mindestens 60 Prozent der Bewohner von Pflegeheimen an einer Demenz erkrankt. Weitere Bewohner leiden an einer Depression, oft unerkannt, oder an wahnhaften Erkrankungen.

Viele Einrichtungsträger haben für Menschen mit Demenz eigene Wohnbereiche bzw. Wohngruppen aufgebaut. Manche Träger konzipieren traditionelle Einrichtungen zu Hausgemeinschaften um oder bauen diese zusätzlich auf. In Hausgemeinschaften und in Wohngruppen leben durchschnittlich zwölf (zumeist) demenzkranke Bewohner familienähnlich zusammen. Die Tagesgestaltung lehnt sich – kurz gesagt – an die bekannte Tagespflege an. Im Mittelpunkt der Pflege- und Betreuungskonzepte steht eine feste Tagesstruktur, die die demenzkranken Bewohner nicht überfordert, aber fördert. Aufgrund der stark steigenden Nachfrage betreiben immer mehr Träger von Altenhilfeangeboten eine eigenständige Tagespflege, oftmals räumlich nahe der stationären Einrichtung. Zu den Besuchern gehören neben externen, von eigenen Angehörigen in der Häuslichkeit betreuten Menschen auch Kunden, die im Betreuten Wohnen des Anbieters leben.

Gerontopsychiatrisch veränderte Menschen, egal in welcher der genannten Angebotsformen sie betreut werden, stellen besondere Anforderungen an Angehörige und Pflegekräfte hinsichtlich ihrer Begleitung. Dem entsprechend weisen das Verhältnis Angehörige – Mitarbeiter und die gegenseitigen Ansprüche und Bedürfnisse Besonderheiten auf.

3.4.1 Angehörige in der Tages- und Nachtpflege

SGB XI § 41 Tagespflege und Nachtpflege

(1) Pflegebedürftige haben Anspruch auf teilstationäre Pflege in Einrichtungen der Tages- oder Nachtpflege, wenn häusliche Pflege nicht in ausreichendem Umfang sichergestellt werden kann oder wenn dies zur Ergänzung oder Stärkung der häuslichen Pflege erforderlich ist. Die teilstationäre Pflege umfasst auch die notwendige Beförderung des Pflegebedürftigen von der Wohnung zur Einrichtung der Tagespflege oder der Nachtpflege und zurück.

(2) Die Pflegekasse übernimmt im Rahmen der Leistungsbeträge nach Satz 2 die pflegebedingten Aufwendungen der teilstationären Pflege, die Aufwendungen der sozialen Betreuung und die Aufwendungen für die in der Einrichtung notwendigen Leistungen der medizinischen Behandlungspflege. Der Anspruch auf teilstationäre Pflege umfasst je Kalendermonat
1. für Pflegebedürftige der Pflegestufe I einen Gesamtwert bis zu
420 Euro ab 1. Juli 2008,
440 Euro ab 1. Januar 2010,
450 Euro ab 1. Januar 2012,

2. für Pflegebedürftige der Pflegestufe II einen Gesamtwert bis zu
980 Euro ab 1. Juli 2008,
1.040 Euro ab 1. Januar 2010,
1.100 Euro ab 1. Januar 2012,
3. für Pflegebedürftige der Pflegestufe III einen Gesamtwert bis zu
1.470 Euro ab 1. Juli 2008,
1.510 Euro ab 1. Januar 2010,
1.550 Euro ab 1. Januar 2012.

(3) Pflegebedürftige können nach näherer Bestimmung der Absätze 4 bis 6 die Ansprüche auf Tages- und Nachtpflege, Pflegegeld und Pflegesachleistung nach ihrer Wahl miteinander kombinieren.

(4) Wird die Leistung nach Absatz 2 nur zusammen mit Sachleistungen nach § 36 in Anspruch genommen, dürfen die Aufwendungen insgesamt je Kalendermonat 150 vom Hundert des in § 36 Abs. 3 und 4 für die jeweilige Pflegestufe vorgesehenen Höchstbetrages nicht übersteigen. Dabei mindert sich der Sachleistungsanspruch nach § 36 Abs. 3 und 4 um den Vomhundertsatz, mit dem die Leistung nach Absatz 2 über 50 vom Hundert in Anspruch genommen wird.

(5) Wird die Leistung nach Absatz 2 nur zusammen mit Pflegegeld nach § 37 in Anspruch genommen, erfolgt keine Minderung des Pflegegeldes, soweit die Aufwendungen für die Leistung nach Absatz 2 je Kalendermonat 50 vom Hundert des in § 36 Abs. 3 und 4 für die jeweilige Pflegestufe vorgesehenen Höchstbetrages nicht übersteigen. Ansonsten mindert sich der Pflegegeldanspruch nach § 37 um den Vomhundertsatz, mit dem die Leistung nach Absatz 2 über 50 vom Hundert in Anspruch genommen wird.

(6) Wird die Leistung nach Absatz 2 zusammen mit der Kombination von Geldleistung und Sachleistung (§ 38) in Anspruch genommen, bleibt die Leistung nach Absatz 2 unberücksichtigt, soweit sie je Kalendermonat 50 vom Hundert des in § 36 Abs. 3 und 4 für die jeweilige Pflegestufe vorgesehenen Höchstbetrages nicht übersteigt. Ansonsten findet § 38 Satz 2 mit der Maßgabe Anwendung, dass bei der Ermittlung des Vomhundertsatzes, um den das Pflegegeld zu kürzen ist, von einem Gesamtleistungsanspruch in Höhe von 150 vom Hundert auszugehen ist und der Restpflegegeldanspruch auf den Betrag begrenzt ist, der sich ohne Inanspruchnahme der Tagespflege ergeben würde.

Vereinte Kräfte

Während sich in der vollstationären Pflege der Bewohner ständig oder zeitweise (Kurzzeitpflege) in der Obhut der Einrichtung befindet, pendelt er bei den teilstationären Einrichtungen der Tages- oder Nachtpflege täglich zwischen privater Häuslichkeit und der Institution hin und her. Zeitlich greift die Betreuung des Erkrankten durch Angehörige und professionelle Kräfte eng ineinander. Beide müssen sich auf die Einhaltung von **Absprachen** durch den anderen verlassen können, z. B. Abhol- und Rückkehrzeiten betreffend. Das sollte auch für ihre Kooperation insgesamt gelten: beide verschränken quasi ihre Hände, um den Betreuungsbedürftigen mit vereinten Kräften zu halten und zu tragen. Eine gute Zusammenarbeit ist ferner z. B. mit ambulanten Diensten, Haus- und Fachärzten sowie therapeutischem Personal (Ergo- und Logopädie), oder Krankenhäusern notwendig. Manche Angehörige und Mitarbeiter stehen aufgrund dieser Verbindung in nahem Kontakt miteinander.

Persönliche Verhältnisse

Grundsätzlich benötigen sowohl die Angehörigen als auch die Einrichtungsmitarbeiter in der Tagespflege die Angaben und Informationen, wie sie für den vollstationären Bereich aufgeführt wurden. Darüber hinaus ist ein kontinuierlicher aktueller **Austausch** notwendig bzw. wünschenswert. Oftmals führen die private Pflegeperson und die Einrichtung ein **gemeinsames Tagebuch**, in dem die tägliche Verfassung, Tätigkeiten, Besonderheiten und Auffälligkeiten des Familienmitgliedes bzw. Gastes notiert werden. Durch eine sorgfältige Aufzeichnung ermöglichen die Angehörigen den Mitarbeitern eine gezielte Pflege und Betreuung; gleiches gilt umgekehrt, wenn der Gast am Abend (Morgen) mit dem Buch in die Häuslichkeit zurückkehrt.

Durch diese und andere Formen der Zusammenarbeit ergibt sich oftmals ein persönliches Verhältnis zwischen den privaten und professionellen Betreuungs- und Pflegepersonen. Bei den teilstationären Angeboten sind die Angehörigen in der Regel stärker in die soziale Betreuung durch die Einrichtung eingebunden, z. B. bei der Gestaltung von Ausflügen. Die Angehörigen werden von den Mitarbeitern vielfach als unverzichtbare und wertvolle Hilfen anerkannt – anders als das manchmal (noch) in vollstationären oder ambulanten Einrichtungen der Fall ist.

3.4.2 Angehörige in Hausgemeinschafts- und Wohngruppenkonzepten

Auch Hausgemeinschafts- und Wohngruppenkonzepte schreiben den Angehörigen eine wesentlich stärkere und aktivere Rolle zu als das traditionelle Heim. Nachweislich engagieren sich Angehörige hier mehr, kommen (im Durchschnitt) häufiger zu Besuch, beteiligen sich mehr an Aktionen wie dem gemeinsamen Kochen, Backen und dem Feiern von Festen und sie kümmern sich stärker um andere Bewohner. Dadurch und weil die Angehörigen mit relativ wenigen Mitarbeitern zu tun haben, ist der Kontakt zwischen ihnen meist intensiver, man spricht mehr mit einander, man weiß mehr von einander, was einem guten, vertrauensvollen und kooperativen Verhältnis förderlich ist. Konflikte treten erfahrungsgemäß seltener auf als in den traditionellen Heim-Strukturen.

Kommt ein gerontopsychiatrisch erkrankter Mensch neu in eine Hausgemeinschaft oder eine Wohngruppe, benötigen auch seine Angehörigen eine einführende Begleitung, wie sie dargestellt wurde. Außerdem können auch mit und bei diesen Angehörigen Konflikt- und Problemsituationen entstehen, die ein strukturiertes Handeln (wie in Kapitel 5 beschrieben) oder spezielle Angebote (Kapitel 6) erfordern.

3.4.3 Angehörige als Dolmetscher

Viele Angehörige von gerontopsychiatrisch Erkrankten haben den Betroffenen jahrelang rund um die Uhr betreut und ihn in dieser Zeit durch die geistigen Veränderungen »verloren«. Auch wenn das Familienmitglied inzwischen in der stationären Einrichtung lebt, benötigen viele Angehörige wegen ihrer persönlichen und sozialen Situation und **Isolierung** besondere Hilfen. Der Altenhilfeträger kann ihnen dazu verschiedene Angebote machen (vgl. Kap. 6).

Kommt ein gerontopsychiatrisch erkrankter Mensch in eine Pflegeeinrichtung, sind die Angehörigen sehr wichtig für die Mitarbeiter: sie können am besten Auskunft geben über den bisherigen Verlauf (Krankheit, Behandlung, Betreuung und Leben zu Hause). Sie sind »**Übersetzungshilfen**« für das verbale und nonverbale Verhalten des Bewohners, das häufig Verschlüsselungen enthält und nur durch biografische Kenntnisse dechiffriert werden kann. Oftmals entwickelt sich zwischen den (ehemals) pflegenden Angehörigen und den heutigen Betreuungskräften vor Ort ein gutes, von Vertrauen und gegenseitigem Verständnis geprägtes Verhältnis.

Andererseits weisen die Beziehungen zwischen Pflegeinstitutionen und Angehörigen bei gerontopsychiatrisch veränderten Bewohnern häufig eine besondere **Explosivität** auf, z. B. wenn diese Pflegekräfte des Diebstahls oder der Vernachlässigung bezichtigen und die Angehörigen diese Vorwürfe nicht als **krankheitsbedingt** einordnen können. Das passiert seltener mit Angehörigen, die den Bewohner früher täglich betreuten, häufiger jedoch mit ihm ferner stehenden Verwandten, die vieles nicht miterlebt haben.

Daneben werden Mitarbeiter in Konflikte unter den Angehörigen verwickelt. Eine typische Konfliktsituation: ein Angehöriger, der gleichzeitig Betreuer für seine an Alzheimer erkrankte Mutter ist, holt deren Taschengeld ab und verwendet es nach Meinung seiner Geschwister für sich selbst. Auseinandersetzungen darüber werden vielfach in der Einrichtung ausgetragen, wenn die Parteien versuchen, die Pflegekräfte auf ihre Seite zu ziehen. Die daraus entstehenden Probleme könnten durch Mitarbeiter, Bewohner und Angehörige vermieden, zumindest aber entschärft werden.

Die Pflegeeinrichtung muss auf Konfliktsituationen überlegt und sinnvoll reagieren können. Dafür sind neben psychologischen und kommunikativen Kenntnissen und Fähigkeiten juristische Grundkenntnisse bei Pflegekräften, Einrichtungsleitungen und Trägern erforderlich. Das Spektrum juristischer Fragestellungen erstreckt sich z. B. auf Fragen rund um das Betreuungsrecht und um Vollmachten. Denn mit solchen Instrumenten können informierte Bewohner frühzeitig, zu Zeiten ausreichender Entscheidungsfähigkeit, die Weichen für eine konfliktarme spätere Betreuung in ihrem Sinne stellen.

3.4.4 Die Vorsorgevollmacht

Ein gerichtlicher Betreuer ist nach dem Willen des Gesetzgebers (§ 1896 BGB) dann nicht erforderlich, wenn und soweit ein Bevollmächtigter die Angelegenheiten regeln kann. Die vor diesem Hintergrund erteilte Vollmacht wird deswegen auch als Vorsorgevollmacht bezeichnet. Mit der Vorsorgevollmacht wird die Sorge für die eigene Person für den Fall schwerer körperlicher oder psychischer Erkrankungen, die die eigene Entscheidungsfähigkeit zeitweise oder dauerhaft einschränken und es unmöglich machen die eigenen Angelegenheiten weiterhin selbst zu besorgen, einem Menschen des persönlichen Vertrauens übertragen.

Der Vollmachtgeber muss zum Zeitpunkt der Unterzeichnung geschäftsfähig sein. Den Umfang der Vollmacht kann er frei bestimmen. Typischerweise wird die Befugnis gegeben, in allen vermögensrechtlichen und persönlichen Angelegenheiten tätig zu werden. Weil der Bevollmächtigte eigenverantwortlich tätig und grundsätzlich nicht durch ein Gericht überwacht wird, sollten nur Personen eingesetzt werden, zu denen ein besonderes Vertrauensverhältnis besteht.

Möglich ist, einen oder mehrere Bevollmächtigte einzusetzen, z. B. den Sohn für **gesundheitliche** Belange und die Tochter für die **Vermögenssorge**, sowie – um Streitigkeiten weitestgehend auszuschließen – gegenseitige Beratungspflichten zu verankern (jedoch sollte der Hauptbevollmächtigte den Stichentscheid haben um handlungsfähig zu sein).

In der Regel wird niedergelegt, dass die Vollmacht erst dann gilt, wenn der Bevollmächtigte durch ein fachärztliches Zeugnis nachweist, dass die bevollmächtigende Person geschäftsunfähig oder körperlich nicht mehr in der Lage ist, zu handeln. Wichtig ist zudem, dass der Bevollmächtigte als auch die für eine Betreuungsverfügung vorgesehene Person die Schriftstücke im Original besitzen und im Bedarfsfall vorweisen kann.

In Hinblick auf mögliche Streitigkeiten um das Geld der Bewohner unter den Verwandten empfehlen einige Pflegeeinrichtungen anfragenden besorgten älteren Menschen, eher eine Betreuungsverfügung zu erlassen oder selbst eine partielle Betreuung anzuregen, also für bestimmte, klar umrissene Situationen. Gelingt es so, mögliche Konflikte in der Familie frühzeitig zu entschärfen, nutzt das auch der Einrichtung, in der die Person lebt und in der der Streit sonst häufig ausgetragen wird.

> Ist in einer Vollmacht das Entscheidungsrecht über den Einsatz freiheitsentziehender Maßnahmen wie dem Anbringen von Bettgittern enthalten, muss der Bevollmächtigte (bzw. die Pflegeeinrichtung) trotzdem darüber hinaus auch das Amtsgericht um Einwilligung ersuchen.

3.4.5 Die Betreuungsverfügung

Die Betreuungsverfügung empfiehlt sich insbesondere für Personen, die keine vertrauenswürdige Person haben, der sie eine Vorsorgevollmacht ausstellen würden oder die eine gerichtlich kontrollierte Regelung ihrer Angelegenheiten vorziehen. Denn anders als bei einer Vorsorgevollmacht unterliegt der Betreuer der gerichtlichen Überwachung.

Das Gericht bzw. der Betreuer sind im Grundsatz an die vom Bewohner niedergelegten Wünsche gebunden. Eine andere als die in der Verfügung genannte Person darf nur dann durch das Gericht bestellt werden, wenn sich diese Person als ungeeignet erweist. – Anders als eine Vorsorgevollmacht muss eine Betreuungsverfügung vom Gericht auch dann beachtet werden, wenn der Bewohner zum Zeitpunkt der Verfügung nicht vollgeschäftsfähig ist – vorausgesetzt, ihr Inhalt ist sinnvoll und läuft dem Wohl des Betreuten nicht zuwider.

Dies kann mit der Betreuungsverfügung geregelt werden:
- Vorschläge zur Auswahl des Betreuers in positiver wie negativer Hinsicht: Die Person, die sich der Betroffene als Betreuer wünscht oder welche Person(en) auf keinen Fall zum Betreuer bestellt werden soll(en)
- Anweisungen und Wünsche für bestimmte voraussehbare Situationen, z. B. Regelung von Vermögensangelegenheiten, Wohnungsangelegenheiten und einer notwendigen Heimaufnahme, Gesundheitsvorsorge
- Wünsche zur Wahrnehmung der Betreuung (Wohnung, Wohnsitz, Einzelheiten der Wohnungsauflösung; Name der Wunscheinrichtung; Höhe des gewünschten Taschengelds im Falle der Betreuung; welcher Arzt, Rechtsanwalt, Vermögensverwalter; was passiert mit den Haustieren)

Wird ein Betreuer außerhalb seiner Vertretungsmacht tätig, ist er persönlich dafür haftbar und gerichtlich zu belangen bei **Pflichtverletzungen**. Einrichtungsmitarbeiter sollten deswegen unbedingt das Ausmaß einer eingerichteten Betreuung kennen. Bei Verdachtsmomenten kann das Gericht jederzeit Berichte vom Betreuer anfordern. Die Einrichtungen sollten die Betreuerbesuche dokumentieren für den Fall, dass Streitigkeiten aufkommen.

Gibt ein »normaler« Angehöriger einer unter Betreuung stehenden Person dem Heim seine Erlaubnis z. B. für freiheitsentziehende Maßnahmen wie dem Anbringen von Bettgittern, ist diese juristisch unwirksam, denn diese Entscheidung steht nur dem gesetzlichen Betreuer zu.

3.4.6 Die Patientenverfügung

Grundsätzlich zu unterscheiden von der Vorsorgevollmacht und der Betreuungsverfügung ist die sogenannte Patientenverfügung. Mit einer Patientenverfügung können Wünsche zur Behandlung für den Fall geäußert werden, in dem ein Zustand der Entscheidungsunfähigkeit, etwa auf Grund von Bewusstlosigkeit, vorliegt.

Im Grunde nimmt sie also die Erklärungen vorweg, die bei bewusstem Zustand unmittelbar dem Arzt hätten erklärt werden können. Häufig wird gewünscht, dass, wenn nur noch ein komatöser Zustand ohne Aussicht auf Besserung besteht, keine lebensverlängernden Maßnahmen ergriffen werden sollen, sondern die Behandlung auf Schmerzlinderung beschränkt sein soll. Da die Erklärungen nur schwer so genau zu formulieren sind, dass sie dem Arzt in der konkreten Situation die Entscheidung genau vorgeben, ist es wichtig, dass die Patientenverfügung durch eine Vorsorgevollmacht ergänzt wird. Denn der Bevollmächtigte ist dann in der Lage, den in der Patientenverfügung niedergelegten Willen gegenüber den Ärzten durchzusetzen.

Weitere Informationen sowie Vordrucke zu Vorsorgevollmachten, Betreuungs- und Patientenverfügungen bieten zahlreiche Organisationen, etwa Selbsthilfeorganisationen wie die BAGSO (www.bagso.de), die Bundesärztekammer (www.bundesaerztekammer.de), die Notarkammern der Bundesländer oder die Website www.vorsorgeregister.de der Bundesnotarkammer, ferner das Bundesjustizministerium (www.bmj-bund.de) sowie der Deutsche Hospiz- und Palliativverband e.V. (www.hospiz.net).

Tipps für die Praxis
- Bieten Sie gemeinsam mit externen Experten Informationsveranstaltungen für Bewohner, Angehörige und andere Interessierte an: über Vorsorgevollmachten, Betreuungs- und Patientenverfügungen.
- Empfehlen Sie Angehörigen, die eine Betreuung übernehmen wollen, eine Beratung durch z. B. Betreuungsvereine.
- Empfehlen Sie bei Interessenkonflikten unterhalb der Angehörigen bzw. Betreuer das Einschalten von Mediatoren.
- Dokumentieren Sie Betreuerbesuche.

4 Angehörigenarbeit innerhalb der Qualitätssicherung

Der Gesetzgeber hat mit dem am 1. Juli 2008 in Kraft getretenen Pflege-Weiterentwicklungsgesetz (PfWG) die Qualitätssicherung in der Pflege auf eine neue Grundlage gestellt. Auf der Basis des Gesetzes wurden von den Partnern der Pflegeselbstverwaltung für die stationäre und die ambulante Pflege Transparenzvereinbarungen nach § 115 Abs. 1a SGB XI geschlossen, die Grundsätze und Maßstäbe zur Sicherung und Weiterentwicklung der Pflegequalität nach § 113 SGB XI wurden neu vereinbart, die Expertenstandards für die Pflege werden zukünftig auf der Grundlage des § 113a SGB XI entwickelt und die Richtlinien über die Prüfung der in Pflegeeinrichtungen erbrachten Leistungen und deren Qualität (Qualitäts-Prüfungsrichtlinien/QPR) wurden gemäß § 114a Abs. 7 SGB XI stark überarbeitet. Schließlich wurden Pflegestützpunkte eingeführt, an die sich auch Bewohner von stationären Pflegeeinrichtungen und deren Angehörige mit ihren Anliegen wenden können.

Die Transparenzvereinbarungen wurden in die QPR bereits eingearbeitet, um die sich aus dem Pflege-Weiterentwicklungsgesetz ergebenden Änderungen bei den Qualitätsprüfungen des MDK zu berücksichtigen. Nach der Genehmigung neuer Grundsätze und Maßstäbe zur Sicherung und Weiterentwicklung der Pflegequalität nach § 113 und der zu entwickelnden bzw. zu aktualisierenden Expertenstandards nach § 113a SGB XI sollen diese ebenfalls eingearbeitet werden. Die Grundsätze und Maßstäbe sollten eigentlich bereits zum 31. März 2009 vereinbart werden, lassen aber bei Redaktionsschluss dieses Buches noch auf sich warten. Die §§ 113 und 113a sollen die §§ 80 und 80a SGB XI ersetzen.

Seit dem 1. Juli 2009 werden Qualitätsprüfungen in stationären Pflegeeinrichtungen durch den MDK nach den neuen QPR durchgeführt, in ambulanten Pflegeeinrichtungen seit dem 1. September 2009. Ergebnisse aus dem stationären Bereich werden seit Oktober 2009 gemäß der PTVS für alle Interessenten veröffentlicht – via Internet und in anderer geeigneter Form, zudem müssen die Einrichtungen die Gesamtergebnisse gut sichtbar in den Häusern aushängen.
Interessenten für einen Heimplatz müssen die Ergebnisse laut Wohn- und Betreuungsvertragsgesetz zudem frühzeitig durch die Einrichtungen zur Kenntnis gebracht werden.

Menschen mit Pflegebedarf ziehen heute wesentlich später in eine Pflegeeinrichtung als etwa noch vor zehn Jahren – das heißt aber auch: in der Regel multimorbid und oftmals mit einer demenziellen Erkrankung. Die wenigsten Pflegebedürftigen können selbst die Einrichtung auswählen. Überwiegend sind es die Angehörigen, die zumindest eine Vorauswahl treffen, der Betroffene kann dann meistens bei Begehungen sagen, wo es ihm gut oder wo es ihm gar nicht gefällt. Die Entscheidungen treffen aber letztlich immer häufiger die Angehörigen. Damit wächst ihre Bedeutung als Kunden für die Pflegeeinrichtung. Und die Kunden sind heute anspruchsvoller als früher, was wiederum nicht zuletzt an einer besseren Informiertheit liegt. Damit sind wir wieder bei den Gesetzen.

4.1 Wohn- und Betreuungsvertragsgesetz

Das Wohn- und Betreuungsvertragsgesetz (WBVG) ist am 1. Oktober 2009 in Kraft getreten. Es ersetzt die §§ 5–9 sowie 14 des ehemaligen Bundesheimgesetzes; im Übrigen ist die Heimgesetzgebung nun Ländersache. Ziel des WBVG ist ein besserer Schutz des Verbrauchers bei Abschluss und Durchführung von Verträgen über die Überlassung von Wohnraum mit Pflege- oder anderen Betreuungsleistungen, die auf die Bewältigung eines alters-, krankheits- oder behinderungsbedingten Hilfebedarfs gerichtet sind.

Der Gesetzgeber will, dass der Verbraucher – hier der Interessent an einem Einrichtungsplatz – vor Vertragsunterzeichnung umfassend darüber informiert wird, was auf ihn zukommt, wenn er das Angebot des Unternehmens – hier der Pflegeeinrichtung – annimmt. Gemäß § 3 hat die Einrichtung zahlreiche schriftliche Informationen in einfacher und verständlicher Sprache an den Interessenten auszuhändigen. Dazu gehören:

- eine Beschreibung der Ausstattung und Lage des Gebäudes,
- eine Beschreibung der Leistungen nach Art, Inhalt und Umfang
- eine Beschreibung der zu zahlenden Entgelte
- die Ergebnisse der Qualitätsprüfungen nach § 115 Abs. 1a SGB XI (PTVS),
- die Ergebnisse von Überprüfungen durch Aufsichtbehörden, soweit diese nach Landesrecht veröffentlicht werden
- Informationen zu eventuellen Grenzen des Sicherstellungsauftrages der Einrichtung, also ob bzw. wann ein Bewohner ausziehen muss, etwa aufgrund bestimmter Erkrankungen oder sonstiger entstehender Bedarfe, auf die die Einrichtung z. B. aufgrund ihrer Konzeption nicht eingerichtet ist.

Erfolgen diese Informationen nicht, muss die Einrichtung, wenn sich der Pflege – oder Betreuungsbedarf des Bewohners ändert, ihm gemäß § 8 WBVG eine entsprechende Anpassung ihrer Leistungen anbieten.

Vernachlässigt die Einrichtung ihre Informationspflichten, kann der Bewohner bzw. sein gesetzlicher Vertreter jederzeit kündigen und ist dabei nicht einmal an eine Kündigungsfrist gebunden. Außerdem kann er zivilrechtliche Ansprüche gegenüber der Einrichtung stellen. In bestimmten Fällen – z. B. unvorhergesehener Einzug direkt aus dem Krankenhaus – kann vorher nicht zu bewerkstelligende Information schnell nachgeholt werden.

Ansprüche gegenüber der Einrichtung hat der Kunde auch später als Bewohner. So steht ihm ein Minderungsrecht bei Nichtleistung oder Teilleistung sowie bei Schlechtleistung des Unternehmers zu (soweit nicht bereits ein Kostenträger nach § 115 Absatz 3 SGB XI wegen desselben Sachverhalts einen Minderungsanspruch durchgesetzt hat). Der Anspruch des Verbrauchers besteht unbeschadet weitergehender zivilrechtlicher Ansprüche, so das Gesetz. Hat der Unternehmer die Kündigung von Wohnraum durch den Verbraucher »aus wichtigem Grund« zu vertreten, kann der Bewohner z. B. einen angemessenen Leistungsersatz zu zumutbaren Bedingungen und die Übernahme seiner Umzugskosten in angemessenem Umfang beanspruchen.

4.2 Pflegetransparenzvereinbarung

Mit dem Pflege-Weiterentwicklungsgesetz wollte der Gesetzgeber erreichen, dass die für Verbraucher relevanten Ergebnisse von Qualitätsprüfungen der Medizinischen Dienste der Öffentlichkeit laienverständlich zugänglich werden.

Die Bundesarbeitsgemeinschaft der überörtlichen Träger der Sozialhilfe, die Bundesvereinigung der kommunalen Spitzenverbände, die Vereinigung der Träger der Pflegeeinrichtungen und der GKV-Spitzenverband vereinbarten die Kriterien und die Bewertungssystematik zur Qualität der Pflegeeinrichtungen nach § 115 Abs. 1a Satz 6 SGB XI (PTVS).

Ebenfalls vereinbart wurde die Form der einheitlichen optischen Darstellung, um eine bessere Vergleichbarkeit der veröffentlichten Ergebnisse zu gewährleisten. So werden die Ergebnisse mit den Noten »sehr gut« bis

»mangelhaft« farblich in Abstufungen von sehr hell bis tief-orange hinterlegt. Basis für die Noten sind die Ergebnisse der Qualitätsprüfungen des Medizinischen Dienstes der Krankenkassen (MDK).

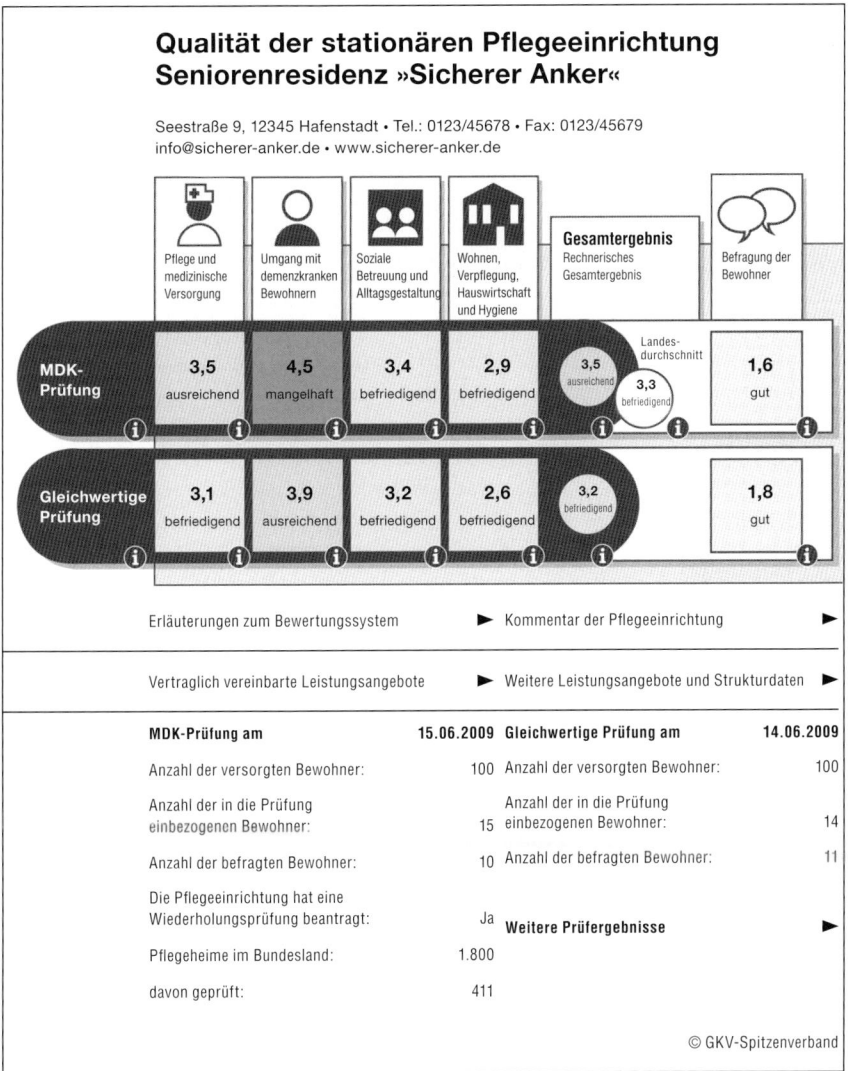

Abb. 4.1: Darstellung von Ergebnissen einer Qualitätsprüfung (vgl. MDK 2009).

Die Noten setzen sich aus insgesamt 82 Einzelbewertungen zusammen, die im Rahmen der gesetzlichen Überprüfung der Pflegeeinrichtungen durch den MDK ermittelt werden. Die Gesamtnote in der stationären Pflege wird aus 64 Einzelkriterien gebildet, die vier Qualitätsbereichen zugeordnet sind. Den Schwerpunkt bildet dabei der Bereich »Pflege und medizinische Betreuung«. Aus diesem Bereich werden 35 Qualitätskriterien abgebildet. Außerdem werden noch die Ergebnisse der Themen »Umgang mit demenzkranken Bewohnern« (10 Kriterien), »Soziale Betreuung und Alltagsgestaltung« (10 Kriterien) sowie »Wohnen, Verpflegung, Hauswirtschaft und Hygiene« (9 Kriterien) erfasst. Jedes Kriterium wird mit Punkten auf einer Skala von 1 bis 10 bewertet. Pro Bereich wird aus diesen Punkten ein Mittelwert gebildet. Dieser ergibt eine bestimmte Note. Die Gesamtnote wird ermittelt, indem der Mittelwert der Punkte für die Kriterien 1 bis 64 errechnet und diesem eine Note zugeordnet wird.

Für den Nutzer nachvollziehbar hinterlegt ist die Zusammensetzung der Kriterien der Bereichs- sowie der Gesamtnote. Neben den numerischen Angaben (1,0–5,0) gibt es eine verbale Erläuterung (»sehr gut« bis »mangelhaft«). Die Bewohnerbefragung (18 Kriterien) fließt nicht in die Gesamtnote ein. Sie wird separat als Bereichsergebnis ausgewiesen. Um die Gesamtnote richtig einordnen zu können, wird auch ein Landesdurchschnitt aller Anbieter in dem Bundesland ermittelt.

Die oberste Darstellungsebene im Transparenzbericht ist das Gesamtergebnis (vgl. Abb. 4.1) Von dort kommt der Nutzer auf die zweite Ebene, sie zeigt die Ergebnisse der einzelnen Qualitätsbereiche. Wer es genau wissen will, kann auf die dritte Ebene, die der einzelnen Qualitätskriterien samt deren Ergebnisse, wechseln.

Zu den für die Angehörigenarbeit direkt relevanten Qualitätskriterien gehört etwa die Frage »Werden bei Bewohnern mit Demenz Angehörige und Bezugspersonen in die Planung der Pflege einbezogen?« (vgl. Kap. 4.3). Sie ist laut Prüfanleitung für den MDK mit »Ja« zu beantworten, wenn der entsprechende Sachverhalt aus der Bewohnerdokumentation ersichtlich ist. Sie ist vom Prüfer mit »trifft nicht zu« zu beantworten, wenn keine Angehörigen oder andere Bezugspersonen erreichbar oder vorhanden sind bzw. die Einbeziehung ausdrücklich nicht gewünscht war.

»Gibt es Maßnahmen zur Kontaktpflege zu den Angehörigen?« (vgl. Kap. 4.3) – diese weitere Frage ist laut Prüfanleitung für den MDK mit »Ja« zu beantworten, wenn die Einrichtung die Kontaktpflege zu Angehörigen und

Bezugspersonen konzeptionell plant und diese regelmäßig in die soziale Betreuung, Versorgung und Pflege der Bewohner einbezieht bzw. einzubeziehen versucht.

Für die Veröffentlichung der Pflegenoten sind laut Gesetz die Landesverbände der Pflegekassen zuständig. Hierbei sind die Ergebnisse der Qualitätsprüfungen des MDK sowie gleichwertige Prüfergebnisse nach § 114 Abs. 3 und 4 SGB XI zugrunde zu legen. »Sie können durch in anderen Prüfverfahren gewonnene Informationen, die die von Pflegeeinrichtungen erbrachten Leistungen und deren Qualität, insbesondere hinsichtlich der Ergebnis- und Lebensqualität, darstellen, ergänzt werden«, so der Gesetzgeber. Gemeint sind hier aber z. B. nicht die Ergebnisse einrichtungsinterner Zufriedenheitsbefragungen bei Bewohnern oder Angehörigen.

4.3 Qualitätsprüfungs-Richtlinien

Der GKV-Spitzenverband hat unter Beteiligung des Medizinischen Dienstes des Spitzenverbandes Bund der Krankenkassen neue Qualitätsprüfungs-Richtlinien (QPR) vorgelegt. Diese waren nötig, um die nach den §§ 114 ff. SGB XI geänderten Prüfrechte und Prüfaufgaben des MDK und die Transparenzvereinbarungen nach § 115 Abs. 1a SGB XI bei den Qualitätsprüfungen des MDK umsetzen zu können. Andere Kriterien wurden aktualisiert und bisherige Prüfinhalte zum Teil gestrafft. Nachdem sie im Bundesgesundheitsministerium unterschrieben wurden, sind sie seit 1. Juli 2009 für die stationären Pflegeeinrichtungen verbindlich.

Im Bereich der stationären Pflege hat sich beim Erhebungsbogen insbesondere bei der Qualitätsprüfung bei den Pflegebedürftigen vieles geändert, bei der Prüfung in der Pflegeeinrichtung weniger. Insgesamt sollen die Prüfer die Einrichtungen offenbar mehr beraten, das wird an zahlreichen Stellen durch das Einfügen von Raum für Empfehlungen deutlich.

Prüfung beim Bewohner

In den Erhebungsbogen zur Prüfung beim Bewohner wurden zahlreiche Fragen aus der Transparenzvereinbarung für die stationäre Pflege (PTVS) übernommen:

Bei der Behandlungspflege wird nun unter anderem auch nach der Nachvollziehbarkeit einer aktiven Kommunikation mit dem Arzt gefragt und ob die Durchführung der Maßnahmen den Anordnungen entspricht. Letzteres wird auch in Punkto Medikamentenversorgung geprüft, außerdem ob der Umgang mit Medikamenten sachgerecht ist. Die Unterpunkte der früheren QPR sind weggefallen. Es wird zudem gefragt, ob der Bewohner chronische Schmerzen hat, ob ggf. eine systematische Schmerzeinschätzung erfolgt (bisherige Unterpunkte entfielen) und ob die Einrichtung eng mit dem behandelnden Arzt kooperiert. Unter dem Punkt Behandlungspflege wird schließlich zusätzlich gefragt, ob Kompressionsstrümpfe/ -verbände sachgerecht angelegt sind.

Großes Augenmerk wird in den QPR auf chronische Wunden, insbesondere Dekubitus, gelegt. So wird nunmehr geprüft, ob Ort und Zeitpunkt der Entstehung nachvollziehbar sind, ob die behandlungspflegerischen Maßnahmen auf dem aktuellen Stand des Wissens basieren, ob eine differenzierte Dokumentation (aktuell, Verlauf nachvollziehbar, Größe Lage, Tiefe) erfolgt und ob die Nachweise zur Behandlung chronischer Wunden oder des Dekubitus (z. B. Wunddokumentation) ausgewertet und die Maßnahmen ggf. angepasst werden. Diverse Unterpunkte der alten QPR hierzu fielen weg.

Beim Thema Mobilität wird gefragt, ob Risiken für Sturz, Dekubitus oder Kontrakturen vorliegen, ob die individuellen Risiken erfasst und erforderliche Prophylaxen durchgeführt werden. Beim Thema Sturz wird zusätzlich geprüft, ob Sturzereignisse dokumentiert werden.

Bei der Ernährung und Flüssigkeitsversorgung kreisen die Fragen um die Einschätzung und Berücksichtigung individueller Risiken, Ressourcen und Wünsche und der Biografie des Bewohners sowie um die Durchführung erforderlicher Maßnahmen bei Einschränkungen der selbstständigen Versorgung. Schließlich wird gefragt, ob der Ernährungszustand bzw. die Flüssigkeitsversorgung angemessen im Rahmen der Einwirkungsmöglichkeiten der Einrichtung sind und ob bei Bewohnern mit Sonde der Geschmackssinn angeregt wird.

Beim Thema Urininkontinenz wird zusätzlich geprüft, ob Einschränkungen im Bereich der Kontinenz bzw. bei der selbstständigen Versorgung bei einer bestehenden Inkontinenz erhoben wurden, ob bei Bewohnern mit Inkontinenz bzw. Blasenkatheter individuelle Risiken und Ressourcen erfasst und erforderliche Maßnahmen durchgeführt werden.

Beim Thema Umgang mit Demenz wird geprüft, ob die Biografie des dementen Bewohners beachtet und bei der Tagesgestaltung berücksichtigt wird, Angehörige und Bezugspersonen in die Planung der Pflege einbezogen werden (vgl. Kap. 4.2), die Selbstbestimmung des Bewohners dabei berücksichtigt wird, ihm geeignete Angebote gemacht werden und ob sein Wohlbefinden im Pflegealltag ermittelt und dokumentiert wird und daraus Verbesserungsmaßnahmen abgeleitet werden.

Zusätzlich wird auch geprüft, ob Körperpflege, Mund- und Zahnpflege den Bedürfnissen und Gewohnheiten des Bewohners entsprechend durchgeführt werden.

Bei den »sonstigen Aspekten der Ergebnisqualität« wird nun auch geprüft, ob beim Pflegeprozess die individuelle soziale Betreuung berücksichtigt wird, die personelle Kontinuität in der Pflege im Regelfall gesichert ist, ob bei freiheitseinschränkenden Maßnahmen Einwilligungen bzw. Genehmigungen vorliegen und deren Notwendigkeit regelmäßig überprüft wird.

Befragung der Bewohner

Im Erhebungsbogen zur Befragung der Bewohner wird zunächst die Einrichtung gefragt, ob der Bewohner in seiner Alltagskompetenz eingeschränkt ist. Anschließend wird der Bewohner in 13 Fragen nach seiner Zufriedenheit mit verschiedenen Aspekten seines Aufenthaltes in der Einrichtung gefragt:
- Sind die Mitarbeiter höflich und freundlich?
- Nehmen sich die Pflegenden ausreichend Zeit für Sie?
- Wird mit Ihnen der Zeitpunkt von Pflege- und Betreuungsmaßnahmen abgestimmt?
- Entscheiden Sie, ob Ihre Zimmertür offen oder geschlossen gehalten wird?
- Werden Sie von den Mitarbeitern motiviert, sich teilweise oder ganz selber zu waschen?
- Sorgen die Mitarbeiter dafür, dass Ihnen z. B. beim Waschen außer der Pflegekraft niemand zusehen kann?
- Fragen die Mitarbeiter der Pflegeeinrichtung Sie, welche Kleidung Sie anziehen möchten?
- Schmeckt Ihnen das Essen in der Regel?
- Können Sie beim Mittagessen zwischen verschiedenen Gerichten auswählen?
- Sind Sie mit den Essenszeiten zufrieden?
- Bekommen Sie Ihrer Meinung nach jederzeit ausreichend zuzahlungsfrei zu trinken angeboten?
- Entsprechen die sozialen und kulturellen Angebote Ihren Interessen?

- Wird Ihnen die Teilnahme an Beschäftigungsangeboten ermöglicht?
- Werden Ihnen Aufenthaltsmöglichkeiten im Freienangeboten?
- Können Sie jederzeit Besuch empfangen?
- Entspricht die Hausreinigung Ihren Erwartungen?
- Erhalten Sie die zum Waschen abgegebene Wäsche zeitnah, vollständig und in einwandfreiem Zustand aus der Wäscherei zurück?
- Hat sich für Sie etwas zum Positiven geändert, wenn Sie sich beschwert haben? (Achtung Antwortkategorien verändert)

Auch wenn die Befragung der Bewohner bzw. ihre Antworten nicht in die Benotung der Pflegeeinrichtung eingehen: Die Zufriedenheit oder Unzufriedenheit taucht trotzdem für Interessierte lesbar im zu veröffentlichenden Qualitätsbericht auf. Außerdem richten sich viele Kunden bei der Entscheidung für oder gegen eine bestimmte Einrichtung stark nach den Erfahrungsberichten von Freunden, Nachbarn usw. Die Beurteilung durch die Bewohner und ihre Angehörigen muss den Einrichtungen also auch deswegen immens wichtig sein.(vgl. Kap. 7)

Angaben zur Einrichtung

Bei den Angaben zur Prüfung bzw. zur Einrichtung wird eingangs unter anderem nach Zertifizierungen der Einrichtung gefragt. Unter dem Punkt Allgemeine Angaben wird nun zusätzlich geprüft, ob die Bewohnerzimmer mit persönlichen Gegenständen gestaltet und diese frei platziert werden können und ob die Bewohner an der Gestaltung der Gemeinschaftsräume mitwirken können. In Hinblick auf die zunehmende Zahl von Bewohnern mit gerontopsychiatrischen Erkrankungen wird gefragt, ob zielgruppengerechte Bewegungs- und Aufenthaltsflächen vorhanden sind (auch nachts), ob es gesicherte Aufenthaltsmöglichkeiten im Freien sowie eine identifikationserleichternde Milieugestaltung in Zimmern und Aufenthaltsräumen gibt und ob mit individuellen Orientierungshilfen gearbeitet wird.

Im Themenkomplex Qualitätsmanagement wird der gestiegenen Komplexität in der Altenpflege mit zusätzlichen Fragen nach regelmäßigen Schulungen der Mitarbeiter in Erster Hilfe und Notfallmaßnahmen und nach schriftlichen Verfahrensanweisungen zum Verhalten in Notfällen bei pflegebedürftigen Menschen Rechnung getragen. Schließlich wird hier auch nach einer schriftlichen Regelung zum Umgang mit Beschwerden gefragt.

Beim Thema Hygiene wird zwar nach wie vor gefragt, ob der Gesamteindruck der Einrichtung in Hinblick auf Sauberkeit und Hygiene (z. B. optische Sauberkeit, Ordnung, Geruch) gut ist, es wird in der neuen Fassung aber auf die Differenzierung nach verschiedenen Einrichtungsbereichen verzichtet.

Beim Thema Verpflegung wird nun geprüft, ob der Speiseplan in gut lesbarer Form bekannt gegeben wird. Beim Speisenangebot wird zusätzlich gefragt, es ein bedarfsgerechtes Angebot für Bewohner mit Demenz gibt, ob die Darbietung von Speisen und Getränken an den individuellen Fähigkeiten der Bewohner orientiert ist (z. B. wird die Nahrung nur bei tatsächlicher Notwendigkeit klein geschnitten oder als passierte Kost serviert), und sich die Portionsgrößen an den individuellen Wünschen der Bewohner orientieren. Neu ist die Frage, ob der Zeitpunkt des Essens innerhalb bestimmter Zeitkorridore frei gewählt werden kann.

Beim Themenkomplex Soziale Betreuung wird geprüft, ob es Maßnahmen zur Kontaktpflege zu den Angehörigen gibt (vgl. Kap. 4.2), ob es Hilfestellungen bei der Eingewöhnung in die Pflegeeinrichtung gibt (z. B. Bezugspersonen, Unterstützung bei der Orientierung, Integrationsgespräch nach sechs Wochen) und ob die Eingewöhnungsphase systematisch ausgewertet wird. Schließlich wird auch gefragt, ob es ein Angebot zur Sterbebegleitung auf der Basis eines Konzepts gibt.

Die QPR fragen unter Punkt 1.5 »Von der Pflegeeinrichtung zur Prüfung vorgelegte Unterlagen« auch nach

- Dienstplänen,
- Pflegeleitbild,
- Pflegekonzept,
- Hauswirtschaftskonzept,
- Konzept soziale Betreuung,
- Pflegedokumentationssystem,
- Schriftliche Mitteilungen an Landesverbände der Pflegekassen über,
- Zusatzleistungen nach § 88 Abs. 2 Nr. 3 SGB XI,
- Stellenbeschreibungen,
- Nachweisen über Pflegevisiten,
- Nachweisen über Fallbesprechungen,
- Nachweisen über Informationsweitergabe,
- Nachweisen über Dienstbesprechungen,
- Konzept zur Einarbeitung neuer Mitarbeiter,
- Fortbildungsplan,
- Nachweisen interne Fortbildung,
- Nachweisen externe Fortbildung,
- Nachweisen zum einrichtungsinternen Qualitätsmanagement,

- Organigramm,
- Nachweisen externes Qualitätsmanagement,
- Pflegestandards/Leitlinien/Richtlinien sowie
- Hygienestandard/-plan/-konzept.

Viele dieser Punkte sind auch in Bezug auf die Angehörigenarbeit relevant, auch wenn sich das bei einigen erst auf den zweiten Blick erschließt. Anhand von Beispielen wird dies in Kapitel 4.7 erläutert.

4.4 Grundsätze und Maßstäbe

Der GKV-Spitzenverband, die Bundesarbeitsgemeinschaft der überörtlichen Träger der Sozialhilfe, die Bundesvereinigung der kommunalen Spitzenverbände und die Vereinigungen der Träger der stationären Pflegeeinrichtungen auf Bundesebene vereinbaren gemeinsam und einheitlich unter Beteiligung des Medizinischen Dienstes des Spitzenverbandes Bund der Krankenkassen, des Verbandes der privaten Krankenversicherung e. V., der Verbände der Pflegeberufe auf Bundesebene, der maßgeblichen Organisationen für die Wahrnehmung der Interessen und der Selbsthilfe der pflegebedürftigen und behinderten Menschen sowie unabhängiger Sachverständiger Grundsätze und Maßstäbe zur Sicherung und Weiterentwicklung der Pflegequalität nach § 113 SGB XI.

Die Einrichtungsträger haben demnach einrichtungsintern ein Qualitätsmanagement einzuführen, das auf eine stetige Sicherung und Weiterentwicklung der Qualität ausgerichtet ist. Qualitätsmanagement umfasst laut dem Gesetzgeber alle wesentlichen Managementprozesse – Verantwortung der Leitung, Ressourcenmanagement, Leistungserstellung, Analyse/Verbesserung – die Qualität entwickeln, festlegen und sichern. Es bezieht sich auf die Handlungen und Leistungen, die einer zielorientierten, fachgerechten und effektiven Leistungserbringung dienen. Qualitätsmanagement erfordert Kundenorientierung. »Die Leitung muss daher sicherstellen, dass die Kundenanforderungen ermittelt und mit dem Ziel der Erhöhung der Kundenzufriedenheit erfüllt werden«, forderte die Kostenträgerseite bei den Verhandlungen zum § 113 SGB XI.

Zu den qualitätssichernden Maßnahmen gehört auch die Angehörigenarbeit. Pflege- und Betreuungskonzepte oder Beschwerdemanagement, die Angehörige einbeziehen und nach denen konsequent gearbeitet wird, tragen zur Güte einer Altenpflegeeinrichtung bei (vgl. Kap. 6 und 7). Qualitätssicherung bedeutet Reflektion über das eigene Tun und ist Voraussetzung bewusster und qualitativ hochwertiger Arbeit. Dieses wiederum zieht einen guten Ruf in der Öffentlichkeit nach sich. Qualitätssicherung ist also kein Selbstzweck, sondern sichert die Existenz der Einrichtung (mit).

Die stationäre Pflegeeinrichtung soll sich schriftlich und übersichtlich vorstellen, etwa gegenüber Interessenten. Diese Informationen müssen laut Gesetzgeber Kernaussagen enthalten zu

- dem Leitbild und der Pflegekonzeption,
- den Leistungen der Pflege, sozialen Betreuung und Versorgung,
- der räumlichen und personellen Ausstattung,
- den Beratungsangeboten,
- der Beteiligung an Qualitätssicherungsmaßnahmen,
- dem einrichtungsinternen Qualitätsmanagement.
- Außerdem sind Interessenten die im Wohn- und Betreuungsvertragsgesetz genannten Informationen zu überreichen. (s. 4.1)

»Der Träger der stationären Pflegeeinrichtung ist im Rahmen seines Qualitätsmanagements dafür verantwortlich, dass Maßnahmen zur internen Sicherung der Struktur-, Prozess- und Ergebnisqualität festgelegt, durchgeführt und in ihrer Wirkung ständig überprüft werden. Er veranlasst die Anwendung und Optimierung anerkannter Verfahrensstandards in der Pflege und Versorgung. Der Träger soll sich ferner an Maßnahmen der externen Qualitätssicherung beteiligen«, heißt es in den »Grundsätzen und Maßstäben«. Als mögliche Maßnahmen der externen und internen Qualitätssicherung werden aufgeführt

- die Einrichtung von Qualitätszirkeln,
- die Einsetzung eines Qualitätsbeauftragten,
- die Mitwirkung an Qualitätskonferenzen,
- die Mitwirkung an Assessmentrunden,
- die Entwicklung und Weiterentwicklung von Verfahrensstandards für die Pflege und Versorgung,
- interne und externe Audits.

Unter dem Punkt Prozessqualität, Unterpunkt Pflegeprozess, der »Grundsätze und Maßstäbe« heißt es: »Der Einzug in die vollstationäre Pflegeeinrichtung wird mit dem zukünftigen Bewohner und seinen Angehörigen vorbereitet. Hierzu soll ein Besuch in der eigenen Häuslichkeit oder im Krankenhaus bzw. ein Informationsgespräch in der vollstationären Pflegeeinrichtung durchgeführt werden. Dabei sind u. a. der Hilfebedarf, die gewünschten bzw. notwendigen Versorgungsleistungen und die individuellen Gewohnheiten des zukünftigen Bewohners zu besprechen. Über die Mitnahme persönlicher Dinge wird der zukünftige Bewohner beraten ...« Diese Anforderungen werden auch in den Qualitätsprüfungs-Richtlinien (QPR) thematisiert (vgl. Kap. 4.3). Ähnliches gilt bei der Pflegeplanung für Menschen mit Demenz. Die Kostenträger forderten bei den Verhandlungen zum § 113 SGB XI die Formulierung »Der Pflegeprozess wird gemeinsam mit dem Bewohner und seinen Bezugspersonen gestaltet. ... Insbesondere bei diesem Personenkreis sind Angehörige und Bezugspersonen nach Möglichkeit in die Planung der Pflege einzubeziehen. ...« In die QPR wurde diese Forderung mit der Frage »Werden bei Bewohnern mit Demenz Angehörige und Bezugspersonen in die Planung der Pflege einbezogen?« aufgenommen (vgl. Kap. 4.3). Sie ist laut Prüfanleitung für den MDK mit »Ja« zu beantworten, wenn der entsprechende Sachverhalt aus der Bewohnerdokumentation ersichtlich ist. Sie ist vom Prüfer mit »trifft nicht zu« zu beantworten, wenn keine Angehörigen oder andere Bezugspersonen erreichbar oder vorhanden sind bzw. die Einbeziehung ausdrücklich nicht gewünscht war (vgl. Kap. 4.2).

Unter dem Punkt Prozessqualität, Unterpunkte Soziale Betreuung und Einbeziehung der Angehörigen, fordern die »Grundsätze und Maßstäbe«, dass die Pflegeeinrichtung Kontakte zu Angehörigen, Freunden und Bekannten außerhalb der Einrichtung fördert. Entsprechend wird in den Qualitätsprüfungs-Richtlinien gefragt »Gibt es Maßnahmen zur Kontaktpflege zu den Angehörigen?« (vgl. Kap. 4.3). Die Frage ist laut Prüfanleitung für den MDK mit »Ja« zu beantworten, wenn die Pflegeeinrichtung die Kontaktpflege zu Angehörigen und Bezugspersonen konzeptionell plant und diese regelmäßig in die soziale Betreuung, Versorgung und Pflege der Bewohner einbezieht bzw. einzubeziehen versucht (vgl. Kap. 4.2).

4.5 Expertenstandards

Zugelassene Pflegeeinrichtungen sind im Rahmen ihres Versorgungsvertrages zur pflegerischen Versorgung der Versicherten entsprechend dem allgemein anerkannten Stand der medizinisch-pflegerischen Erkenntnisse verpflichtet (§ 72 Abs. 4 in Verbindung mit § 11 Abs. 1 SGB XI). Die Neuregelung des § 72 Abs. 3 Satz 1 Nr. 4 SGB XI legt sogar fest, dass die Einführung und Umsetzung der Expertenstandards nach § 113a SGB XI durch die Pflegeeinrichtungen Voraussetzung für den Abschluss eines Versorgungsvertrages ist.

Der Gesetzgeber hat dem Spitzenverband Bund der Pflegekassen, der Bundesarbeitsgemeinschaft der überörtlichen Träger der Sozialhilfe, der Bundesvereinigung der kommunalen Spitzenverbände und der Vereinigung der Träger der Pflegeeinrichtungen auf Bundesebene – kurz: den Vertragspartnern – sowohl die Entwicklung als auch die Aktualisierung von wissenschaftlich fundierten und praktisch erprobten Expertenstandards zur Aufgabe gegeben. Die derart aktualisierten oder neu entwickelten Expertenstandards finden sukzessive Eingang in die Qualitäts-Prüfungsrichtlinien (QPR).

Das früher durch das Bundesministerium für Gesundheit (BMG) ausschließlich beauftragte Deutsche Netzwerk für Qualitätsentwicklung in der Pflege (DNQP) hat Mitbewerber um die Entwicklung von Expertenstandards bekommen. Laut der zu § 113a SGB XI gehörigen Verfahrensordnung wird ihre Erstellung nun ausgeschrieben. Auftragnehmer kann jede geeignete Institution werden. Bis ein neuer bzw. aktualisierter Expertenstandard für die Pflegeeinrichtungen verbindlich wird, gelten die bisherigen Expertenstandards weiter, heißt es aus dem BMG. So wird in Anlage 2 zu den QPR gefragt: »Werden die für die stationäre Pflege relevanten Aussagen der Expertenstandards des Deutschen Netzwerks für Qualitätsentwicklung in der Pflege (DNQP) im Rahmen des Qualitätsmanagements berücksichtigt oder sind konkrete Maßnahmen in dieser Hinsicht geplant?«

Die Expertenstandards geben laut Gesetz den jeweils aktuellen pflegewissenschaftlichen Wissensstand wider und sind als Konkretisierung des in der Pflege anzulegenden Sorgfaltsmaßstabes von den im Pflegebereich professionell Handelnden deshalb zu beachten. Auf die Einhaltung bzw. Nichteinhaltung der Expertenstandards durch Pflegeeinrichtungen verweisen gerne auch die Krankenkassen, etwa wenn sich ein Bewohner durch einen Sturz einen Oberschenkelhalsbruch zugezogen hat und seine Krankenkasse die Behandlungskosten »aufgrund fachlich nicht auf dem neuesten Stand der Wissenschaft erbrachter Sturzprophylaxe« auf die Einrichtung abwälzen will (Expertenstandard Sturzprophylaxe in der Pflege des DNQP). Bei der juristischen Auseinandersetzung – auch bei zivilrechtlichen Klagen der betroffenen Bewohner bzw. ihrer gesetzlichen Vertreter – wird der Pflegedokumentation und den dort manifestierten einschlägigen pflegerischen Aktivitäten größter Wert zugewiesen. Also gilt auch in Punkto Expertenstandards: »Was nicht dokumentiert ist, gilt als nicht gemacht« und »Wer schreibt, der bleibt«.

4.6 Pflegestützpunkte

Das Pflege-Weiterentwicklungsgesetz bestimmt außerdem die Einrichtung von Pflegestützpunkten. Aufgabe der Pflegestützpunkte ist es, die Auskunfts- und Beratungsangebote der verschiedenen Sozialleistungsträger rund um die Pflege zu verbessern und die wohnortnahen Versorgungs- und Betreuungsangebote sowie die sozialen Hilfs- und Unterstützungsangebote zu koordinieren.

Für Pflegebedürftige und ihre Angehörigen sowie für von Pflegebedürftigkeit bedrohte Menschen sollen die Pflegestützpunkte zentrale Anlaufstellen sein, in denen sie kompetente Auskünfte und Beratung zu allen Themen der Pflege erhalten, wo sie die erforderlichen Hilfen beantragen können und wo ihnen solche Angebote und Hilfen vermittelt werden. Auch Bewohner von Einrichtungen und ihre Angehörigen können sich an die Pflegestützpunkte wenden. Die Pflegestützpunkte bzw. ihre Mitarbeiter können insofern als externe Akteure der Qualitätssicherung verstanden werden, die mit ihren Anliegen – eventuell mit ihren Beschwerden – im Namen der Bewohner oder Angehörigen in die Pflegeeinrichtung »hineinregieren«.

4.7 Leitbild, Pflegekonzeption und Co.

Die Qualitätsprüfungs-Richtlinien und die »Grundsätze und Maßstäbe« verlangen von den stationären Pflegeeinrichtungen diverse qualitätssichernde Maßnahmen (vgl. Kap. 4.3 und 4.4). An dieser Stelle sollen einige davon und ihre Verbindung zur Angehörigenarbeit näher beleuchtet werden.

Leitbilder

Leitbilder drücken zentrale Ziele, Werte und Normen der Einrichtung und ihrer Mitarbeiter aus. Sie können z. B. ethischer, sozialer oder wirtschaftlicher Natur sein:
- Wer ist die Einrichtung?
- Was macht die Einrichtung?
- Welche Ziele liegen ihrem Tun zugrunde?
- Wie will die Einrichtung ihre Ziele erreichen?
- Wie fügt sich die Einrichtung mit ihrem Wollen und Handeln in die Gesellschaft und in ihr Umfeld ein?

Leitbilder sollen die **Transparenz** der Leistungen der Träger, der einzelnen Häuser und der in ihnen geleisteten Pflege, Betreuung und sonstigen

Dienstleistungen für die potenziellen oder jetzigen Bewohner und deren Angehörigen befördern. Auch für potenzielle und gegenwärtige Mitarbeiter sollen mit ihrer Hilfe **Erwartungsklarheit** erreicht werden. Ein Leitbild macht Aussagen darüber, was die Kunden bzw. Mitarbeiter zu erwarten haben sowie darüber, was z. B. der Träger, das Haus, die Pflege und Betreuung an Grundhaltungen und Zielen wiederum von ihnen erwartet. Dadurch schafft es Identität, fördert Sicherheit, Stabilität, Orientierung und Kontinuität sowie die Zusammenarbeit der Beteiligten.

Um diese Ziele erreichen zu können, müssen Leitbilder in die **Realität** umsetzbar sein und umgesetzt werden, sonst machen sich Frust und Enttäuschung sowie Demotivierung bei Kunden und Mitarbeitern breit. Viele Einrichtungen benennen die Angehörigen, ihre Integration und (globale) Maßnahmen zu ihrer Umsetzung – z. B. die Einladung oder Aufforderung, »am Heimleben aktiv teilzunehmen« – ausdrücklich in ihrem Leitbild. In anderen Häusern fallen Angehörige unausgesprochen unter den Sammelbegriff »Umfeld des Bewohners«.

Zu den Leitbildern gehört das
Trägerleitbild: gilt für alle Einrichtungen eines Trägers
Pflegeleitbild: macht Aussagen zu allgemeinen Pflege- und Betreuungszielen.

Beispiele für **Aussagen** im Pflegeleitbild:
»Die Mitarbeiter beziehen die Wünsche der Bewohner und ihrer Angehörigen in ihre Arbeit ein.«
»Die Mitarbeiter unterstützen das Recht der Bewohner und ihrer Angehörigen auf umfassende Information, auf Mitwirkung und Mitentscheidung in ihren Belangen durch verschiedene Maßnahmen wie regelmäßige Gesprächsangebote unterschiedlicher Ausrichtung und Zusammensetzung.«
»Die Mitarbeiter unterstützen die Bewohner und ihre Angehörigen bei der Bewältigung von Schmerz, Leid und Sterben.«

> Der Bewohner steht im Mittelpunkt des pflegerischen Handelns. Die Angehörigen gehören dazu.

Hauskonzept

Das Hauskonzept entspricht einer Leistungsdarstellung des Hauses gegenüber den (potenziellen) Kunden und den gesetzlichen Instanzen. Insbesondere enthält es Angaben über
- das vorgehaltene Leistungsangebot und die dafür zu zahlenden Preise
- die räumliche und personelle Ausstattung
- Beratungsangebote
- Beteiligung an Qualitätssicherungsmaßnahmen
- das Pflegekonzept

Beispiele für **Aussagen** im Hauskonzept:
»Der Umgang zwischen und mit den Bewohnern, Angehörigen und Mitarbeitern ist von Respekt der jeweiligen Person und Achtung der verschiedenen Bedürfnisse geprägt.«
»Zum Wohle der Bewohner und ihrer Angehörigen arbeiten die Mitarbeiter des Hauses interdisziplinär und bereichsübergreifend, z. B. in gemeinsam gestalteten Freizeitangeboten.«
»Die Strukturen in der Einrichtung und der Tagesverlauf werden – soweit möglich – den individuellen Wünschen der Bewohner angepasst (Essenszeiten, Aufsteh- und Zubettgehzeiten, aktivierende und unterhaltende Angebote).«
»Als spezielle Angebote und Stärken der Einrichtung sind die häufigen kulturellen Veranstaltungen, die Gemeinwesenorientierung, eine intensive Angehörigenarbeit sowie Sterbebegleitung zu nennen.«
»Die Mitarbeiter der verschiedenen Bereiche sorgen für die Integration der Bewohner in das Leben in- und außerhalb der Einrichtung, z. B. Freizeit- und Therapieangebote, Einkaufsmöglichkeiten sowie Anschlüsse öffentlicher Verkehrsmittel auch mit dem Rollstuhl in erreichbarer Nähe. Wir begreifen Angehörige als wichtige Integrationshilfe und Normalisierung des Alltages für unsere Bewohner und möchten sie deswegen, so weit möglich, einbeziehen.«

Pflegekonzept

Das Pflegekonzept ist Bestandteil des Hauskonzeptes der Einrichtung. Die Erstellung einer Pflegekonzeption hat zum Ziel, das angestrebte pflegerische und betreuerische Qualitätsniveau der Einrichtung sowie die notwendigen Rahmenvorgaben festzulegen, z. B. Aufgaben der an der Pflege beteiligten Berufsgruppen, personelle Voraussetzungen.

Beispiele für **Aussagen** im Pflegekonzept:
»Pflege und Betreuung findet in Gruppen mit fünf bis sieben Bewohnern pro Pflegekraft statt.«
»Die Mitarbeiter unterstützen die Bewohner in der Verrichtung der Aktivitäten sowie bei der Bewältigung der existenziellen Erfahrungen des täglichen Lebens (AEDL nach Monika Krohwinkel), sie arbeiten aktivierend und ressourcenerhaltend bzw. -fördernd.«
»Die Mitarbeiter beziehen die Angehörigen der Bewohner auf Wunsch in die Pflege und Betreuung der Bewohner ein.«

Pflegedokumentation

Nach dem SGB XI muss jede Pflegeeinrichtung sachgerecht und kontinuierlich ein **Pflegedokumentationssystem** führen. Dieses beinhaltet

- Pflegeanamnese
- Pflegeplanung
- Pflegebericht
- Angaben über durchgeführte Pflegeleistungen (Leistungsnachweis)

Aus den Unterlagen der Pflegedokumentation muss jederzeit der aktuelle Stand des Pflegeprozesses ablesbar sein. Zur Pflegeplanung wird im Gesetzestext ausgeführt: »Für jeden Bewohner ist eine individuelle Pflegeplanung unter Einbezug der Informationen des Bewohners, der Angehörigen oder anderer an der Pflege Beteiligter durchzuführen. ...«

Je größer die Pflegebedürftigkeit ist, je größer die kommunikativen und geistigen Probleme des (zukünftigen) Bewohners sind, desto mehr werden Angehörige bei der Anamnese eingebunden. Sie können den Mitarbeitern wertvolle Auskünfte geben. Bei Nahrungsverweigerung beispielsweise können sie über Vorfälle wie den Tod einer nahe stehenden Person des Bewohners Auskunft geben. Dieser Verhaltensänderung bzw. den ihnen zugrunde liegenden Gefühlen kann in einer gemeinsamen Pflegeplanung von Mitarbeitern und Angehörigen besser auf den Grund gegangen und begegnet werden. Nicht zuletzt deswegen fordert der Gesetzgeber dies nun auch in den Qualitätsprüfungs-Richtlinien sowie innerhalb der Pflege-Transparenzvereinbarung.

Stellenbeschreibungen

Eine Stellenbeschreibung ist ein wichtiges **Organisations- und Führungsinstrument**. Sie gibt die Einordnung der Stelle in die Organisationsstruktur eines Unternehmens in schriftlicher, verbindlicher und einheitlicher Form wider. Die Stellenbeschreibung bietet eine verbindliche Abgrenzung des Handlungs- und Verantwortungsbereiches des Stellenträgers gegenüber anderen Bereichen und Funktionen. Damit bietet sie – besonders bei Antritt einer neuen Stelle – Orientierung und Sicherheit. Stellenbeschreibungen verhindern Wissens-, Zeit- und Kompetenzverluste, die Arbeit wird effektiver und effizienter, da sie eine geeignete Grundlage hat. Dass der Umgang mit und der Einbezug von Angehörigen explizit Teil ihrer Stellenbeschreibungen ist, wissen viele – auch leitende – Mitarbeiter nicht.

Fallbeispiel
Stellenbeschreibung einer Pflegefachkraft:

Stellenbezeichnung: Pflegefachkraft
Einsatzbereich: Einrichtungsintern und -übergreifend
Instanzen: Vorgesetzte ist die jeweilige Leitung des Wohnbereichs
Ziele der Stelle: Die Kunden erwarten eine umfassende Pflege und Betreuung (s. Hauskonzeption) Die Mitarbeiter unseres Hauses arbeiten als Team zusammen und zwar ungeachtet der spezifischen Aufgabenstellung, z. B. als »Mitarbeiter im Begleitenden Dienst« oder »Pflegefachkraft«.

Besondere Aufgaben der Pflegefachkraft:
- Eigenverantwortliche Erfüllung der anfallenden pflegerischen Betreuungsaufgaben
- Mitarbeit an der Erstellung und der bewohnergerechten Ausführung der Pflegeaufgaben, d. h. auch Anpassung vereinbarter Pflegetechniken und -ziele an die aktuellen Defizite bzw. Erwartungen der Bewohner
- Unterstützung des Pflegeteams, der Leitung und Überwachung der Gestaltung der Arbeitssituation auf dem Wohnbereich
- Zusammenarbeit mit dem »Begleitenden Dienst«

Bewohnerbezogene Aufgaben:
- Mitarbeit bei der Erstellung von Pflegeplänen (somatische Pflege und psycho-soziale Betreuung) in Zusammenarbeit mit Ärzten, Seelsorgern und dem pflegerisch-therapeutischen Team sowie ggf. mit Angehörigen oder sonstigen Bezugspersonen des Bewohners
- Körperpflege bzw. Hilfe bei der Körperpflege unter Beachtung der Regeln der aktivierenden Pflege bei Bewohnern aller Pflegestufen
- Beratung der Bewohner und ihrer Angehörigen hinsichtlich sozialer Fragen und Vermittlung in Konfliktsituationen (gilt für alle Mitarbeiter)
- Kontakthaltung zu Bewohnern durch Einzelbesuche und Gespräche (gilt für alle Mitarbeiter)
- auf deren Wunsch Teilnahme an den Sitzungen des Heimbeirates bzw. des Angehörigenbeirates

Gemeinwesenorientierte Aufgaben:
- Kontaktpflege zu Angehörigen der Bewohner
- Mitwirkung an der Öffentlichkeitsarbeit der Einrichtung, z. B. Veranstaltungen innerhalb und außerhalb des Hauses

Personalbezogene Aufgaben:
- Zusammenarbeit mit Kollegen bei der Durchführung von pflegerischen und betreuerischen Aktivitäten
- Teilnahme an Teamgesprächen

Kommunikationsbild:
Kontakte und Beziehungen zu:
- Bewohnern
- Angehörigen
- Ehrenamtlichen Mitarbeitern

Funktionelle Beziehung und Zusammenarbeit mit:
- Pflegedienstleitung
- Kollegen, Pflegehelfern, Betreuungsassistenten usw.
- Ärzten, Seelsorgern oder anderen externen Stellen nach Rücksprache mit der Leitung

Besetzungsbild:
Abgeschlossene Ausbildung in der Alten- oder Krankenpflege

▶

Persönliche Eignung:
- positive Einstellung zur Arbeit mit alten Menschen
- ausgeprägte Fähigkeit und Bereitschaft zur Kommunikation und Kooperation mit Bewohnern, Angehörigen, Kollegen und Vorgesetzten
- Entscheidungsfreudigkeit und Verantwortungsbereitschaft
- Einfühlungsvermögen, pädagogisches Geschick und Fähigkeit, motivierend zu wirken
- Organisationstalent
- Bereitschaft zur ständigen und umfassenden eigenen Fortbildung
- Einsatzbereitschaft und persönliche Stabilität, d. h. insbesondere Ruhe, Ausgeglichenheit und zielorientierte Geduld im Umgang mit Bewohnern und Mitarbeitern
- Verschwiegenheit und Vertrauenswürdigkeit

Eine Stellenbeschreibung für **Mitarbeiter des Begleitenden Dienstes** deckt sich in Teilen mit der der Pflegefachkraft. Die »besonderen Aufgaben des Begleitenden Dienstes« sind z. B. auf tagesstrukturierende Maßnahmen ausgerichtet. Entsprechend fallen die »bewohnerbezogenen Aufgaben« teilweise anders aus. Aber auch sie haben Berührungspunkte mit Angehörigen von Bewohnern, beispielsweise wenn diese sich über ausfallende Veranstaltungen beschweren oder z. B. bei Lesungen, Filmvorführungen, Diavorträgen, Sitztanz, Ausflügen dabei sind; Letzteres ist besonders in der Eingewöhnungsphase nicht ungewöhnlich.

Berührungspunkte mit Angehörigen weist auch die Arbeit von **Pflegedienst-, Hauswirtschafts- und Einrichtungsleitung** auf. Daher erscheinen Angehörigenkontakte auch in ihren Stellenbeschreibungen, z. B. in der folgenden Form:

»Sorge für Planung und Fortschreibung einer auf die Angehörigen der Bewohner abgestimmten Begleitung durch die Mitarbeiter aller Bereiche«
»Vertretung des Pflegekonzeptes sowie seiner praktischen Umsetzung gegenüber den Angehörigen, z. B. Information, Erläuterung, Beschwerdemanagement«
»Kommunikation und Kooperation mit Angehörigen der Bewohner«
»Gemeinwesenarbeit allgemein«

Dienstpläne

Die Dienstplanung hat zu gewährleisten, dass immer eine **Fachkraft** anwesend ist, die kompetent handeln, anleiten und Auskunft geben kann –

gegenüber den Bewohnern, ihren Angehörigen, den übrigen Mitarbeitern und der Gesamteinrichtung. Ist dieses nicht der Fall, verstößt das nicht nur gegen gesetzliche Vorschriften, sondern lässt die Einrichtung zudem schnell in einen zweifelhaften Ruf geraten: »Da ist nie jemand Ausgebildetes da, die wissen gar nicht, was sie tun; das ist Billig- und Verwahrpflege.«

Ist der Dienstplan zu eng gerechnet, arbeiten die Mitarbeiter immer mit dem Besetzungsminimum (oder darunter), es kommt erstens zu **gefährlicher Pflege**, zweitens können Vorgesetzte dann nicht erwarten, dass die Pflegekräfte sich »auch noch« mit Fragen, die außerhalb der direkten Bewohnerbetreuung liegen, befassen, sich z. B. mit Fragen und Kritik von Angehörigen ruhig und sachgerecht auseinander setzen. Gespräche brauchen Zeit, Ruhe und Sicherheit.

Einarbeitungskonzept

Neue Mitarbeiter müssen wissen, »wo es langgeht«. Diese – oder auch z. B. durch Krankheit oder Jahresurlaub lange Zeit abwesende Mitarbeiter – müssen also eingearbeitet werden. Grundsätzlich gilt: je geringer die Fachkenntnisse der neuen Mitarbeiter, desto länger wird die Einarbeitung dauern und desto wichtiger ist eine durchdachte Einarbeitung, die auch wirklich Orientierungs- und »Haltepunkte« bieten kann. Das Einarbeitungskonzept bietet den Rahmen, in der eine Einarbeitung stattfindet.

Bestandteile eines Einarbeitungskonzeptes
- Einsatz eines »**Paten**«, der die Einarbeitung in den ersten zwei Wochen übernimmt und auch danach noch bevorzugt als Ansprechpartner zur Verfügung steht
- Freistellung des Paten und der einzuarbeitenden Person in der unmittelbaren Einarbeitungszeit
- Erläuterung der **räumlichen Bedingungen**, z. B. wo befinden sich Bewohnerzimmer, Dienstzimmer?
- Erläuterung der **zeitlichen Bedingungen**, z. B. wie sind die Dienstzeiten inklusive Pausenzeiten?
- Erläuterung der **personellen Bedingungen**, z. B. wer ist für was zuständig in der Gesamteinrichtung?
- Erläuterung der **organisatorischen Bedingungen**, z. B. nach welchen Pflege- und Betreuungsformen wird gearbeitet?
- Erläuterung von Fragen, die mit Angehörigen zusammenhängen, z. B.
  – Welche regelmäßigen und unregelmäßigen Angebote gibt es im Haus und im eigenen Arbeitsbereich für Angehörige?

- Wer organisiert bzw. leitet diese, wie ist insgesamt die Resonanz auf die Angebote?
- Welche Angehörigen sind in welchem Ausmaß in den Wohnbereichen, in die Pflege und Betreuung ihrer Familienmitglieder integriert?
- Wie wird mit Wünschen und Beschwerden von Angehörigen umgegangen?

Der Umgang mit den Angehörigen in den Einrichtungen ist unterschiedlich in ihrer Ausrichtung und Intensität. Insgesamt gilt: je hilfsbedürftiger die Bewohner sind, desto enger muss der Kontakt zwischen Einrichtung und Angehörigen gestaltet werden.

So werden in der Regel in gerontopsychiatrisch spezialisierten Häusern Angehörigen unterschiedliche **Gesprächsangebote** gemacht. Den unterschiedlichen Voraussetzungen entsprechend müssen die Einarbeitungskonzepte und die Bestandteile, die auf Angehörigenarbeit eingehen, **zielgruppenspezifisch** ausgerichtet sein. So kann beispielsweise die Einarbeitung in die Leitung einer Gesprächsgruppe für Angehörige von demenziell Erkrankten bedeuten, dass die vorgesehene Kraft zunächst einschlägige Fortbildungen (psychologisch in Gesprächsführung, fachlich zur Demenzspezifik) besucht. Sie wird von der jetzigen Leitung in die Methoden und die Gruppe eingeführt, nimmt zunächst einige Male als Co-Leitung teil und übernimmt dann ganz die Gruppe. Auf diese Weise entstehen Sicherheit für beide Seiten und Kontinuität in der Angehörigenarbeit.

Fortbildung

Fortbildung ist betriebliche Bildungsarbeit, die auf Sicherung geeigneter, ausreichend qualifizierter, in ihrem Beruf motiviert und engagiert arbeitender Menschen ausgerichtet ist. Aufgrund ihrer Bedeutung enthalten etwa die Qualitätsprüfungs-Richtlinien und die Pflege-Transparenzvereinbarung diverse Fragen zum Themenfeld Fortbildung.

Zur Erhebung des **Fortbildungsbedarfs** hinsichtlich etwa der Angehörigenarbeit in der Einrichtung stellt die Pflegedienstleitung in Kooperation mit den Wohnbereichsleitungen sowie den Leitungen der Hauswirtschaft und des technischen Dienstes fest, welche Mitarbeiter in welcher Form an der Angehörigenarbeit teilnehmen sollen. Einzubeziehen sind auch Ehrenamtliche und Betreuungsassistenten, denn gerade sie haben recht viel Kontakt zu den ihnen zugeteilten Bewohnern, diese erzählen ihren Angehörigen über die Begegnungen.

Es folgt ein **Soll-Ist-Vergleich** hinsichtlich der Fähigkeiten und Fertigkeiten, die die Mitarbeiter der verschiedenen Arbeitsbereiche für eine erfolgreiche Angehörigenarbeit benötigen bzw. die sie schon vorweisen. Den Möglichkeiten entsprechend werden die Form und die Inhalte der Fortbildungsmaßnahmen geplant und organisiert.

Fortbildungsangebote mit Titeln wie »Umgang mit Angehörigen«, »Pflegeplanung« (vgl. Qualitätsprüfungs-Richtlinien / Kap. 4.3) oder »Beschwerdemanagement« haben unmittelbaren Bezug zum Thema. Aber auch Ausschreibungen wie »Sterbebegleitung«, »Kommunikation in der Altenhilfeeinrichtung« oder »Pflege als heilsame Beziehung« haben Berührungspunkte mit der Angehörigenarbeit.

Erfolge der Fortbildungen (und der Multiplikation durch die Teilnehmer) können an verschiedenen Parametern gemessen werden, z. B.:
- Rückgang der Beschwerden von Angehörigen
- anerkennende und verständnisvolle Äußerungen seitens der Angehörigen
- mehr Gesprächskontakte zwischen Angehörigen und Mitarbeitern
- zufriedenere Mitarbeiter.

5 Angehörigenarbeit nach Standards

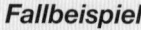

> **Fallbeispiel**
> Altenpflegerin Corinna Kahle kommt ins Zimmer von Frau Schmidt. Deren Sohn ist gerade zu Besuch. Frau Kahle verrichtet ihre pflegerische Arbeit. Beim Hinausgehen ruft ihr der Sohn hinterher »Ach, Schwester, hier könnte auch mal wieder geputzt werden!« und weist auf den Fernseher von Frau Schmidt, der mit einer feinen Staubschicht bedeckt ist. Corinna Kahle entgegnet, dass Staubwischen nicht ihr Job sei, er solle sich bei der Hauswirtschaft beschweren. Sie verlässt den Raum und beklagt sich bei ihrer Kollegin über den – wiederholt – unfreundlichen Herrn Schmidt. Dieser ärgert sich über die »patzige und faule Schwester«; seine Mutter ist verwirrt und versucht die Schwester als »sonst sehr nett« zu verteidigen.

Oftmals zeigen Angehörige und Mitarbeiter wenig Verständnis füreinander. Schnell heißt es: »die sitzen immer nur und machen Pause« oder »der kommt viel zu selten, um seine Mutter zu besuchen«. Beide Seiten meinen, die andere tue nicht genügend für die Bewohner, beide haben Ansprüche gegenüber dem Anderen.

Sorge um den Bewohner
Die Pflegekräfte sind diejenigen Mitarbeiter einer Einrichtung, denen die Angehörigen am häufigsten begegnen. Aber auch hauswirtschaftliche Kräfte, das Personal der Verwaltung und des technischen Dienstes sowie die Leitungskräfte (Pflegedienst-, Hauswirtschafts- und Einrichtungsleitung) haben innerhalb ihrer Tätigkeiten mit Angehörigen zu tun.

Alle beteiligten Gruppen bringen ihre ureigensten Bedürfnisse und Interessen mit (vgl. Kap. 1). Der gemeinsame Nenner ist der Bewohner, ist die Sorge um ihn und die Arbeit an und mit ihm. Die Angehörigen sind für die Bewohner von großer Bedeutung und müssen dieses entsprechend auch für die Professionellen in den Einrichtungen sein. Sie sind mehr oder minder häufig im Haus präsent, werden als Störenfriede oder als hilfreich, als nett oder unfreundlich empfunden: sie sind da und können nicht ignoriert werden.

Angehörigenarbeit mit konzeptionellem Hintergrund steuert die Begegnung von Angehörigen und Mitarbeitern.

Angehörigenarbeit

Angehörigen*arbeit* ist etwas anderes als die (zufällige) »**Begegnung mit Angehörigen**«; der Begriff meint Arbeit für, an und mit Angehörigen. Dazu zählen z. B.:

- Ausrichtung von Festen wie jahreszeitliche Feiern, Geburtstage und Jubiläen
- Tage der offenen Tür
- Einrichtung einer öffentlichen Cafeteria oder einer anderen Begegnungsstätte
- Herausgabe von Broschüren und die Einbindung der Zielgruppen bei deren Erstellung
- Informations- und Diskussionsveranstaltungen (regelmäßige, unregelmäßige)
- Befragungen von Angehörigen, Bewohnern

Neben diesen Maßnahmen, die nach **außen**, in das örtliche Umfeld der Einrichtung gerichtet sind, bestehen spezifisch nach **innen** gerichtete Angebote für Angehörige (also Angebote, die nur für die Angehörigen der Bewohner gedacht sind, nicht für andere Teile der externen Öffentlichkeit):

- Einrichtung von Angehörigensprechzeiten auf den Wohnbereichen und bzw. oder bei den verschiedenen Leitungskräften
- Initiierung und Unterstützung von Angehörigenbeiräten (vgl. Kap. 6.10)
- Einrichtung von Angehörigengruppen mit und ohne Beteiligung von Mitarbeitern (vgl. Kap. 6)
- Maßnahmen der Einbeziehung von Angehörigen in Pflege- und Betreuungstätigkeiten
- Eingehen auf Wünsche, Kritik, Anregungen und Anfragen von Angehörigen (Kap. 7)

> Angehörigenarbeit heißt einerseits, dass die Angehörigen (ein) Ziel der Arbeit der Einrichtungsmitarbeiter sind: sie arbeiteten für sie und »an« ihnen. Andererseits arbeiten die Mitarbeiter mit ihnen: ungleiches Wissen, ungleiche Tätigkeiten, ungleiche Rollen, aber gleichrangig und partnerschaftlich und einander unterstützend.

5.1 Merkmale standardisierter Angehörigenarbeit

Begegnungen wie die zwischen Corinna Kahle und dem Sohn von Frau Schmidt sind in Altenhilfeeinrichtungen Alltag. Das heißt, sie sind voraussehbar. Absehbare Begegnungen sind (in einem gewissen Maße) planbar und in einen Standard zu »gießen«.

Ein Standard bildet eine konkrete **Ausführungsbestimmung** des Haus- bzw. Pflegekonzeptes der Gesamteinrichtung bzw. der verschiedenen Einrichtungsbereiche in einer bestimmten Situation.

Angehörigenarbeit nach Standards

Angehörigenarbeit nach Standards bedeutet:
- nicht dem Zufall überlassen, ob ein gutes oder schlechtes oder nicht vorhandenes Verhältnis mit Angehörigen besteht
- Voraussetzungen für ein konstruktives Verhältnis schaffen
- allgemein gültige Verhaltensmaßregeln aufstellen und befolgen
- bewusst planen und handeln
- theoretisches Hintergrundwissen in die Praxis einbauen – Austausch und Kooperation von Theorie und Praxis bzw. Soll und Ist

Standardisierte Angehörigenarbeit ist das Gegenteil von zufälliger, ungeplanter Angehörigen-Begegnung. Arbeiten nach einem Standard heißt geplant, mit Voraus-Sehung, vorbereitet, organisiert und strukturiert arbeiten. Standards enthalten die mit ihnen verknüpften Wertvorstellungen der bearbeitenden Gruppe in Bezug auf ihre Arbeit. Sie werden schriftlich niedergelegt und sind für alle einsehbar.

Was sind Standards?

Der Begriff Standard beschreibt ein gemeinsam bestimmtes Zielniveau der Arbeit einer Gruppe in einem bestimmten Themenbereich, z. B. die Arbeit der Pflegekräfte mit den Angehörigen ihrer Bewohner. Standards stellen gültige und für alle verbindliche **Definitionen** der Pflege- und Betreuungsqualität dar.

Standards werden vorgegeben bzw. von den Einrichtungen selbst (weiter) entwickelt (z. B. Expertenstandards nach § 113a SGB XI, vgl. Kap. 4.5) Die daran Mitwirkenden sind variabel: je nach Ausrichtung können Pflegekräfte, hauswirtschaftliche und andere Mitarbeiter, Leitungskräfte, Angehörige oder Bewohner oder eine »Abordnung« von allen teilnehmen.

Vorteile von Standards

Die Erstellung von Standards bzw. ihre Anpassung an die Gegebenheiten der einzelnen Einrichtung ist kein Selbstzweck, sondern soll Vorteile für alle Beteiligten bringen. Diese Vorteile sind:
- Steigerung der Pflege- und Betreuungsqualität
- Vereinheitlichung und Vereinfachung der Arbeit – individuell ausgerichtet
- Kontinuität der Arbeit
- Selbstbewusstsein der Beteiligten durch Handlungssicherheit: ein Standard gibt spezifische Informationen zu Alltagsproblemen
- Nachweisbarkeit geleisteter Arbeit mit finanzieller und rechtlicher Sicherheit
- Reduzierung der Arbeitsbelastungen durch durchdachtes und gezieltes Arbeiten
- effektives und effizientes Arbeiten durch gezielten Einsatz von Mitteln und Techniken
- Unterstützung der Gesamtleistungen einer Einrichtung innerhalb der Qualitätssicherung

> Standards sind Teil der Gesamtmaßnahmen zur Qualitätssicherung in einer Einrichtung.

Kriterien für Standards

Standards müssen beobachtbar, erreichbar und messbar sein. Um dieses zu gewährleisten, werden Kriterien festgelegt. Diese beziehen sich auf die Strukturen, innerhalb derer die Arbeit stattfindet, auf prozessuale Faktoren der Angehörigenarbeit sowie auf deren Ergebnisse. Die Kriterien enthalten:

Strukturkriterien: Diese enthalten Aussagen darüber, welche Voraussetzungen (Organisation, Strukturen, Ausstattung) gegeben sein müssen, um das angestrebte Qualitätsniveau in der Angehörigenarbeit erreichen zu können.

Prozesskriterien: Welche Handlungen sind notwendig, um das angestrebte Niveau zu erreichen? Hierzu zählen Handlungsabläufe, Verhaltenstechniken, Methoden, Informationswege, Dokumentation, Maßnahmen zur Freisetzung von Ressourcen und zur Kompetenzförderung im Umgang mit Angehörigen.

Ergebniskriterien: Welche Wirkungen hat die Maßnahme gezeigt? – Ein Ziel kann beispielsweise die Reduzierung der Beschwerden von Angehörigen im Pflegebereich um die Hälfte innerhalb eines Jahres sein.

5.1.1 Standard »Gesprächsführung mit Angehörigen in alltäglichen Situationen im Wohnbereich«

Die Gesprächsführung mit Angehörigen ist ein elementarer Bestandteil der gesamten Angehörigenarbeit in einer Einrichtung. Die Aktivität von Mitarbeitern (und Angehörigen) besteht im folgenden Beispiel in der Führung eines – geordneten – Gespräches.

Ziel des Gespräches ist es, dass der Angehörige durch ein Interesse an seinen Fragen und Wünschen zufrieden gestellt wird, sich in der Einrichtung wohl fühlt und die Voraussetzungen dafür geschaffen werden, dass er sich in den Betreuungs- und Wohnbereichsalltag konstruktiv einbringen kann. Weiteres Ziel ist die umfassende Information des Mitarbeiters, um die Qualität seiner Arbeit mit dem Bewohner zu verbessern. Seine Arbeitszufriedenheit soll ebenfalls gesteigert werden. Ein diesbezüglicher Standard enthält die folgenden Kriterien:

Strukturkriterien

- Ruhiger Ort mit angenehmer Gesprächsatmosphäre, keine Unterbrechungen
- Möglichkeiten, Gespräche im laufenden Schichtbetrieb zu führen (Personal- und Zeitplanung)
- Materialien, um Gesprächsverläufe und -ergebnisse aufzuzeichnen (Dokumentation)
- Kompetenz der Mitarbeiter durch eine angemessene Aus- und Fortbildung, die notwendigen Informationsgrundlagen sowie durch ihnen eingeräumten Befugnisse

- Bestand von schriftlich niedergelegten Kooperationsgrundsätzen und Kommunikationswegen (Organigramm) zwischen den Mitarbeitern der verschiedenen Bereiche, die mit Angehörigen in Kontakt kommen; diese sind allen Mitarbeitern bekannt
- Einbettung der Angehörigenarbeit in ein Haus- bzw. Pflege- und Betreuungskonzept (vgl. Kap. 4.7)

Prozesskriterien

- Der Mitarbeiter informiert Angehörige bei der Aufnahme ihres Familienmitgliedes in die Pflegeeinrichtung über die sie betreffenden Kommunikationsgepflogenheiten und die Anwendung eines entsprechenden Standards in der Einrichtung und fordert dazu auf, sich bei Fragen, Wünschen und Kritik möglichst bald an die zu benennende zuständige Kraft zu wenden.
- Der Mitarbeiter steht auf Anfrage der Angehörigen zu einem Gespräch zur Verfügung bzw. er spricht sie an, wenn ein Bedarf dazu besteht oder vermutet wird.
- Der Mitarbeiter stellt sich mit Namen und Funktion vor (soweit dies den Angehörigen nicht bekannt ist).
- Der Mitarbeiter leitet die Angehörigen bei Bedarf an andere Zuständige weiter.
- Der Mitarbeiter beschließt zusammen mit dem Angehörigen, ob das Gespräch jetzt geführt bzw. fortgesetzt werden soll (kann) oder später und wo.
- Der Mitarbeiter nutzt Möglichkeiten der Atmosphärengestaltung, indem er z. B. einen entsprechenden Gesprächsort vorschlägt oder Rituale wie das anfängliche Angebot von Kaffee oder Tee anwendet.
- Der Mitarbeiter kennt die Grundregeln der Kommunikation und beachtet sie (vgl. Kap. 2). Das heißt unter anderem, dass er die Äußerungen des Angehörigen anhört, ihn aussprechen lässt, seine Beweggründe zu ergründen versucht und diese akzeptiert; er geht z. B. mit Informationen auf den Angehörigen ein und erwartet das umgekehrt auch von ihm.
- Der Mitarbeiter leitet Informationen und offene Fragen an andere Zuständige weiter (Kollegen, Vorgesetzte, Mitarbeiter anderer Bereiche).
- Der Mitarbeiter fertigt eine Gesprächsnotiz für die Bewohnerakte an.

Ergebniskriterien

- Das Gespräch findet zeitnah statt, damit Fragen, Probleme oder Konflikte sich nicht über einen längeren Zeitraum entwickeln und dabei vergrößern.

- Der Mitarbeiter erhält ein umfassendes Bild der Situation des Angehörigen; er geht zufrieden aus der Gesprächssituation heraus.
- Der Angehörige erhält eine umfassende Beantwortung seiner Fragen; er ist zufrieden.

5.1.2 Standard »Begleitung von Angehörigen im Sterbeprozess des Bewohners«

Weil die pflegebedürftigen Menschen immer später und immer kränker in stationäre Pflegeeinrichtungen kommen, werden diese seit einigen Jahren immer mehr zu Sterbeorten. Deswegen haben die zuständigen Gremien in die Qualitätsprüfungs-Richtlinien sowie in die Pflege-Transparenzvereinbarung Stationär (PTVA) unter anderem die Frage eingebaut, ob es in der Einrichtung ein Angebot zur Sterbebegleitung auf der Basis eines Konzepts gibt.

Die Einrichtungsmitarbeiter müssen sich auf die Anforderungen rund um die Sterbebegleitung einstellen. Fort- und Weiterbildungen in Sterbebegleitung, Palliative Care u.ä. helfen ihnen dabei.

Der Sterbeprozess des Bewohners bedeutet auch für seine Angehörigen eine **Krise**: viele Sterbende haben ein starkes Bedürfnis nach Zwie- und Aussprache, nach Gesprächen über den Sinn ihres Lebens und ihres Todes, über die gelungenen und die misslungenen Ereignisse in ihrem Leben. Diese Themen sind eng mit den Angehörigen, d. h. den Söhnen, Töchtern und Ehegatten, verbunden.

Sterbeprozess als Krise für Bewohner und Angehörige

Angehörige sind also selbst Betroffene, oft ohne einen schützenden inneren Abstand wie ihn die Pflegekräfte in der Regel haben. Und für viele von ihnen ist das Sterben dieses Familienmitgliedes die erste Begegnung mit dem Tod eines nahe stehenden Menschen überhaupt. Vater oder Mutter werden bald der erste Tote sein, den man sieht, den man eventuell sogar anfassen soll.

Beim Sterbeprozess des Bewohners handelt es sich demnach für die Angehörigen um eine stark **angstbesetzte Situation**, weil
- dieses Geschehen sie selbst betrifft
- sie sich dem Sterben und Leiden hilflos ausgesetzt fühlen
- die Situation neu und unvertraut ist

- Sterben und Tod mit gesellschaftlichen Tabus besetzt sind und in vielen Familien darüber bislang nicht gesprochen wurde
- sie nicht wissen, was sie tun sollen
- jetzt sichtlich die letzte Möglichkeit gekommen ist, vergangene Fehler beider Seiten anzusprechen und damit aus dem Weg zu räumen, um sich zu versöhnen. Und eigentlich wollen alle Menschen, die Sterbenden und die Angehörigen, im Einverständnis auseinander gehen.

Manchmal kann man auch nichts mehr besprechen, weil der Sterbende körperlich oder geistig dazu nicht mehr in der Lage ist. Dann bleiben nur noch »Einbahnstraßen«-Gespräche oder das schweigende Beieinandersitzen, um die Hand des anderen zu halten. In vielen Familien war das zeitlebens nicht üblich, wie sollen es die Angehörigen jetzt hinbekommen? Und würden das die Sterbenden denn auch wollen? Die Angehörigen können ihn nicht mehr fragen (meinen sie zumindest), **Hilflosigkeit** breitet sich aus. Bei relativ vielen Angehörigen führt das dazu, dass sie gerade in der Sterbephase den Bewohner meiden und erst wieder kommen, »wenn es vorbei ist.« Was viele Pflegekräfte – oft vernehmlich – kritisieren: weil sie es moralisch nicht in Ordnung finden, weil sie selbst nun stellvertretend die Sterbebegleitung übernehmen sollen und ihnen die (persönlichen, zeitlichen) Kapazitäten fehlen.

Die meiste Begleitung durch Mitarbeiter benötigen in der Regel die Kinder des Sterbenden. Ist noch ein Ehegatte da, hat dieser aufgrund des engen früheren Zusammenlebens meist weniger Ängste, sich den Fragen zu stellen oder selbst welche zu stellen und die Begleitung zu übernehmen, es wird als moralische Pflicht und Selbstverständlichkeit gesehen.

Situation der Pflegekräfte

Auch die Pflegekräfte als die unmittelbaren Betreuer des Sterbenden sind nicht frei von Ängsten: der häufig mit langem Leiden verbundene Sterbeprozess des Bewohners ruft Gedanken an die **eigene Sterblichkeit** und die möglichen Umstände des eigenen Todes wach, der Bewohner bedrängt sie mit existenziellen Fragen, die Angehörigen reagieren häufig hilflos, aggressiv, regressiv und leiten Gefühle, die ihnen selbst oder ihrem Familienmitglied gelten, auf die Mitarbeiter ab.

Die Mitarbeiter können sich jedoch besser auf die Sterbesituation vorbereiten und sie sollten dies auch im Interesse des Sterbenden, dessen Angehörigen und in ihrem eigenen Interesse tun, weil sie auch immer wieder damit konfrontiert werden. Denn angesichts der demografischen Entwicklung und des Ausbaus des stationären Pflegesektors werden die traditionellen Pflegeeinrichtungen immer mehr zu Orten des Sterbens, die Bewohner sind oftmals weniger als ein halbes Jahre vor ihrem Tod in die Einrichtung eingezogen. Aber auch Hausgemeinschaften und Einrichtungen des Betreuten Wohnens fühlen sich zunehmend verpflichtet und werben damit, dass ihre Bewohner, wenn sie sterbens-krank werden, nicht mehr in eine andere Pflegeeinrichtung umziehen müssen.

Ausgangsüberlegung für die Sterbebegleitung in einer stationären Pflegeeinrichtung ist, dass sich der Sterbende lebenslang mit seinen nahen Angehörigen verbunden gefühlt hat – entweder größtenteils positiv oder negativ, entweder nur äußerlich oder äußerlich und innerlich. Wie auch immer das Verhältnis geartet gewesen sein mag, gleichgültig wird man einander kaum gewesen sein. Eine gute Angehörigenbebegleitung während des Sterbeprozesses eines Bewohners kann dazu beitragen, den Beteiligten die Gelegenheit zu geben, noch offene Fragen (»alte Rechnungen«) anzusprechen und zu klären. Deswegen sind die Angehörigen die »erste Wahl« für die Sterbebegleitung. Hierbei ist mit dem Begriff Sterbebegleitung die Begleitung in den Tagen und Stunden unmittelbar vor dem Tod gemeint, aber auch diejenige im Sinne eines sukzessiven Abschiednehmens vom Leben und von einander, was durchaus Wochen und Monate dauern kann.

Begleitung durch die Mitarbeiter heißt also vor allem Begleitung und Befähigung der Angehörigen zu deren Sterbebegleitung des alten Vaters oder der alten Mutter. Um dies bewerkstelligen zu können, müssen Pflegeeinrichtungen aber eine gewisse Palliativ- und Hospizkultur aufbauen. Inwieweit diese bei ihnen schon gegeben ist, können die Verantwortlichen anhand der »Empfehlungen und Indikatoren für Palliativkompetenz in Alten- und Pflegeheimen« des Deutschen Hospiz- und Palliativverbandes (früher Bundesarbeitsgemeinschaft Hospiz) generell überprüfen. Kriterien können etwa sein:
- eine Krisenvorsorge im Sinne dokumentierter Wünsche der Bewohner und Angehörigen zum Sterbeprozess und nach dem Eintritt des Todes, gesammelter Patientenverfügungen usw.
- Vorhandensein einschlägiger Standards
- Einführung von Maßnahmen der Schmerzerfassung und Schmerzbekämpfung
- Vernetzung mit Ärzten und anderen relevanten Professionen und Gruppen wie etwa Hospizvereinen
- Gremien für ethische Zieldiskussionen und Entscheidungen
- Einbindung von Ehrenamtlichen und deren Begleitung

Hilfen für die Helfer

Auf der Basis dieser Ist-Standerhebung sind – kurz gesagt – konkrete Ziele zu benennen, diese in Projektform umzusetzen und die Ergebnisse anschließend nachhaltig zu verstetigen – etwa mit Hilfe von in Qualitätszirkeln erarbeiteten Standards.

Um diese Ziele erreichen zu können, werden Kompetenzen benötigt. Auf Leitungsebene sind dies organisatorische Kompetenzen, auf der Ebene der Pflegekräfte sind dies Palliative Care-Kenntnisse, auf der Ebene von eingesetzten Ehrenamtlichen sind dies Kenntnisse und Fähigkeiten, die sie etwa innerhalb von Sterbebegleitungs- und Hospizhelferkursen erwerben können. Solche Kurse werden z. B. von Hospizvereinen angeboten, umfassen 15 bis 20 Theoriestunden sowie eine Hospitation bzw. ein Praktikum in einer Pflegeeinrichtung.

Standards für das Verhalten in der Altenhilfeeinrichtung im Begleitungsalltag können für die Ehrenamtlichen natürlich genauso hilfreich sein, wie für die professionellen Helfer.

Auf professioneller Seite sollte jedoch zumindest eine Person einen Kurs »Palliative Care« mit 160 Stunden absolvieren. Diese Qualifizierung bietet das gleiche Niveau wie die Palliativkurse für Hospize und Palliativstationen, wendet jedoch dieses Wissen auf den alten, oft dementen Bewohner in stationären Altenhilfeeinrichtungen an. Neben Wissen und Fertigkeiten werden auch die eigene Haltung und Selbsterfahrung in den Kursen gezielt gefördert. Der hauptsächliche Nutzen liegt in der deutlichen Erhöhung der Mitarbeiterkompetenzen und in der Folge ihrer Zufriedenheit und Motivation beim Thema Sterbebegleitung. Ferner werden eine positive Öffentlichkeit und eine Profilierung der Einrichtung erreicht. Die zu findende bessere Ablaufstrukturierung wirkt zeit- und nervensparend und ist somit kostensenkend.

Außerdem können Palliativpatienten im Sinne des Gesetzes auch in stationären Pflegeeinrichtungen Leistungen der Spezialisierten Ambulanten Palliativversorgung (SAPV) in Anspruch nehmen (§ 37b SGB V).

Wünsche der Bewohner

Längst nicht alle Angehörigen benötigen eine intensive Begleitung und Hilfestellung durch die Mitarbeiter. In vielen Familien sind die Beziehungen intakt, sodass die Begleitung durch Unterstützungsmaßnahmen wie dem Angebot in der Pflegeeinrichtung an den Mahlzeiten teilzunehmen oder dort zu übernachten, völlig ausreicht. Grundsätzlich bestimmen der Bewohner und seine Angehörigen den Sterbeprozess bzw. die Sterbebegleitung. Es gelten ihre Wünsche und nicht die Vorstellungen der Mitarbeiter oder die eines Fortbildungskurses. Aber die Mitarbeiter können informierend, begleitend und unterstützend »da sein«: die Pflegekräfte für die Bewohner und Angehörigen, die Vorgesetzten für die Pflegekräfte.

Es lohnt sich

Auch wenn Sterbebegleitung von Bewohnern eine kurzfristig flexible Dienstplanung erfordert, ist sie für die Einrichtung lohnend: die Kunden sind zufriedener und teilen dieses durch Mund-zu-Mund-Propaganda anderen potenziellen Bewohnern und Angehörigen mit. Andere Bewohner wissen, wenn sie dereinst selbst sterben, werden sie ähnlich gut begleitet und können dieser Phase ruhiger entgegensehen. Auch sie werden dann tendenziell weniger Arbeits- und Nervenaufwand erfordern, weil sie weniger ängstlich oder aggressiv sein werden.

Tipps für die Praxis
- Verurteilen Sie Angehörige nicht moralisch, wenn sie sich aus der Sterbebegleitung zurückziehen.
- Nehmen Sie Anschuldigungen von Angehörigen nicht persönlich, sondern bewerten Sie sie als Ausdruck ungelöster Konflikte. Bieten Sie ein offenes Gespräch an.
- Bereiten Sie sich auf zu erwartende Sterbesituationen ausreichend vor.
- Besuchen Sie Weiter- und Fortbildungen. Regen Sie Ehrenamtliche und Angehörige zum Besuch von Sterbebegleitungs- und Hospizseminaren an.
- Sehen Sie ehrenamtliche Sterbebegleiter nicht als Konkurrenz, sondern als 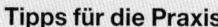 Unterstützer.
- Informieren und begleiten Sie die Angehörigen, statt sie zu bevormunden.
- Berücksichtigen Sie die Sterbebegleitung in der Dienstplanung.

Strukturkriterien

- Die Sterbebegleitung wird in das Haus- bzw. Pflege- und Betreuungskonzept eingebettet.
- Die Mitarbeiter sind einschlägig qualifiziert, Angehörige bekommen ihren Bedürfnissen entsprechende Informationen
- Die Mitarbeiter können externe Hilfen in Anspruch nehmen
- Das Bewohnerzimmer kann im Sterbeprozess alleine genutzt werden, es weist eine angenehme, vom Bewohner gestaltete Ausstattung und Atmosphäre auf.
- Es steht ein Gästezimmer zur Verfügung.
- Es gibt Rituale rund um das Sterben in der Einrichtung, z. B. Kerze im Zimmer, Duftlampe, leise, angenehme Musik, Gebete für den Sterbenden im Gottesdienst, gemeinsame Aussegnung, Abschiedsraum. Diese sind allen bekannt, ihre Anwendung erfolgt auf Wunsch.
- Es besteht die Möglichkeit, Sterbebegleitung im laufenden Schichtbetrieb durchzuführen (Dienst- und Zeitplanung).
- Sterbebegleitung hat in der akuten Situation ausdrücklich Vorrang für die Pflegekräfte und die sie unterstützenden Leitungskräfte.

Prozesskriterien

- In Informationsbroschüren und in Erst- und Aufnahmegesprächen wird den Bewohnern und ihren Angehörigen das Leitbild und die Konzeption der Einrichtung bzw. Wohnbereiche hinsichtlich der Sterbebegleitung erläutert. Sobald das Vertrauensverhältnis ausreichend aufgebaut ist, erfragen die Mitarbeiter diesbezügliche Wünsche der Bewohner.
- In Bewerbungsgesprächen wird den zukünftigen Pflegekräften das Leitbild und die Konzeption der Einrichtung bzw. Wohnbereiche hinsichtlich der Sterbebegleitung erläutert.
- Die Mitarbeiter stehen auf Anfrage des Bewohners oder seiner Angehörigen zu Informationen und Gesprächen über Sterben und Tod bzw. die individuelle Sterbebegleitung zur Verfügung bzw. sie sprechen diese behutsam an, wenn sie einen Gesprächsbedarf vermuten.
- Alle Mitarbeiter absolvieren Fort- bzw. Weiterbildungen, Kurse in Sterbebegleitung, Palliative Care u.ä. Ihre Inhalte werden bei Bedarf und so weit möglich an die Angehörigen weitergegeben, Ehrenamtlichen wird ggf. der Besuch von Sterbebegleitungs- und Hospizhelferkursen ermöglicht.
- Pflegedienstleitung, Wohnbereichsleitung und Pflege- und Betreuungskräfte machen Angehörige behutsam auf die Möglichkeit aufmerksam, ihrerseits im Vorfeld des Sterbeprozesses an solchen Schulungen (z. B. Sterbebegleiter- oder Hospizhelfer-Kurs) teilzunehmen. Gelegenheit zu

diesem Angebot bietet beispielsweise die Frage nach einem bevorzugten Bestattungsunternehmen in vielen Aufnahmeformularen.
- Die Mitarbeiter kennen die Grundregeln der Kommunikation und beachten sie (vgl. Kap.2). Das heißt unter anderem, dass sie die Äußerungen des Angehörigen anhören, ihn aussprechen lassen, seine Beweggründe zu ergründen versuchen und diese akzeptieren.
- Die Mitarbeiter leiten Informationen und offene Fragen an andere Zuständige weiter (Kollegen, Vorgesetzte, Mitarbeiter anderer Bereiche) und dokumentieren diese.

- Die Mitarbeiter unterstützen die Angehörigen bei der Sterbebegleitung, z. B. durch
  - Übernachtungsmöglichkeiten im Bewohnerzimmer oder in einem Gästezimmer
  - Angebot, in der Pflegeeinrichtung zu essen und zu trinken
  - Anbieten von Ritualen
  - logistische und organisatorische Unterstützung, z. B. auf Wunsch vorübergehende
  - Verlegung des Mitbewohners in ein anderes Zimmer, für Ungestörtheit sorgen,
  - Angebote von Informationen zum Bestattungsprozedere.
- Die Dienstplanung in der eigentlichen Sterbephase wird flexibel gehandhabt, d. h. es werden zusätzliche Zeiten personell eingeplant.

Ergebniskriterien

- Es gibt ein auf die Einrichtung zugeschnittenes Konzept zur Sterbebegleitung.
- Der Bewohner bestimmt sein Sterben weitestgehend selbst, seine Wünsche haben Priorität, nicht das Kurswissen oder die Wünsche der Angehörigen oder der Mitarbeiter.
- Der Sterbende und seine Angehörigen können für sie wichtige Angelegenheiten und Fragen ordnen und ansprechen.
- Die Angehörigen übernehmen den größten Teil der Sterbebegleitung.
- Die Mitarbeiter unterstützen und entlasten die Angehörigen bei der Sterbebegleitung.
- Dem Sterbenden und seinen Angehörigen sind die Sterberituale im Haus bekannt, sie können sich auf Wunsch ihrer »bedienen«.
- Der Sterbende, seine Angehörigen und die Mitarbeiter sind mit der Begleitung zufrieden, sie unterstützen sich gegenseitig, niemand fühlt sich überlastet oder allein gelassen.

Der Arbeitsablauf im Wohnbereich bleibt gewährleistet, andere Bewohner werden höchstens zeitweise, im kleinen Ausmaß und mit ihrem Einverständnis beeinträchtigt.

5.1.3 Standard »Einbeziehung von Angehörigen in die direkte Pflege ihres Familienmitgliedes«

Viele Angehörige haben ihr Familienmitglied lange Zeit in der eigenen Häuslichkeit gepflegt und betreut und darin ein beträchtliches **Expertentum** entwickelt. Oftmals möchten beide Teile nach dem Einzug in die Einrichtung diese Pflege in Teilen beibehalten. Dieses ist besonders bei Ehepaaren der Fall. Manchmal bedarf es auch der **Ermutigung** durch die Mitarbeiter, damit Angehörige pflegerische bzw. betreuerische Tätigkeiten übernehmen können und wollen – wenn z. B. der Bewohner ein »mehr Kümmern« in dieser Form möchte, aber Übersetzungshilfen und Anleitung durch die Pflegekräfte benötigt werden.

Die Mitarbeit der Angehörigen – beispielsweise beim Essen anreichen, bei der kleinen Abendtoilette oder beim Anschauen von Fotos, die die Biografie des Bewohners widerspiegeln und ihn im Erhalt seiner Persönlichkeit unterstützen – kann durchaus im Sinne der Pflegekräfte sein, wenn die Pflege bzw. Betreuung fachgerecht durchgeführt wird. Dazu kann der Umgang mit den pflegenden Angehörigen nach dem folgenden Standard verhelfen.

Tipps für die Praxis
- Ermutigen Sie Angehörige, pflegerische bzw. betreuerische Tätigkeiten zu übernehmen.
- Geben Sie eine fachgerechte Anleitung.

Strukturkriterien
- Die Möglichkeit für die Angehörigen, an der direkten Pflege bzw. der Betreuung teilzunehmen, ist in der Pflegekonzeption vermerkt und allen – Bewohnern, Angehörigen und Mitarbeitern – bekannt.
- Die Dienst-, Zeit- und Fortbildungsplanung berücksichtigt die Anleitung pflegender Angehöriger.
- Es besteht die Möglichkeit, im laufenden Schichtbetrieb pflegende Angehörige anzuleiten.

- Mitarbeiter sind kompetent im Umgang und der Anleitung pflegender Angehöriger (vgl. Kap. 2)
- Angehörige können an der Pflegeplanung teilnehmen (dies fordern auch die Pflege-Transparenzvereinbarung Stationär (PTVS) und die Qualitätsprüfungs-Richtlinien (QPR), vgl. Kap. 4.2 und 4.3).

Prozesskriterien

- Bei Erst- und Aufnahmegesprächen werden die Angehörigen über die Möglichkeit der Teilnahme an der direkten Pflege informiert und dazu eingeladen.
- Pflegenden Angehörigen werden die einschlägigen Standards zur Verfügung gestellt und erläutert.
- Pflegekräfte leiten die Angehörigen auf Wunsch in der direkten Pflege bzw. der Betreuung an; in regelmäßigen Abständen und nach Information der Angehörigen überprüfen sie behutsam die Qualität der Durchführung.
- Pflegekräfte stehen den Angehörigen jederzeit bzw. nach Absprache für Informationen und Gespräche zur Verfügung.
- Mitarbeiter beachten in Gesprächen und der Anleitung die Regeln der Kommunikation (vgl. Kap. 2)
- Pflegekräfte laden die pflegenden Angehörigen zur regelmäßigen gemeinsamen Pflegeplanung ein.
- Mitarbeiter achten auf die Dokumentation der durch die Angehörigen durchgeführten Tätigkeiten.

Ergebniskriterien

- Ein »Bruch« in der Pflege und Betreuung des Bewohners wird bei dessen Einzug vermieden, eine kontinuierliche Betreuung gewährleistet, der Übergang in die stationäre Pflege psychisch erleichtert.
- Die Pflege und Betreuung des Bewohners wird fachgerecht durchgeführt.
- Der Bewohner fühlt sich wohl.
- Die pflegenden Angehörigen fühlen sich anerkannt und ins Leben in der Einrichtung integriert.
- Die Pflege- und Betreuungskräfte fühlen sich durch die Angehörigen entlastet.
- Die Pflege und Betreuung findet gemeinsam und zur allseitigen Zufriedenheit statt.

5.1.4 Standard »Einbeziehung von Angehörigen in außerhäusliche Aktivitäten«

Ausflüge – sei es in den Zoo oder zu einem Theaterbesuch – sind für die Bewohner wichtige und wertvolle Unterbrechungen des Einrichtungsalltags. Ein die Angehörigen einbeziehender Standard zum Thema kann wie folgt aussehen:

Strukturkriterien
- Angehörigenarbeit ist im Haus- bzw. Pflege- und Betreuungskonzept eingebettet.
- Mitarbeiter sind kompetent im Umgang mit Angehörigen, es gibt ein entsprechendes Angebot an Fortbildung und Unterstützungsmaßnahmen.
- Zeitliche und personalplanerische Möglichkeiten für Ausflüge mit Bewohnern sind gegeben.
- Versicherungsrechtliche Fragen sind abgeklärt.

Prozesskriterien
- Bei der Aufnahme ihres Familienmitgliedes werden die Angehörigen über die Erwartung der Einrichtung aufgeklärt, dass sie die Verantwortung für den Betreuungsbedürftigen nicht »an der Haustür abgeben«, sondern dass sie sich weiterhin in einem gewissen Rahmen beteiligen.
- Die Mitarbeiter informieren alle Angehörigen frühzeitig über geplante Ausflüge, z. B. durch Aushang am »schwarzen Brett« des Wohnbereichs.
- Die Mitarbeiter klären unter sich, welche Angehörigen gezielt um Mitwirkung gefragt werden sollen, sprechen diese Angehörigen an und begründen ihr Anliegen, z. B. spezielle Bewohnerinteressen, spezifische Kenntnisse des Angehörigen.
- Die Aufgabenverteilung wird im Vorfeld des Ausfluges zwischen Mitarbeitern und mitwirkenden Angehörigen abgesprochen und in der Praxis durchgeführt.
- Es findet eine gemeinsame »Nachlese« des Ausfluges statt.
- Die Mitarbeiter bzw. die Einrichtung honorieren die Mitwirkung der Angehörigen, z. B. durch Danksagung, Einladungen zum gemeinsamen Kaffeetrinken.

Ergebniskriterien
- Die Mitarbeiter erfahren Unterstützung von Seiten der Angehörigen.
- Die Angehörigen sind in das Geschehen im Wohnbereich besser integriert; sie wissen um die Leistung der Mitarbeiter und erkennen diese an.
- Die Zufriedenheit von Angehörigen und Mitarbeitern steigert sich.

- Die Möglichkeiten der Einrichtung, außerhäusliche Aktivitäten mit den Bewohnern durchzuführen, erweitern sich.

Zwischen den verschiedenen Standards bestehen Ähnlichkeiten und Überschneidungen. Ein weiterer Standard muss nicht jedes Mal ganz neu geschaffen werden, es können Teile »verwandter« Standards und Abwandlungen übernommen werden.

5.1.5 Kriterien brauchen Kriterien

Die zu verwendenden Kriterien müssen bestimmte Bedingungen erfüllen, um in der Praxis hilfreich zu sein. Sie können nach den sogenannten »RUMBA-Regeln« überprüft werden. Kriterien müssen
Relevant sein, d. h. zu diesem Thema gehören
Understandable, d. h. für alle Beteiligten verständlich sein
Measurable, d. h. messbar, objektivierbar sein
Behabvioral, d. h. wahrnehmbares Verhalten ausdrücken
Attalnable, d. h. innerhalb des Arbeitsbereiches bzw. den beruflichen Anforderungen erreichbar sein. *(nach: Giebling, 1996)*

> Gute strukturelle plus gute prozessuale Bedingungen gleich gute Aussicht auf Erfolg. Schlechte strukturelle plus schlechte prozessuale Bedingungen gleich schlechte Erfolgsaussichten.

Um herauszufinden, ob in der Einrichtung bzw. im jeweiligen Arbeitsbereich die Kriterien erfüllt werden oder erfüllbar wären, ist die Beantwortung folgender Fragen – bezogen auf den dargestellten Standard »Gesprächsführung mit Angehörigen in alltäglichen Situationen im Wohnbereich« – hilfreich:

Strukturkriterien:	Ja	Nein
Ist ein Raum zur Gesprächsführung vorhanden?		
Hat dieser Raum eine förderliche Ausstattung (Atmosphäre)?		
Gibt es genügend Personal, um Gespräche führen zu können?		
Sind die Mitarbeiter ausreichend qualifiziert?		

Merkmale standardisierter Angehörigenarbeit

Strukturkriterien:	Ja	Nein
Nehmen Mitarbeiter an einschlägigen Fortbildungen teil?		
Gibt es flexible, kundenorientierte Sprechzeiten (zeitlich eingeplante und bzw. oder ungeplante Gelegenheiten)?		
Besteht ein allen Mitarbeitern bekanntes Kommunikations- und Informationssystem innerhalb der Einrichtung?		

Prozesskriterien:	immer	häufig	selten	gar nicht
Gehen die Mitarbeiter auf die Angehörigen zu?				
Sind die Mitarbeiter spontan ansprechbar für Angehörige?				
Beachten die Mitarbeiter die Kommunikationsregeln?				
Wenden die Mitarbeiter Gesprächsrituale an?				
Drücken sich die Mitarbeiter eindeutig und unmissverständlich aus (kein »Fachchinesisch«)?				
Fordern die Mitarbeiter Angehörige zur Teilnahme auf?				
Sind die Angehörigen über die Möglichkeiten der Mitarbeiter informiert?				

Ergebniskriterien:	Ja	Nein
Verlaufen die Gespräche und Begegnungen zwischen Angehörigen und Mitarbeitern für beide Seiten zufrieden stellend?		
Berücksichtigen die Mitarbeiter die individuellen Wünsche und die Kritik (das Feedback) von Angehörigen?		
Fördern die Atmosphäre und die Arbeit der Mitarbeiter das Wohlbefinden und das Engagement der Angehörigen?		
Nehmen die Angehörigen aktiv am Geschehen im Wohnbereich teil?		
Steigt die Arbeitszufriedenheit der Mitarbeiter?		
Werden Effektivität und Effizienz der Arbeit gesteigert?		

5.1.6 Wer mit Standards arbeitet, »macht« Standards

In der Regel erarbeiten die Mitarbeiter vor Ort die Standards für ihren Arbeitsbereich bzw. passen vorhandene (z. B. gesetzlich vorgegebene) Standards an, weil
- sie mit den Standards arbeiten und sie mit Leben erfüllen müssen
- die Beteiligung bei der Erarbeitung die Motivation und Identifikation mit den Zielen der Standards erhöht
- bei »übergestülpten« Standards die Gefahr besteht, dass sie an der Arbeitsrealität vorbeigehen und in der Schublade verstauben und dass die Mitarbeiter sich als nicht kompetent in ihrer Arbeit beurteilt und übergangen fühlen.
- Standards sind auch käuflich zu erwerben, z. B. der Stoesser-Standard. Diese Standards sparen Zeit und Energien, sind jedoch nicht auf die individuelle Einrichtung zugeschnitten. Die **Feinanpassung** muss vor Ort ergänzt werden.
- Personen mit entsprechender Vorbildung und Erfahrung in **Kommunikation** und **Moderation** sowie mit dem Blick für die Bedürfnisse der Gesamteinrichtung begleiten die Standarderarbeitung bzw. -anpassung. Sie fungieren als Anleitung im Sinne von »Strukturen und Hilfstechniken anbietend«. Diese Aufgabe können Qualitätsbeauftragte, die Pflegedienstleitung, Wohnbereichsleitung oder andere **Leitungskräfte** der entsprechenden Bereiche der Einrichtung übernehmen.

Tipps für die Praxis
- Stimmen Sie die Standards auf einzelne Individuen innerhalb der Zielgruppe ab.
- Überprüfen Sie Standards in regelmäßigen Abständen und ändern Sie sie bei Bedarf.
- Verzichten Sie auf käufliche Standards (das gilt natürlich nicht für die Expertenstandards nach § 113a SGB XI!) bzw. passen Sie diese genau an die Gegebenheiten in der Einrichtung an.
- Ziehen Sie bei der Erarbeitung der Standards Fachleute hinzu, z. B. Qualitätsbeauftragte.
- Orientieren Sie die Standards »hart an der Realität«, kennzeichnen Sie Utopien und Fernziele als solche, ergänzen Sie nah- und mittelfristige Ziele sowie Wege zu deren Umsetzung.
- Bewahren Sie die Standards für alle Mitarbeiter zugänglich und möglichst in stabilen Folien auf.

- Beginnen Sie Schritt für Schritt mit der Einführung einzelner Standards.

5.2 Ziele standardisierter Angehörigenarbeit

Auf etwas Absehbares kann man sich vorbereiten, das heißt die Begegnung mit Angehörigen vorausplanen und sie in einem Standard formulieren. Ein solches Vorgehen hat für alle Beteiligten Vorteile.

5.2.1 Professionelles Handeln

Die Pflege- und Betreuungskräfte kommen am häufigsten mit Angehörigen in Kontakt, mit deren Wünschen, Forderungen und Kritik. Sie sind meist nicht in **Kommunikationstechniken** und **Beschwerdemanagement** vorgebildet (vgl. Kap. 2 und 7); das gilt besonders für Hilfskräfte und Mitarbeiter, bei denen die Ausbildung schon länger zurückliegt. Der hektische und belastende Arbeitsalltag tut ein Übriges: man weiß nicht, wo einem vor lauter Arbeit der Kopf steht und dann kommt da noch so ein Angehöriger. Kein Wunder, wenn man da nicht ruhig und überlegt reagiert, sondern den Stress in einer ungeduldigen Antwort rauslässt.

Pflege nach Standards
Arbeit nach Standards bietet Pflege- und Betreuungskräften:
- Hilfsmittel, wie mit Angehörigen in kritischen Situationen freundlich, bestimmt, selbstbewusst, fach- und sachgerecht umgegangen werden kann
- Hilfen im Umgang mit kritischen und rhetorisch versierten Angehörigen für weniger redegewandte Kräfte
- Verhaltenssicherheit
- Unterstützung für unsichere Mitarbeiter
- Möglichkeiten, spontanen Überreaktionen vorzubeugen (Affekthandlungen)
- Vorbeugung atmosphärischer Verschlechterungen
- Hilfe, bestehende Konflikte zu verstehen und aufzulösen
- Bestätigung, dass es »schwierige« Angehörige gibt und nicht nur Personal, das nicht mit ihnen umgehen kann
- Entlastungsmöglichkeiten durch Mitwirkung der Angehörigen bei verschiedenen Tätigkeiten und Aktivitäten (vgl. Kap. 3 und 6)

- psychische Entlastung durch mehr Verständnis und Anerkennung von den Angehörigen
- sachliche Rückmeldungen zur Pflege- und Betreuungstätigkeit
- Steigerung der Arbeitszufriedenheit und Ausgeglichenheit durch ein Mit- statt Gegeneinander (Nebeneinander)

Wertschätzung

Manche Angehörige sehen in Mitarbeitern sozialer Berufe keine eigenständigen professionellen Kräfte, sondern etwas »Dienstmädchenähnliches« und schätzen ihre Arbeit überwiegend als keine denkende, sondern als eine nur Anweisungen ausführende Arbeit ein. Dementsprechend behandeln sie diese auch wie Hilfskräfte.

Andere Angehörige benehmen sich arrogant aufgrund ihres mangelnden Einblicks in die Abläufe in der Einrichtung. Sie wollen so (unbewusst) eine gewisse **Hilflosigkeit** innerlich ausgleichen (wie der im Fallbeispiel beschriebene Sohn von Frau Schmidt). So gibt es auch hier verschiedene Möglichkeiten von Verhaltensursachen (vgl. Kap. 2). Durch die Arbeit nach Standards können die Pflege- und Betreuungskräfte besser auf diese reagieren.

5.2.2 Vertrauensgrundlage

Die meisten Angehörigen kommen beruflich nicht aus dem sozialen Bereich. Sie haben keinen Einblick in die Arbeitsabläufe, den Arbeitsumfang und die Arbeitsaufteilung in einer Altenhilfeeinrichtung. Viele sehen nur den Teil der Arbeit in der Altenpflege, der direkt im Zimmer ihres Familienmitgliedes verrichtet wird. Und sie wollen in der Regel »das Beste« für ihre Mutter, ihren Vater, ihren Partner (vgl. Kap. 1). Das Arbeiten nach **Konzepten** und Standards hat für Angehörige den Vorteil, dass

- Standards und die dahinter stehenden Strukturen in der Einrichtung erklär- und verstehbar sind
- die Angehörigen eine bestimmte Grundhaltung der in der Einrichtung Tätigen erwarten können
- das Verhalten der Mitarbeiter grundsätzlich voraussehbar und nachvollziehbar wird
- sie sich und ihre Bedürfnisse wahr und ernst genommen sehen
- durch Standards eine gewisse Vertrauensgrundlage für die gemeinsame Sorge um die Bewohner aufgebaut werden kann
- man sich auf sie berufen kann.

Die Bewohner sind der **gemeinsame Nenner** von Mitarbeitern, Angehörigen und Gesamteinrichtung, auf sie kristallisiert sich alles Tun in der Einrichtung. Die erfolgreiche Einbeziehung der Angehörigen in das Leben in der Einrichtung durch die Arbeit nach Standards hat für sie zur Folge, dass

- die Angehörigen entspannter mit der Situation in der Einrichtung umgehen können und das auch Auswirkung auf das Verhältnis zwischen Bewohner und Angehörigen hat
- Angehörige mehr Verständnis für ihre Probleme und für körperliche, geistige und psychische Veränderungen entwickeln können
- die Angehörigen sich lieber und häufiger in der Einrichtung aufhalten als vorher
- Zeit und zusätzliche (ehrenamtliche) Kräfte gewonnen werden für Aktivitäten
- die Atmosphäre im Wohnbereich sich allgemein verbessert
- sie nicht mehr im Konfliktfeld zwischen Angehörigen und Personal stehen.

5.2.3 Aktueller Informationsstand für Hauswirtschaft und -technik

In vielen Häusern sind es kurz qualifizierte oder angelernte Mitarbeiter aus der Hauswirtschaft, die z. B. das Essen auf den Wohnbereichen verteilen, die Bewohnerwäsche auf die Zimmer bringen und einordnen, die Zimmer reinigen. Sie haben dabei **Kontakt** zu den Bewohnern und zu anwesenden Angehörigen. Das Verhalten der Bewohner ihnen gegenüber ist zuweilen offener als gegenüber den Pflegekräften: Letztere überschreiten zwangsläufig **Intimgrenzen**, da werden ihnen oftmals andere persönliche Dinge nicht so anvertraut wie den in einer »gesünderen« Distanz agierenden hauswirtschaftlichen Kräften. Dazu ist z. B. beim Gardinenaufhängen Gelegenheit vorhanden. Das Gleiche gilt beim Reinigen der Zimmer. Je enger aber der Kontakt, je größer die Vertrautheit zwischen Bewohner und Hauswirtschaftskraft, desto eher besteht Gefahr, dass Angehörige hierauf eifersüchtig reagieren (vgl. Kap. 1).

Angehörige gehen meist auf hauswirtschaftliche Mitarbeiter zu, wenn ihrer Meinung nach etwas nicht richtig funktioniert: wenn Wäsche verloren geht oder beschädigt aus der Wäscherei zurückkommt, wenn das Essen nicht gut ist, wenn nicht genügend geputzt wird. Lob gibt es auch, aber wesentlich seltener.

Positiver hingegen gestaltet sich der Kontakt zwischen hauswirtschaftlicher Mitarbeiterin – oftmals als Präsenzkraft bezeichnet – und Angehörigen in Hausgemeinschaften. Ein Grund könnte sein, dass insbesondere engagierte Angehörige diese Betreuungsform für ihr (zumeist) demenzkrankes Familienmitglied auswählen und die Präsenzkraft als ein wichtiges Bindeglied zum zeitweise »unverständlichen« Bewohner und somit als eine Art Bezugsperson auch für sich selbst sehen (vgl. Kap. 5.3.3).

Haustechnik im Hintergrund

Die Mitarbeiter der Haustechnik agieren überwiegend im Hintergrund; sie kommen bei der Betreuung von Veranstaltungen oder bei Reparaturen seltener und unregelmäßig in Kontakt mit Angehörigen. Dementsprechend ist ihre Arbeit kaum durch Konflikte mit diesen belastet. Bei Kontakten müssen aber natürlich auch sie in der Lage sein, sich den Angehörigen gegenüber angemessen zu verhalten. Standards bieten auch ihnen ähnliche Vorteile wie den Pflege- und Betreuungskräften und den Hauswirtschaftskräften.

5.2.4 Entlastung für die Verwaltung

Die Mitarbeiter der Verwaltung (Sekretariat, Buchhaltung) haben ebenfalls Kontakt mit Angehörigen. Besonders häufig ist das der Fall bei der Abwicklung der **Aufnahme- und anderer Formalitäten** oder bei der Ausgabe des **Barbetrages**, den viele Angehörige in Vertretung der Bewohner entgegen nehmen. Finanzielle Fragen bilden eine häufige Grundlage von Diskussionen mit Angehörigen. Angehörigenarbeit nach Standards kann den Verwaltungsmitarbeitern

- Hilfsmittel an die Hand geben, wie sie mit Angehörigen in Alltags- sowie in kritischen Situationen angemessen umgehen können
- Hilfen bieten, das Verhalten von Angehörigen besser einordnen zu können
- helfen, bestehende Konflikte zu verstehen und aufzulösen
- Bestätigung geben, dass es »schwierige« Angehörige gibt und nicht nur Personal, das nicht mit ihnen umgehen kann
- psychische Entlastung verschaffen durch das Wecken von Verständnis und Anerkennung bei den Angehörigen für die geleistete Arbeit
- mehr und sachliche Rückmeldungen zur geleisteten Arbeit bringen
- Verhaltenssicherheit bieten.

5.2.5 Kundenzufriedenheit – Oberstes Ziel der Einrichtungsleitung

Einrichtungsträger und -leitung haben zwei Grundziele: zufriedene **Kunden** und wirtschaftlich effiziente Arbeit. Der Ruf und die Auslastung der Einrichtung hängt entscheidend vom Umgang aller Mitarbeiter mit den Kunden ab, also mit den Bewohnern und deren Angehörigen. Dieser Umgang kann durch Standards so beeinflusst werden, dass

- Unzufriedenheit bei den Angehörigen minimiert wird
- zufriedene Angehörige zu Werbeträgern der Einrichtung werden
- Effektivitäts- und Effizienzeinbußen durch Reibungsverluste infolge von (latenten oder offenen) Auseinandersetzungen weitgehend vermieden werden
- die Mitarbeiterzufriedenheit steigt
- das Finanzbudget der Einrichtung durch ehrenamtliche Einsätze der Angehörigen sowie infolge der gesteigerten Arbeitszufriedenheit und -motivation der Mitarbeiter geschont wird bzw. Mittel breiter verwendet werden können.

> Konzeptionelle Angehörigenarbeit kann auch Anlass sein, die Vereinzelung der Bereiche im Haus aufzulösen und Vorbehalte zwischen Pflege- und Betreuungs-, Hauswirtschafts-, Verwaltungs- und technischem Personal durch persönliche Begegnungen in Arbeitskreisen aufzulösen. Das ist auch im Interesse der Einrichtungsleitung, weil Absprachen Effektivitäts- und Effizienzsteigerungen nach sich ziehen, also Schnittstellenprobleme reduzieren.

Aufgabe der Leitungskräfte des **mittleren und unteren Managements** ist es, den nachgeschalteten Mitarbeitern den Rücken frei zu halten, damit diese ihre Arbeit angemessen erbringen können. Dazu sind organisatorische Tätigkeiten notwendig und daneben psychologische Kenntnisse sowie ein psychologisch geschicktes Vorgehen, um die Mitarbeiter vom Stress ihres Arbeitsalltages und von unerfreulichen Begegnungen mit Angehörigen zu entlasten. Diese Verbesserung ist auch Ziel für die eigene Arbeit, für die eigene Begegnung mit Angehörigen. Angehörigenarbeit nach Standards trägt im Interesse der Leitungskräfte dazu bei, dass

- Energien, die in überflüssigen Auseinandersetzungen verloren gingen, für die eigentliche Arbeit der Mitarbeiter freigesetzt werden

- die Arbeit der Mitarbeiter durch die Einbeziehung der Angehörigen bei der Pflegeplanung und allgemein durch deren Informationen wirkungsvoller wird
- Zeit-, Energie- und Motivationsverluste bei den Mitarbeitern durch unnötige Auseinandersetzungen reduziert werden
- durch die Mitwirkung von Angehörigen besondere Aktivitäten wie z. B. ein Zoobesuch mit allen Bewohnern eines Wohnbereichs oder ein ausgedehntes Kaffeetrinken mit Gästen auf dem Wohnbereich erst möglich werden (begrenzte Personaldecke)
- die Personalplanung für besondere Anlässe durch die Mitwirkung von Angehörigen vereinfacht wird
- die Mitarbeiter durch Angehörige entlastet werden, z. B. durch vielfältige Formen der Mitwirkung und Verständnis und Anerkennung für ihre Arbeit.

5.3 Zuständigkeiten im Umgang mit Angehörigen

Alle in der Einrichtung vertretenen Berufsgruppen haben Kontakte zu den Angehörigen: die einen häufiger, die anderen seltener, die einen aus erfreulicheren Anlässen, die anderen oft aus unerfreulichen, den einen begegnen Angehörige fast immer mit **Respekt** (den Leitungskräften), den anderen nicht immer. Form und Inhalt der Begegnungen hängen vom **Arbeitsbereich** der Beteiligten ab sowie von **individuellen Fähigkeiten**, z. B. Kommunikation (vgl. Kap. 1–2). Demzufolge variieren die Aufgaben und Besonderheiten, die die einzelnen Mitarbeiter und Bereiche zu berücksichtigen haben.

Alle Beteiligten – sei es als Einzelperson, als Team oder als Gesamteinrichtung, als einfacher Mitarbeiter oder als Leitungskraft – haben Einfluss auf den Umgang mit Angehörigen.

5.3.1 Ohne die Pflege- und Betreuungskräfte geht es nicht

Die Pflege- und Betreuungskräfte sind die **Hauptbeteiligten** bei der Angehörigenarbeit: sie arbeiten auf den Wohnbereichen, wo die Familienmitglieder der Angehörigen leben und von ihnen betreut und gepflegt werden, sie haben die meisten Berührungspunkte. Sie sind der größte Faktor, ohne ihre Mitarbeit ist Angehörigenarbeit nicht möglich – sei das Konzept auch noch so schön. Aufgabe der Pflege- und Betreuungskräfte im Wohnbereichsalltag ist die **Einschätzung** der konkreten und individuellen Situation von Bewohnern und Angehörigen, die **Reaktion** darauf innerhalb ihrer Fähigkeiten und Zuständigkeiten sowie die **Weitergabe** spezifischer Informationen an die entsprechenden Leitungskräfte – der Informationsweg muss allen Mitarbeitern bekannt sein. Fortbildungen z. B. in allgemeiner Kommunikation, und in Beschwerdemanagement können dieses nach und nach ergänzen.

Angehörigen muss bewusst sein bzw. bewusst gemacht werden, dass sie die Verantwortung für ihr Familienmitglied nicht bei dessen Aufnahme in die Einrichtung abgeben können. Sie sollten prinzipiell offen und ansprechbar sein für die Bedürfnisse der Betreuungsbedürftigen und für diesbezügliche Vorschläge von Einrichtungsmitarbeitern. Nicht alle Angehörigen sind das und nicht alle sind für dieselben Angebote offen (vgl. Kap. 6).

Tipps für die Praxis
- Führen Sie Sprechstunden ein, in denen einzelne Mitarbeiter zur Verfügung stehen.
- Engagieren Sie sich besonders für gemeinsame Aktivitäten mit Angehörigen und Bewohnern (in- und außerhalb des Hauses, regel- oder unregelmäßig).
- Bieten und leiten Sie Gesprächskreise an.
- Nehmen Sie an Gesprächskreisen teil.
- Arbeiten Sie an Publikationen für Angehörige mit.
- Entscheiden Sie sich für ein Engagement, das Ihren eigenen Neigungen und Fähigkeiten entspricht.
- Legen Sie die Zuständigkeiten für Angehörigenangelegenheiten genau fest.
- Beziehen Sie möglichst alle Mitarbeiter in die Angehörigenarbeit ein, auch wenn sie sich nicht alle gleich und gleich intensiv einbringen wollen.
- Akzeptieren Sie, dass Angehörige für das Engagement von Mitarbeitern nicht immer offen und ansprechbar sind.
- Schaffen Sie mit Angeboten, Anregungen und Anfragen mit der Zeit Interesse, Vertrauen, Motivation und Initiative.

5.3.2 Die Rolle der Hauswirtschaft

Beschwerden und Wünsche von Angehörigen zu hauswirtschaftlichen Belangen im Alltag einer Pflegeeinrichtung sind zum Teil berechtigt und erfüllbar. Zum Teil kommen auch Klagen und Forderungen, die in **Missver-**

ständnissen seitens der Angehörigen über das Machbare begründet liegen: Wäsche ohne Namensschilder ist nun einmal schwierig wiederzufinden. Das hat mit der vermeintlichen Unlust der Mitarbeiter nichts zu tun.

Hilfreich ist es, wenn die Mitarbeiter offen gegenüber den Kunden sind und sich bei Anfragen Zeit nehmen, z. B. bei der Suche nach einem namenlosen Nachthemd in einem großen »Berg« von Nachthemden. Dabei müssen sie den Rückhalt ihrer Vorgesetzten haben. Die gemeinsame Suche bestätigt den Angehörigen zum einem die Richtigkeit der Aussagen der Mitarbeiter. Zum anderen werden ihr sicherlich – egal ob erfolgreich oder nicht – Dank und Anerkennung folgen.

Tipps für die Praxis
- Seien Sie offen für die Fragen von Angehörigen und nehmen Sie sich Zeit.
- Reagieren Sie auf Bedürfnisse der Bewohner und Angehörigen innerhalb Ihrer eigenen Fähigkeiten und Zuständigkeiten.
- Geben Sie spezifische Informationen an die entsprechende Leitungskraft weiter.
- Besuchen Sie Kommunikationsseminare.

5.3.3 Präsenz- und Pflegekräfte in Hausgemeinschaften

In traditionellen Einrichtungen werden Wünsche, Kritik und Lob von den Angehörigen oftmals nicht direkt an die Hauswirtschaftskräfte gegeben. Dafür werden Leitungskräfte oder Pflegepersonal zwischengeschaltet. Diese übermitteln die Äußerungen an die Zuständigen weiter oder handeln »an ihrer statt«, z. B. wenn die Pflegerin Corinna Kahle aus dem Eingangsbeispiel den Staub selbst wegwischen würde (»damit schnell Ruhe ist« oder um nicht eine weitere Auseinandersetzung mit der Hauswirtschaft führen zu müssen).

Umgekehrt ist es oftmals in Hausgemeinschaften: Während die Präsenzkraft ständig da ist, ist eine Pflegekraft in der Regel nur stundenweise vor Ort und damit für unzufriedene Angehörige nicht so leicht erreichbar. Da liegt es nahe, sich bei der Präsenzkraft darüber zu beschweren, »dass meine Mutter oftmals schmuddelige Unterwäsche angezogen bekommt« – und so manche Mitarbeiterin mag das lieber kurz »ausbügeln« als sich mit dem eingeschalteten externen oder internen Pflegedienst auseinanderzusetzen.

Wie herum die Konstellation auch sein mag: Die eine Seite erfährt nichts von der Beschwerde. Angehörigenarbeit nach Standards überlässt diese **Informationsweitergabe** und anderes nicht dem Zufall, sondern regelt sie schriftlich und für alle verbindlich.

5.3.4 Erste Ansprechpartner in der Verwaltung

Die Mitarbeiter der Verwaltung sind in traditionellen Pflegeeinrichtungen in der »**Nachhut**« der Leitungskräfte sowie verbindend zwischen Pflege-, Betreuungs- und Hauswirtschaftskräften tätig. Die Hemmschwelle, sich an Leitungskräfte zu wenden, ist für viele Angehörige recht hoch, bei Sekretärinnen und Buchhaltern ist das kaum der Fall. Die Pflegekräfte »sind ja immer nicht zu finden« bzw. »haben nie Zeit«, die Hauswirtschaft befindet sich häufig im Keller, während die Verwaltungskräfte in der Regel innerhalb der Bürozeiten anwesend und leicht erreichbar sind. Sie sind oftmals zwischen die anderen Mitarbeitergruppen geschaltet, das heißt, sie leiten Beschwerden, Anfragen und Wünsche weiter und bekommen diese als Erste (und manchmal einzige) zu hören. Oft werden sie auch mit Fragen z. B. zu finanziellen Angelegenheiten konfrontiert. Dementsprechend müssen die Verwaltungsmitarbeiter mit Kompetenzen ausgestattet sein, d. h. mit dem notwendigen Wissen und Befugnissen.

Tipps für die Praxis
- Notieren Sie alle Fragen von Angehörigen und die entsprechenden Adressaten sofort und leiten Sie sie weiter.
- Verschaffen Sie sich die notwendigen Befugnisse und Kenntnisse zu allen Angehörigenbelangen, z. B. Verwaltung, Finanzierung, Rechtsgrundlagen.

5.3.5 Freiwillige, 1 Euro-Jobber und Betreuungsassistenten nach § 87b SGB XI

Angehörige, deren pflegebedürftiges Familienmitglied demenzkrank ist oder z. B. aufgrund eines Schlaganfalles nicht mehr sprechen kann, sind oftmals erleichtert, wenn andere Menschen sie bei der Begleitung der z. B. alten Mutter unterstützen, wenn sie sich mit ihr irgendwie unterhalten, ihr die Zeit vertreiben, so dass sie ausgeglichener und zufriedener wirkt.

Pflegekräfte haben hierzu kaum die nötige Zeit. Früher wurden für die soziale Betreuung häufig Zivildienstleistende eingesetzt, aber die sind aufgrund der verkürzten Dienstzeiten kaum noch in der Betreuung zu finden. Außerdem hat sich das Klientel der Einrichtungen stark in Richtung Menschen mit Demenz verändert, deren Betreuung aber erfordert Kompetenzen. Diesen den Zivis zu vermitteln, bedeutet angesichts der kurzen Dienstzeit zu viel Aufwand. An ihre Stelle sind zunehmend Ehrenamtliche und Mitarbeiter mit »MehrAufwandsEntschädigung« (MAE, die sogenannten 1-Euro-Jobber) getreten und auf Basis des § 87b SGB XI auch Betreuungsassistenten. Die Aufgaben aller drei Personengruppen ähneln sich, es sind vielfältige Aktivitäten und Angebote der Tagesgestaltung wie Spaziergänge, Gesprächführung, Beschäftigung mit den Hobbys der Bewohner, Biografiearbeit, Spiele und Lesen, Musikhören usw. Der größte Unterschied ist – neben der Honorierung – dass sich die Betreuungsassistenten laut Gesetz um einzelne Bewohner kümmern sollen, denen sie fest zugeordnet werden. Ehrenamtliche und 1-Euro-Jobber kümmern sich hingegen auch um kleinere oder größere Bewohnergruppen.

Die Ergebnisse lassen sich bei allen drei Varianten durchaus sehen: Die Bewohner zeigen während der Betreuungszeiten deutlich weniger oder kein auffälliges Verhalten, viele werden über die Betreuungszeit hinaus als ruhiger, ausgeglichener und zufriedener beschrieben, sowohl von Pflege- und Betreuungskräften als auch von Angehörigen. Andere Angehörige profitieren zudem dadurch, dass sich die Pflege- und Betreuungskräfte während der Betreuungszeiten der anderen Bewohner besser um ihr Familienmitglied kümmern können. Insbesondere wenn die zusätzlichen Kräfte gut in das Informationssystem der Einrichtung bzw. des Wohnbereichs integriert sind, gelangen für Biografiearbeit und für Pflege und Betreuung außerhalb ihrer Einsätze wichtige Informationen auch zu den »Profis« und erleichtern ihnen die tägliche Arbeit.

5.3.6 Organisatorische Voraussetzungen

Angehörigenarbeit hat viel mit **Aufbau- und Ablauforganisation** der jeweiligen Einrichtung zu tun. Einrichtungsträger und Einrichtungsleitung müssen die personellen, finanziellen, strukturellen und organisatorischen Voraussetzungen dafür schaffen, dass die nachgestellten Leitungs- und anderen Kräfte ihre jeweilige Arbeit leisten können. Organisatorische Fragen wie beispielsweise das **Outsourcing** (Auslagern, Fremdvergeben) von Dienstleistungen können unmittelbar Auswirkungen auf die Zufriedenheit der Angehörigen (sowie der Mitarbeiter) in der Einrichtung haben.

In vielen Häusern sind hauswirtschaftliche Tätigkeiten »outgesourct« worden, z. B. die Pflege der Bewohnerwäsche. Kleidungsstücke wie ein Nachthemd ohne Namensschild sind in diesem Fall unwiederbringlich verloren. Einige Einrichtungen gehen inzwischen dazu über, Tätigkeiten wie diese oder die Reinigung wieder »einzusourcen«. Hauseigene Kräfte werden als motivierter und infolge dessen auch gründlicher und sorgsamer beschrieben. Grund ist die Integration dieser Aufgabe ins Hauskonzept und in die Arbeitsabläufe der Einrichtung. In der Regel werden eigene Reinigungskräfte von den anderen Mitarbeitern in der Hauswirtschaft und Pflege und Betreuung mehr geschätzt als die »Fremden«. Die Pflegekräfte nehmen hauseigene Kräfte eher in Schutz gegen Kritik.

Tipps für die Praxis
- Im Zweifelsfall sollten Sie lieber ein- statt outsourcen.
- Integrieren Sie alle Mitarbeiter in das Hauskonzept und machen Sie sie damit vertraut.
- Schaffen Sie die für Angehörigenarbeit notwendigen arbeitsorganisatorischen Strukturen, z. B. flache Hierarchien, Ausbau und schriftliche Fixierung der Kommunikationsstrukturen.

5.3.7 Management von Angehörigenarbeit

Ein reibungsarmer Arbeitsablauf und die Zusammenarbeit mit Angehörigen innerhalb der Arbeitsbereiche und der einzelnen Bereiche untereinander setzt gewisse Strukturen und Verhaltensweisen auf den Leitungsebenen voraus. Die Übernahme von **Managementaufgaben** gehört heute zum Tätigkeitsbereich auch der Wohnbereichsleitungen. Dazu müssen sie ausreichend qualifiziert sein, beispielsweise durch Maßnahmen der Aus- und Fortbildung. Die Leitungskräfte müssen von ihrer persönlichen und fachlichen Kompetenz und ihrer Stellenautorität her in der Lage sein, die Verhaltensweisen der Mitarbeiter zu bemerken, zu beurteilen und auf sie Einfluss zu nehmen.

Organisation der Rahmenbedingungen

Aufgabe der Leitungskräfte ist es, den Mitarbeitern den Rücken frei zu halten, damit diese ihre Arbeit leisten können. Sie müssen die materiellen und personellen Bedürfnisse der Mitarbeiter und die Möglichkeiten von Träger und Einrichtungsleitung miteinander abstimmen. Sie organisieren die Rahmenbedingungen von Angehörigenarbeit im jeweiligen Bereich, übernehmen die **Ausarbeitung** und **Anleitung** von konkreten Maßnahmen und stehen bei Problemen und Fragen zur Verfügung.

Die Beschwerden von Angehörigen geben sie entweder in sachlicher Form auf dem **kurzen Dienstweg** an die zuständigen Kollegen weiter, fordern die betroffenen Mitarbeiter dazu auf oder sprechen es auf den Wohnbereichsleitungstreffen, in den »**Leitungskreisen**« an – je nach Inhalt und Bedeutung der Beschwerde (vgl. Kap. 7).

Zusammenarbeit der Arbeitsbereiche

Leitungskräfte wirken auf die Zusammenarbeit innerhalb und unterhalb der Arbeitsbereiche der Einrichtung hin. Ziel ist es, das **Konkurrenz- und Abgrenzungsverhalten** der Mitarbeiter zu minimieren, sodass Absprachen reibungslos funktionieren. Dann reduziert sich ebenfalls für unzufriedene Angehörige die Möglichkeit, Mitarbeiter gegeneinander auszuspielen. Animositäten zwischen einzelnen Mitarbeitern werden durch die Einschaltung der jeweiligen Leitungskräfte in ihren möglichen Auswirkungen auf die Arbeit entschärft. Mangelnde kommunikative bzw. allgemein-menschliche Fähigkeiten werden so zudem ausgeglichen.

Freiräume für Angehörigenarbeit

Leitungskräfte haben Kompetenzen, die »einfache« Mitarbeiter in der Regel nicht haben (Weisungs- und Wissenskompetenzen). Diese werden gebraucht, um das **Projekt Angehörigenarbeit** anzuschieben und am Leben zu erhalten: die Einrichtungsleitung muss das Projekt gegenüber dem Träger vertreten (und die Pflegedienst- und Hauswirtschaftsleitung der Einrichtungsleitung gegenüber), dem Projekt den Rücken freihalten und Ressourcen frei bekommen (personelle, finanzielle). Aufgabe aller Leitungskräfte ist es, die Rahmenbedingungen für die Durchführung des Projektes insgesamt zu schaffen und den jeweils nachgeschalteten Mitarbeitern Freiräume zu sichern, sie zu unterstützen. Die Pflegedienst- bzw. Einrichtungsleitung klärt viele Fragen mit den Angehörigen bereits bei Erst- und Aufnahmegesprächen.

Begleitung der Mitarbeiter

Leitungskräfte sind viel im **Vorfeld** tätig, machen in der laufenden Angehörigenarbeit idealerweise zunehmend **Begleitarbeit** für die Mitarbeiter. Das heißt, dass die Angehörigen mit dem Gros ihrer Beschwerden und Wünsche zunehmend nicht mehr zu ihnen, sondern zu den betroffenen Mitarbeitern selbst kommen. Die Leitungskräfte begleiten die Belange der Mitarbeiter und stehen für schwerwiegendere Probleme und Beschwerden bereit.

Tipps für die Praxis
- Nehmen Sie Ärger der Mitarbeiter über Beschwerden bzw. unfreundliches Verhalten von Angehörigen bei ihren täglichen Rundgängen über die Bereiche auf und entlasten Sie diese somit gefühlsmäßig.
- Seien Sie ein Vorbild für die nachgeordneten Mitarbeiter und pflegen Sie innerhalb der Abteilung ein offenes Verhältnis und eine konstruktive Diskussionskultur.
- Üben Sie bei zögerlichen Mitarbeitern leichten Nachdruck aus.
- Sprechen Sie möglichst viele Fragen und Unsicherheiten von Angehörigen schon in den Erst- und Aufnahmegeprächen an.
- Stellen Sie auch die Hauswirtschaftsleitung bereits beim Einzug vor, um so die Hemmschwelle zu senken, mit Wünschen und Kritik zu ihr zu kommen.

5.3.8 Angehörigenarbeit im Team

In vielen Einrichtungen haben die Angehörigen für die Einrichtungsleitung bzw. für die übrigen Leitungskräfte »**immer Recht**«. Eine solche Haltung benachteiligt oftmals ungerechtfertigt die nachgestellten Mitarbeiter, demoralisiert und demotiviert, lässt Eigeninitiative nicht aufkommen bzw. lässt sie versiegen. Das gilt auch für das Verhalten der Leitungskräfte der verschiedenen Hierarchieebenen untereinander. Das entstehende **Misstrauen** und der mangelnde Rückhalt für die eigene Arbeit führen dazu, dass negative Strukturen sich verhärten, kurze Dienstwege nicht beschritten werden und eher Dienst nach Vorschrift geschoben wird, auch aus Angst vor Fehlern, Kritik und Spott und arbeitsrechtliche Folgen.

Teil einer »Dienstgemeinschaft«

Oftmals fehlt es den Angehörigen an Informationen, um die **Arbeitsinhalte und -abläufe** in der Einrichtung besser nachvollziehen und annehmen zu können sowie die Erfüllbarkeit bzw. Unerfüllbarkeit von Wünschen einzuschätzen. Diese Informationen zu liefern, ist Pflicht aller Beteiligten in ihrem jeweiligen Arbeitsbereich. Ferner müssen alle Beteiligten bereit sein, die **Beweggründe** der anderen für ihr Verhalten zu erfragen, sie zu akzeptieren bzw. sich damit konstruktiv auseinanderzusetzen.

Insgesamt sollten alle die Einrichtung als »Dienstgemeinschaft« für die Bewohner betrachten und sich selbst als einen Teil davon. Zu den Voraussetzungen dafür zählt, dass jeder von jedem als **gleichrangig** und wichtig auf seinem Platz anerkannt wird.

Der Grad der **Zusammenarbeit** ist abhängig von
- den Kompetenzen, die den jeweiligen Bereichen zugeschrieben werden, z. B. Tätigkeits- und Stellenbeschreibungen
- der Aufbau- und Ablauforganisation der Einrichtung
- den Persönlichkeiten, die die Stellen bzw. Schlüsselpositionen besetzen.

Formen begrenzter Kooperationen

Dass eine optimale Wirkung bei der Kooperation aller Beteiligten zum Tragen kommt, schließt nicht aus, dass einzelne Arbeitsbereiche der Einrichtung nicht an der Angehörigenarbeit beteiligt sind. Dafür gibt es unterschiedliche Ursachen. Sie reichen von unterschiedlich ausgerichteten **Unterprojekten und -aufgaben**, über verschiedene Auffassungen über Sinn und Inhalte von Angehörigenarbeit bis zu persönlichen Vorbehalten gegeneinander. Einzelne Kooperationsprojekte können in Einrichtungen aber auch positiven **Modell- und Vorbildcharakter** haben und die übrigen noch zögernden Bereiche später »nachziehen«.

5.4 Lust auf Angehörigenarbeit

Motive sind die persönlichen Beweggründe, etwas zu tun (»Bewegungs-Gründe«) – oder zu unterlassen – **persönliche Interessen**. Hat eine Person ein persönliches Interesse an etwas (einer Sache, einer Person, einem Zustand, einer Veränderung), so geht sie engagierter, ehrgeiziger, zielorientierter, ausdauernder in einen solchen Prozess als wenn es ihr »egal« wäre. Es gibt eine **extrinsische** und eine **intrinsische** Motivation: erstere beruht darauf, dass man etwas macht oder nicht macht, weil es so von außen (»ex-«) gefordert, angeordnet oder per Abmahnung oder per Unterlassungsaufforderung initiiert wird. Bei der intrinsischen Motivation »will man etwas wirklich«, es ist einem etwas »ein inneres (›in-‹) Bedürfnis«, man steht mit seiner gesamten Person dahinter.

Durch die Förderung (Motivierung) der Mitarbeiter von Seiten der Vorgesetzten kann sich extrinsische in intrinsische Motivation verwandeln. Letztere ist wesentlich effektiver.

5.4.1 Fördermaßnahmen durch Leitungskräfte

Damit die Mitarbeiter statt aus extrinsischen aus intrinsischen Motiven handeln, können Leitungskräfte wirksame Maßnahmen ergreifen. Diese orientieren sich teilweise an den in Kapitel 5.1 beschriebenen Struktur-, Prozess- und Ergebniskriterien. Sie gehen aber über diese hinaus, indem sie stark den **emotionalen Aspekt** der Tätigkeit der Mitarbeiter in einer Altenhilfeeinrichtung betonen. Vor allem bei den Pflege- und Betreuungskräften stehen gefühlsmäßige Gründe an erster Stelle bei der Berufswahl. Zur Motivationsförderung:

- lange **Vor- und Anlaufzeiten** einplanen: eine effektive Vorbereitung ist ein wichtiger Erfolgsfaktor (anfängliche Misserfolge später auszugleichen ist sehr schwierig)
- **kleine Schritte** machen, nichts überhasten, besser im »3-Schritt-System« denken und handeln: kurz-, mittel- und langfristige Ziele und Schritte. Nicht zu viel erwarten vom Team, den anderen Mitarbeitern, auch nicht von den Angehörigen, sonst ist die Wahrscheinlichkeit von Enttäuschung recht groß. Gerade im Alltag einer Altenpflegeeinrichtung kommen viele ungeplante Geschehnisse dazwischen, die die anfangs hoch eingeschätzten Möglichkeiten (und entsprechend großen Erwartungen) schrumpfen lassen, z. B. Personalausfall, Krankheit, Urlaub, Arbeitsbeendigung
- den »richtigen« **Zeitpunkt** für die Einführung von Maßnahmen der Angehörigenarbeit wählen, d. h. halbwegs stabile Verhältnisse im Wohnbereich: fester Mitarbeiterstamm, wenig Wechsel, nicht in Urlaubszeiten oder anderen stressigen Zeiten wie umfangreichen Renovierungsmaßnahmen, Abwesenheit von größeren offenen oder verdeckten Konflikten, möglichst nicht erst in Zeiten, in denen sowieso gravierende Konflikte mit Angehörigen bestehen. Angehörigenarbeit dann zu integrieren ist wesentlich schwieriger, die Vertrauensschwelle ist wesentlich höher
- die **Initiative** weitgehend den Mitarbeitern überlassen: ihre Ideen erfragen und berücksichtigen, sie so weit wie sie wollen selbst organisieren lassen, aber immer im Hintergrund da sein und Sicherheit vermitteln. Die Mitarbeiter steuern das Geschehen, ihre Bedeutung und ihre Kompetenz (jedes Mitarbeiters, und des Teams insgesamt) muss herausgehoben, ihr professionelles Selbstbewusstsein unterstützt und gefördert werden
- **Begleitung** anbieten bzw. garantieren, die Mitarbeiter nicht alleine lassen: viele der Mitarbeiter haben Probleme, Angehörigen außerhalb des gewohnten, d. h. ihres ureigenen »Terrains« und »außerhalb« ihrer Rolle ohne ihre schützende Berufsbekleidung zu begegnen. Außerdem sind es viele nicht gewohnt, »geplant« und »offiziell« zu reden, stellen diesbe-

züglich Ansprüche an sich selbst, die unnötig und überhöht sind. Anleitung vor allem in der Vor- und Anfangsphase, später mehr und mehr Zurücknahme zugunsten einer Begleitung
- nötigen **Aufwand** realistisch darstellen, aber nicht in den Vordergrund rücken (Motto: »Es lohnt sich dafür!«)
- **Gewinn** für den einzelnen Mitarbeiter, für das Team, für die Bewohner, für die Angehörigen und die Beziehungen untereinander aufzeigen
- **Verständnis** für Unmöglichkeiten (objektive und subjektive: Unsicherheit) und Rückzieher der Mitarbeiter zeigen, aber auch gegensteuern und neu ermutigen und anleiten
- **Perspektiven** und gangbare Wege aufzeigen
- **Lob** und sonstige immaterielle und materielle Belohnungen geben
- Mitarbeiter an z. B. **Fortbildungen**, Tagungen teilnehmen lassen
- **Mitarbeitergespräche** führen: teamintern und hierarchieübergreifend, Zweier- und Gruppengespräche
- förderliche **Rahmenbedingungen** schaffen
- durch persönliche Präsenz und Einsatz als **Vorbild** wirken. Ziehen Vorgesetzte nicht mit, sondern schieben Verantwortung und Durchführung auf andere ab, erlahmt deren Motivation ebenfalls schnell
- Das Wohlbefinden der Mitarbeiter in der Einrichtung ist das »A und O« von fortschrittlicher und stabiler Arbeit und damit von Erfolg und Misserfolg des Hauses.

»Aufs und Abs«

Motivation kann wellenförmig, in »Aufs und Abs«, verlaufen. Bei **Erfolgserlebnissen** müssen die Mitarbeiter durch Belobigungen und weitere Unterstützung stabilisiert und gefördert werden. Bei **Misserfolgen** müssen die Leitungskräfte zusammen mit den Mitarbeitern nach Ursachen fahnden und diese versuchen aufzulösen. Ursachen können z. B. in den Rahmenbedingungen der Arbeit liegen, in Konflikten im Team bzw. unterhalb der Arbeitsbereiche.

Transparente Erfolge

Motivierung ist Psychologie. **Mitarbeiterführung** hat viel mit Kommunikation, Freiwilligkeit und Überzeugung, Teambewusstsein, gegenseitiger Anerkennung und Akzeptanz zu tun. Nicht förderlich sind **hierarchisches** Denken und Handeln und hierarchische Strukturen in der Einrichtung. Diese unterdrücken eigenes Denken, Eigeninitiative und Innovationen. Sie fördern stattdessen »Dienst nach Vorschrift«. Klare Strukturen und Kompetenzen, stabile und flexible Organisationsformen sind förderlich für die Motivation der Mitarbeiter. Nicht förderlich sind Chaos und unklare

Zuständigkeiten. Dann fühlt sich niemand richtig zuständig, Aufgaben werden hin- und hergeschoben und es besteht keine Transparenz. Damit sind auch die Erfolge nicht transparent und klar zuzuordnen – wenn denn überhaupt unter diesen Bedingungen welche entstehen.

Hohe Beteiligungsrate

Die Motivation und Beteiligung möglichst vieler Anwesender ist unbedingt nötig. Die Mehrheit der Mitarbeiter muss vom Sinn des Projektes und von seiner inhaltlichen Ausgestaltung überzeugt sein. Ein bis zwei Personen pro Arbeitsbereich können neutral (»egal«) eingestellt sein, müssen aber bereit sein, im Sinne von Teamarbeit mitzuziehen. Bei diesen besteht die Chance, sie durch Engagement, Begeisterung und erste Erfolge der anderen ins Boot »nachzuholen«.

5.4.2 Wie kann Motivation abgefragt werden?

Motivation äußert sich in Aussagen und Handlungen der Mitarbeiter
- bei den täglichen Rundgängen »nebenbei« innerhalb der Gesamtatmosphäre im Arbeitsbereich
- in individuellen Mitarbeitergesprächen
- in Gruppengesprächen zum Thema oder zu Angehörigen allgemein
- in Fragebögen und anderen Erhebungsmitteln.

Ein **Erhebungsbogen** zum Thema »Umgang mit Angehörigen« kann die folgenden offenen und geschlossenen Fragen enthalten:

Inwiefern können Sie den folgenden Aussagen zustimmen?	Überwiegend	Teilweise	Wenig oder gar nicht
Die meisten Angehörigen kümmern sich kaum um ihr Familienmitglied.			
Die meisten Angehörigen erkennen unsere Arbeit nicht an.			
Die Angehörigen kritisieren uns meist zu Unrecht.			
Ich begegne Angehörigen stets freundlich und aufgeschlossen.			

Inwiefern können Sie den folgenden Aussagen zustimmen?	Über- wiegend	Teilweise	Wenig oder gar nicht
Die Mithilfe von Angehörigen macht unsere Arbeit oft einfacher.			
Die Angehörigen sind für die Bewohner die wichtigsten Bezugspersonen.			
Für Angehörigenarbeit haben wir nicht genug Personal.			
Ergänzende Fragen:			
In welchen Themenbereichen würden Sie Angehörige gerne mehr in Ihre Arbeit einbeziehen?			
In welchen Themenbereichen haben Angehörige Ihrer Meinung nach »nichts zu suchen«?			
Sollten sich die Mitarbeiter in Ihrem Bereich intensiver um Angehörige kümmern?			

Die **schriftliche Erhebung** beinhaltet die Möglichkeit für die Mitarbeiter, anonym zu bleiben und sich frei zu äußern. Hemmschwellen wären bei einem Gespräch höher. Dafür können im Gespräch Fragen präzisiert und Antworten erläutert werden.

Die Fragen können auch in einem **mündlichen Gespräch** aufgegriffen werden. In Anbetracht des Zeitmangels der Leitungskräfte kann diese Arbeit innerhalb eines Projektes von der vorhandenen hauseigenen Qualitätsbeauftragten, einem Einrichtungsleitungspraktikanten und innerhalb eines gemeinsamen Projekts mit einem pflegewissenschaftlichen Studiengang von Studierenden durchgeführt werden.

5.4.3 Das Motivationsgeflecht

Das Verhalten der einzelnen Mitarbeiter und der Arbeitsbereiche beeinflussen das Interesse, das Engagement und die Motivation der übrigen Kräfte und Bereiche im Haus. Das entstehende Geflecht der Kräfte ist fragil und geprägt von gegenseitiger Abhängigkeit. Ist es aber erst einmal etabliert, entwickelt es sich – bzw. seine Teilnehmer – eine Dynamik, die sich immer wieder gegenseitig steigert:

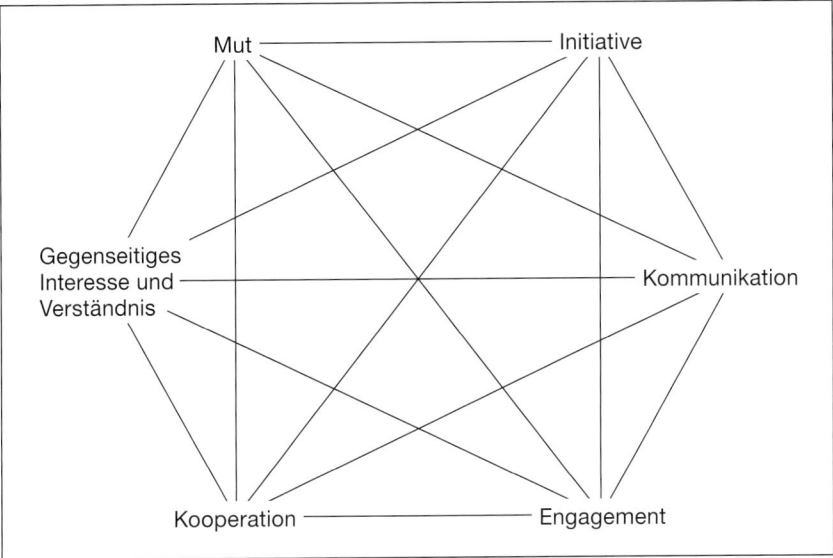

Abb. 5.1: Das Motivationsgeflecht.

6 Angebote und Veranstaltungen für Angehörige

In vielen Fällen suchen Angehörige die Pflegeeinrichtung aus, wenn der Pflegebedürftige geistig, körperlich oder psychisch dazu nicht mehr in der Lage ist oder nicht die persönliche Kraft oder Kenntnis mitbringt, um seine Wünsche zu entwickeln und zu äußern. Angehörige sind also erstens häufig **Hauptansprechpartner** der Einrichtungen und zweitens sind sie deren **Kunden**. Auch als »normale« **Begleitpersonen** spielen sie eine große Rolle für die Pflegebedürftigen, für die Einrichtung und ihre Mitarbeiter.

Die meisten Angehörigen halten es für selbstverständlich, auch wenn das Familienmitglied in einer Einrichtung lebt, den Kontakt zu ihm aufrecht zu erhalten. Das gilt primär für die Ehepartner sowie Kinder und Schwiegerkinder. Sie, die Kunden von Altenhilfeeinrichtungen, sind heute aber anspruchsvoller geworden als noch vor etwa 20 Jahren. Sie wollen gute Einrichtungen für sich bzw. ihr Familienmitglied, d. h. Sicherheit, Komfort, umfassende kulturelle und soziale Angebote. Die (zukünftigen) Bewohner sollen sich wohl fühlen.

Die Einrichtungen sollen **individuelle Wünsche** berücksichtigen. Eine Unterbringung »von der Stange« wird abgelehnt. Gleichzeitig soll die Einrichtung **kostengünstig** sein, private Zuzahlungen sollen möglichst ganz entfallen bzw. niedrig sein. Bei all diesen Fragen werden sich Angehörige umso mehr engagieren als es die neuen Bewohner nicht mehr können. Deswegen ist eine konzeptionell geplante Angehörigenarbeit für Pflegeeinrichtungen eine absolute Notwendigkeit. Abgestuft gilt dies auch z. B. für Hausgemeinschaften: Wegen der räumlichen Nähe sind die Kontakte zwischen Angehörigen und Mitarbeitern hier häufiger, die Institution und ihre komplexe Organisation steht weniger als Hindernis zwischen ihnen als im klassischen Pflegeheim. Im Betreuten Wohnen wiederum sind die Bewohner längere Zeit selbst noch in der Lage, sich um ihre Belange zu kümmern.

6.1 Warum wird Angehörigen etwas angeboten?

Die Bedeutung der Angehörigen endet nicht mit der Aufnahme der Bewohner. Angehörige kommen zu Besuch, beteiligen sich mehr oder weniger an der Pflege und Betreuung des Hilfsbedürftigen, sprechen Mitarbeiter an, äußern Wünsche, Kritik, manchmal Lob. Die Mitarbeiter müssen sich mit den Angehörigen und ihren gerechtfertigten oder nicht gerechtfertigten Äußerungen auseinandersetzen. Zwischen ihnen und den Angehörigen entwickelt sich ein **Verhältnis**. Dieses kann nichtssagend, durch Auseinandersetzungen bestimmt und negativ oder von Verständnis geprägt und positiv sein (vgl. Kap. 1).

Verständnis für Angehörige

Auch zwischen den Bewohnern und ihren Angehörigen bestehen Beziehungen. Diese sind geprägt vom früheren Verhältnis, vom Zusammenleben, der vielleicht jahrelangen Pflege, durch positive und negative Erlebnisse und nicht zuletzt durch die Umstände der **Übersiedlung in die Pflegeeinrichtung**. Fand diese freiwillig statt oder auf Drängen der Angehörigen? Welche **Motive** auf beiden Seiten standen hinter der Entscheidung? Sind diese offen ausgesprochen worden oder fühlt sich der jetzige Bewohner abgeschoben, »über den Tisch gezogen«, betrogen? Haben die Angehörigen – berechtigt oder unberechtigt – ein **schlechtes Gewissen**?

Die Beziehungen zwischen Angehörigen und Bewohnern können vielfältig sein. Das Verhalten der Mitarbeiter und die Angebote für Angehörige müssen dies berücksichtigen, denn Probleme zwischen Angehörigen und Bewohnern werden auch Auswirkungen auf das **Auftreten** der Angehörigen in der Einrichtung haben und damit auf die Mitarbeiter (vgl. Kap. 1.3.2).

Gesetzliche Forderungen

Die Einbeziehung der Angehörigen in das Handeln der stationären Pflegeeinrichtungen ist gesetzlich vorgeschrieben. Gemäß den Qualitätsprüfungs-Richtlinien, der Pflege-Transparenzvereinbarung Stationär (PTVS) und der »Grundsätze und Maßstäbe« soll z. B. der Umzug in die Einrichtung mit dem zukünftigen Bewohner und seinen Angehörigen vorbereitet, die Pflegeplanung auf deren Wunsch hin unter Einbezug der Angehörigen durchgeführt und insgesamt der Kontakt zwischen Bewohnern und Angehörigen gefördert werden. Dies sind die **gesetzlichen Mindestanforderungen** (vgl. Kap. 4). Einige dieser Vorgaben werden aus naheliegendem Eigeninteresse umgesetzt (Informationserlangung), manches wird »vergessen«.

> Systematische Angehörigenarbeit geht über die Erfüllung der gesetzlichen (Mindest-) Anforderungen hinaus.

Ernsthafte Konflikte sind selten

Dass Angebote sinnvoll sind, zeigen auch Ergebnisse des Forschungsprojekts »Möglichkeiten und Grenzen selbstständiger Lebensführung in stationären Einrichtungen« (MUG IV). Dieses Projekt wurde von TNS Infratest Sozialforschung (München), dem Institut für gerontologische Forschung (IGF, Berlin) und dem Institut für Sozialforschung und Gesellschaftspolitik (ISG, Köln) 2005/2006 durchgeführt. Hier heißt es zum Thema Konflikte, dass zwar Angehörige als auch Einrichtungsmitarbeiter, die im Rahmen der Studie befragt wurden, das gegenseitige Verhältnis als generell gut bezeichnen. Allerdings bestehen beachtliche Unterschiede zwischen den Angehörigentypen: Gut einbezogen fühlen sich 54 Prozent der aktiv pflegenden, 37 Prozent der psychosozial stabilisierenden und 26 Prozent der nur flankierend unterstützenden Angehörigen (vgl. Kap. 6.4).

Über ernsthafte Konflikte mit Mitarbeitern klagen der Studie zufolge zehn Prozent der befragten Angehörigen. Das hört sich nicht viel an, »die paar Personen« können aber einiges an Unruhe und Konfliktpotenzial in der Einrichtung auslösen, »wenn es einmal richtig rund geht.«

Weitere 30 Prozent sprachen von zeitweilig auftretenden Konflikten, die aber überwiegend harmlos seien. Wenn Konflikte auftreten, geht es meist um die Qualität der Pflege oder um das Verhalten des Personals, in etwa einem Fünftel der Konfliktfälle um die Qualität der sozialen Betreuung oder des Essens. Es folgen die hauswirtschaftliche Versorgung und das Verhalten anderer Bewohner. Nur in geringem Maße geben die Zimmerbelegung, finanzielle Fragen oder Mitwirkungsmöglichkeiten der Angehörigen Anlass zu Konflikten.

Angehörige, die sich intensiver in der Pflege engagieren, berichten über häufigere und zugleich schwerere Konflikte. 18 Prozent der aktiv Pflegenden und 13 Prozent der psychosozial Stabilisierenden hatten schon ernsthafte Konflikte mit Mitarbeitern, aber nur fünf Prozent der flankierend Helfenden und keiner der sich distanzierenden Angehörigen.

Eigene Angehörigenbefragungen von Pflegeeinrichtungen und die MUG-Studie zeigen, dass Angehörige über einen Mangel an Informationen über die Vorgänge in den Häusern klagen. Genannt wird in erster Linie der Mangel an (persönlichen) Gesprächen und Informationen.

Die Angehörigen wünschen sich bessere Informationen über ihre pflegebedürftigen Angehörigen und über Angebote der Einrichtung. Probleme sollten offen angesprochen werden. Vereinzelt werden mehr Informationen zu bestimmten Themen wie Pflegemaßnahmen, aktuelle Gesetzgebung oder Fortbildungskurse bzw. Informationen über externe Angebote gewünscht. Darüber hinaus wird mehr Kooperation und Mitarbeit vorgeschlagen. Ferner sollte auch auf seltene Besucher zugegangen werden, um sie zu motivieren.

Als größtes Übel wird von vielen in der MUG-Studie befragten Angehörigen eine schlechte finanzielle und damit personelle Ausstattung der Einrichtungen angesehen. Dies führe in der Konsequenz dazu, dass zu wenig Zeit für Gespräche (mit den Angehörigen) und die Pflege der Bewohner zur Verfügung stehe. Solche Befragungsergebnisse belegen erstens eine gewisse Einsicht in die Nöte der Mitarbeitenden und zweitens die grundsätzliche Bereitschaft der Angehörigen, sich zu engagieren (vgl. Kap. 7).

Angehörige wollen informiert sein

Auch die Mitarbeiter von Altenpflegeeinrichtungen halten aufgrund ihrer Erfahrungen die gezielte Information von Angehörigen für wichtig: Diese haben viele Fragen und Wünsche. Manche Wünsche beruhen auf falschen Vorstellungen und Informationsdefiziten, das zeigen Konflikte etwa über die Qualität und Quantität von Pflege und Betreuung sowie die »Dauerbrenner« Essen und Wäscheversorgung.

Um den Angehörigen gerecht zu werden, gibt es in den meisten Einrichtungen ein bis zwei Mal jährlich **Informationsabende** für die Angehörigen des gesamten Hauses. An ihnen hält zumeist die Einrichtungsleitung einen Vortrag, beispielsweise zu Neuerungen der Pflegeversicherung und deren Auswirkungen auf die Bewohner und Angehörigen. Die Angehörigen können Fragen stellen, zu deren Beantwortung meist auch Pflegedienst- und Hauswirtschaftsleitung bereitstehen.

Diese Fragemöglichkeiten werden erfahrungsgemäß wenig genutzt. Wesentlich mehr Angehörige kommen mit individuellen Fragen und dem Wunsch nach **Einzelgesprächen**. Deshalb ist es vorteilhaft, Angehörigentreffen auf **Wohnbereichsebene** zu organisieren. Dies fördert eine niedrigere Hemmschwelle und einen individuelleren Zugang zu den Angehörigen sowie den direkten Kontakt zwischen ihnen und den für die Bewohner zuständigen Pflegekräften. **Großveranstaltungen** in größeren Zeitabständen sollen diese Treffen lediglich flankieren.

Ziele von Veranstaltungen für Angehörige

Alle Veranstaltungen für Angehörige, egal ob auf Wohnbereichsebene, im gesamten Haus oder in anderen Bereichen (die im weiteren Verlauf hier vorgestellt werden), haben mehrere Ziele:

- **Aufklärung** der Angehörigen über die für sie wichtigen Angelegenheiten;
- positive **Beeinflussung** des Verhältnisses zwischen Bewohnern und ihren Angehörigen;
- Steigerung der **Arbeitserleichterung** und der **Mitarbeiterzufriedenheit** durch den Wegfall von Reibungen;
- **Informationsaustausch** zwischen Angehörigen und Mitarbeitern;
- »**Entkrampfung**« des oftmals gespannten Verhältnisses zu den Angehörigen;
- Beitrag zum **guten Ruf** der Einrichtung und deren Auslastung;
- Aufbau von **Konkurrenzvorteilen** für die Einrichtung, damit sie im Wettbewerb bestehen kann;
- **Bindung** der Angehörigen an die Einrichtung, positive Mund-zu-Mund-Propaganda durch Angehörige in der Öffentlichkeit, Unterstützung z. B. im Fall eines öffentlichen Konfliktes;
- möglichst frühzeitiges Bemerken, Auffangen und Bearbeiten von **Kritik** von Angehörigen;
- weitgehende Vermeidung von **Unzufriedenheit** bei den Angehörigen mit den Leistungen des Anbieters (sowie den Auszug von Bewohnern als deren Folge) (vgl. Kap. 7)

Checkliste zum Konzept von Angehörigenarbeit

Ein ausgearbeitetes Konzept zur Einbeziehung von Angehörigen gibt es laut MUG-Studie in 26 bis 46 Prozent der Einrichtungen (die Angaben variierten stark zwischen Mitarbeitenden und Einrichtungsleitungen). Trotzdem wünschen sich immer noch viele Angehörige mehr Informationen, mehr Einbeziehung.

Bei der Erstellung eines Konzepts für die Angehörigenarbeit müssen folgende Fragen bedacht werden:
- Welche **Ziele** verfolgt die Einrichtung als Ganzes, welche die Mitarbeiter in den verschiedenen Arbeits- und Wohnbereichen? Welche Angebote würden zu welchen Zielen passen? Welche Ziele und Bedürfnisse haben die Angehörigen? Wie können diese in Erfahrung gebracht werden? Mit welchen Angeboten kann darauf geantwortet werden? Gibt es in der Einrichtung die Räumlichkeiten und die technischen und finanziellen Möglichkeiten bzw. können diese hergestellt werden und welche Alterna-

tivmöglichkeiten gibt es? Stimmen die Ziele von Einrichtung und Angehörigen überein?
- Welche **Formen von Angehörigenarbeit** gibt es bereits, vielleicht ohne dass sie als solche erkannt und benannt wurden? Sind sie erfolgreich? Wie viele und welche Angehörigen erreichen sie mit welchen Konsequenzen? Kann auf sie in modifizierter Form aufgebaut werden?
- Wie viele und welche **Angehörige** besuchen wie oft ihre Familienmitglieder? Warum kommen manche so selten? Gibt es Möglichkeiten, durch Angebote darauf einzuwirken? In welchen Bereichen und in welchem Ausmaß sollen sich Angehörige an Aufgaben in der Einrichtung beteiligen? Wie groß ist ihre Bereitschaft dazu und die der Mitarbeiter, Angehörige in »ihre« Bereiche hineinzulassen? Welche Angehörigen können für aktive Angehörigenarbeit gewonnen werden? Wie kann auf sie zugegangen werden?
- Inwieweit ist die Einrichtung nach außen offen, z. B. in den Stadtteil, in die Kirchengemeinde? Kann in diesen Zusammenhängen ein Angebot für Angehörige in **Kooperation** entworfen werden?
- Welche **Kapazitäten** hat die Einrichtung (Personal, Kompetenzen, Räume, Zeit)? Welche Angebote soll es geben? Wie groß wird die Motivation eingeschätzt seitens der Angehörigen bzw. der Mitarbeiter? Wie sind die Zuständigkeiten zu verteilen? Wer macht was auf Einrichtungs- und Wohnbereichsebene, leitende oder nachgestellte Mitarbeiter? Wie verläuft deren Koordination und Zusammenarbeit?

6.2 Wann setzt Angehörigenarbeit ein?

Angehörigenarbeit beginnt mit der **ersten Anfrage** nach einem Heimplatz. Hier bedeutet Angehörigenarbeit **Informationsgabe**. Hier sollte der Umgang mit den Angehörigen bewusst gestaltet werden. Das beinhaltet auch, dass die Angehörigen erfahren, wer von den Mitarbeitern wofür zuständig, wo, wann und wie zu erreichen ist.

Beschwerdemanagement

Im Heimalltag bedeutet Angehörigenarbeit vielfach Beschwerdemanagement (vgl. Kap. 7). Dieses sollte möglichst frühzeitig einsetzen, bevor sich eine **Verbitterung** um vermeintlich schlecht »laufende« Vorgänge (Angehörige) bzw. um vermeintlich »immer nur nörgelnde« Angehörige (Mitarbeiter) festgesetzt hat. Bestehendes Misstrauen abzubauen, kostet sehr viel Zeit und Energie und bedarf mehr persönlicher Fähigkeiten als Gespräche »auf niedrigerer Ebene« mit einer niedrigeren Hemmschwelle für beide

141

Seiten. Die negativen Auswirkungen auf den Ruf der Einrichtung sind nicht zu unterschätzen, wenn das offene Gespräch mit unzufriedenen Angehörigen nicht geführt wird.

> **Kritik dringend erwünscht**
> Um »Nörgelei« zu verhindern, wird in Aufnahmegesprächen, bei der Unterzeichnung des Heimvertrages und/oder beim Einzug der neuen Bewohner ausdrücklich darauf hingewiesen, dass die Einrichtung insgesamt und jeder Mitarbeiter nicht perfekt ist und dass Kritik ausdrücklich erlaubt, ja sogar erwünscht ist.

Bereitschaft zum Entgegenkommen

Erfahrungen zeigen, dass allein die Absicht und das Bemühen, Angehörige ernst zu nehmen, das Verständnis gegenüber den Mitarbeitern und die Bereitschaft zum Entgegenkommen ihrerseits sehr erhöht. Dies verspricht wesentlich mehr Erfolg, als wenn Dinge vertuscht oder Angehörige hingehalten und abgewehrt werden. Auch wenn etwas nicht zur Zufriedenheit der Angehörigen geregelt werden kann, ist es günstiger, die Gründe hierfür zu erklären und Einblicke in den Einrichtungsabläufe zu ermöglichen, als Wünsche und Kritik abzuwehren.

> Zuständigkeiten, Formen und Zeitpunkte von Angehörigenarbeit sind schriftlich festzulegen und allen Mitarbeitern zur Kenntnis zu bringen:
> - in Vorstellungsgesprächen,
> - innerhalb der Stellenbeschreibung,
> - in Rundschreiben,
> - in Gesprächen zwischen Leitungskräften und den ihnen unterstellten Mitarbeitern.
>
> Kritik, Wünsche und Anregungen an die Angehörigenarbeit sind ausdrücklich erwünscht.

6.3 Wer führt Angehörigenarbeit durch?

Grundsätzlich sind alle Mitarbeiter, die mit Angehörigen in Kontakt kommen, für die Durchführung von Begegnungen und Veranstaltungen zuständig. Natürlich können nicht alle alles machen.

Jeder nach seinen Fähigkeiten

Ein Mitarbeiter hat individuelle **Talente, Motivationen** und **Kompetenzen**. Letztlich muss sich jeder an seinem Platz um die Angehörigen bemühen, d. h. die Pflegekräfte in ihrer täglichen Arbeit mit den Bewohnern und ihrem überwiegend alltagsbezogenen Kontakt mit deren Angehörigen, sowie je nach ihren ausbildungsbezogenen und rhetorischen Fähigkeiten in kritischen Situationen. Ansonsten sind Wohnbereichs-, Pflegedienst- bzw. Einrichtungsleitung oder Qualitätsbeauftragte für Klagen und Wünsche zuständig, je nach Themenbereich und Ausmaß.

Liegt die zu bearbeitende Thematik im hauswirtschaftlichen Bereich, sind in erster Linie die Mitarbeiter zuständig, die sich gerade vor Ort befinden, beispielsweise Gardinen aufhängen und dabei angesprochen werden. Diese geben Informationen an ihre Vorgesetzten weiter bzw. verweisen bei schwierigeren Fragen an diese. Das Gleiche gilt für die Mitarbeiter aus der Verwaltung und der Haustechnik sowie des Sozialen Begleitenden Dienstes. Ehrenamtliche, Betreuungsassistenten nach § 87b SGB XI und 1-Euro-Jobber sind zumeist dem Sozialen Begleitenden Dienst oder den Wohnbereichsleitungen unterstellt. Diese sind dementsprechend zuständig, wenn es zwischen den freiwilligen bzw. geringfügig beschäftigten Mitarbeitern und Angehörigen zu Fragen oder Konflikten kommt.

> Angehörigenarbeit kann auch von externen Kräften durchgeführt werden, z. B. im Rahmen einer Teilnahme von Angehörigen an volkshochschulähnlichen Angeboten.

Auswirkung der Hierarchie

Auch die **Organisationsstruktur** und die Hierarchie in einer Einrichtung hat Auswirkungen darauf, wer von den Mitarbeitern in welchen Fragen mit Angehörigen umgeht. In einem streng hierarchisch geführten Haus werden die »einfachen« Mitarbeiter kaum dazu in der Lage und bereit sein; in »**demokratischen**« Strukturen ist selbstständiges, selbstbewusstes und kompetentes Handeln eher möglich. Die Zuständigkeit hängt also auch davon ab, inwieweit die Leitungskräfte bereit sind, »abzugeben« und andere zu befähigen, zu ermuntern, zu fördern und zu fordern.

Kompetenz und Überblick

Für die Konzeption und Organisation von verschiedenen Angeboten der Angehörigenarbeit sind – vor allem in der Phase der Implementierung im

Haus – die **Leitungskräfte** zuständig: Einrichtungs- und Pflegedienstleitungen sowie Qualitätsbeauftragte haben den notwendigen Überblick und die nötigen Kompetenzen (Kenntnisse und Autorität): Sie leiten die Mitarbeiter bei der Erstellung von **Leitbildern** hinsichtlich der Angehörigenarbeit und der Erarbeitung von entsprechenden **Standards** an. Meist sind sie auch kommunikativ versierter im Umgang mit Gesprächspartnern. Gerade in der Anfangsphase eines Projektes aber ist gelingende Kommunikation besonders wichtig. Beispielsweise bei der Organisation des ersten wohnbereichsbezogenen Angehörigentreffens wären die meisten Pflegekräfte und auch manche Wohnbereichsleitung leicht überfordert und unsicher.

Die Qualitätsbeauftragte und die Pflegedienstleitung haben in der Regel Erfahrungen in Gruppenarbeit, im Vortragen und im Moderieren von Diskussionen. Sie wirken als **Vorbild**, Lehr-Beispiel, »Orientierungspunkt« und Anleitung. Anzustreben ist nichtsdestotrotz, dass die Wohnbereichsleitungen und die nicht leitenden Mitarbeiter eine immer aktivierere Rolle übernehmen: Sie haben ja den meisten Kontakt mit den Angehörigen und sie müssen miteinander auskommen und dafür direkt miteinander reden und Kompromisse suchen.

Die Rolle der Pflegedienstleitung

Bei der Vorbereitung der ersten Veranstaltungen ist die Rolle der Pflegedienstleitung bzw. der Qualitätsbeauftragten relativ stark: Sie fragen nach den Vorstellungen des Teams, bringen aber ihre Vorstellungen und die Erfahrungen anderer in die Angehörigenveranstaltungen mit ein. Die relativ starke Führung kann aber auch darauf beruhen, dass die Wohnbereichsleitung noch recht neu ist und die Mitarbeiter insgesamt unsicher und unerfahren sind. Außerdem spielt der »Energiehaushalt« des Wohnbereichs eine Rolle: Sind die Mitarbeiter wegen Krankheiten und hoher Arbeitsbelastung stark in der Bewältigung des Alltags involviert, haben sie in der Regel wenig Energie, Zeit und Motivation für außergewöhnliche Anforderungen übrig.

6.4 Angebote für spezielle Typen von Angehörigen

Angehörige sind keine homogene Masse. Sie agieren und reagieren unterschiedlich: einige lassen sich kaum in der Pflegeeinrichtung sehen, einige sind regelmäßig, manche »ständig« da. laut der MUG-Studie von 2005/2006 sind fast alle Angehörigen in der psychosozialen Betreuung aktiv, sie unterhalten sich regelmäßig mit den Bewohnern und lesen ihnen vor. 64 Prozent

der Angehörigen kümmern sich auch um andere Bewohner, 59 Prozent sind darum bemüht, gezielt Kontakte der Pflegebedürftigen mit anderen Bewohnern herzustellen.
Ein Drittel der Angehörigen wirkt bei Festen, Ausflügen und sonstigen Veranstaltungen mit.

- Bei der Pflege im engeren Sinne wirken 33 Prozent der befragten Angehörigen ab und zu mit, aber nur zehn Prozent regelmäßig. An der Pflegeplanung sind 14 Prozent regelmäßig beteiligt, weitere 16 Prozent ab und zu. Die Möglichkeit, an Pflegevisiten teilzunehmen, nehmen fünf Prozent der angehörigen regelmäßig und neun Prozent ab und zu in Anspruch. Was die Pflege im engeren Sinne betrifft, so können oder möchten laut MUG-Studie 40 Prozent weder bei der Pflege mithelfen noch an der Pflegeplanung beteiligt werden. Rund 50 Prozent möchten nicht an einer Pflegevisite teilnehmen. Zu mehr Mitwirkung wären in der unmittelbaren Pflege 17 Prozent bereit, bei der Pflegeplanung 29 Prozent und bei Pflegevisiten 37 Prozent.
- Mehr als 90 Prozent aller Angehörigen sind in die Regelung der finanziellen Angelegenheiten einbezogen. Kleinere Besorgungen leisten 84 Prozent der Angehörigen, darunter 58 Prozent regelmäßig. 62 Prozent helfen dabei, die Wäsche in Ordnung zu halten und das Zimmer aufzuräumen, davon 25 Prozent regelmäßig. Hilfen bei Gedächtnis- und Orientierungstrainings leisten 49 Prozent der Angehörigen, darunter 17 Prozent regelmäßig.
- Geh- und Bewegungsübungen (43 Prozent Mitwirkung, darunter 15 Prozent regelmäßig) sowie Hilfen beim Essen (42 Prozent Mitwirkung, darunter elf Prozent regelmäßig) sind weitere Bereiche, in denen Angehörige in mittlerer Intensität mitwirken, während bei anderen pflegerischen Leistungen wie Hilfe beim Kämmen oder Rasieren, beim An- und Ausziehen oder beim Toilettengang nur jeweils weniger als zehn Prozent der Angehörigen regelmäßig mithelfen.
Grundsätzlich ist zu beachten, dass die innerhalb der MUG-Studie befragten bzw. antwortenden Angehörigen eine Positivauswahl darstellen; Angehörige, die sich (fast) nicht engagieren, solche, die mit der Einrichtung oder sogar mit dem Bewohner »möglichst nichts zu tun haben« wollen, sind für Angehörigenbefragungen in der Regel kaum zu erreichen.

Die **Pflegewissenschaft** hat eine Einteilung in verschiedene Gruppen vorgenommen: delegierende und pflegende Angehörige mit ihren jeweiligen Untergruppen. Diese Einteilung kann als Hilfsmittel für die Konzeption diverser Angebote im Rahmen der Angehörigenarbeit dienen. Demnach gehören laut der MUG-Studie,

- 11 Prozent der Angehörigen zu den »aktiv Pflegenden«;
- 32 Prozent der Angehörigen zu jenen, die psychosozial stabilisierende Funktionen ausüben;
- ebenfalls 32 Prozent zu jenen, die flankierende Unterstützung leisten.

Gegenüber der MUG-Erhebung von 1995 sind diese drei Angehörigen-Gruppen etwas kleiner geworden. Größer geworden ist hingegen mit 27 Prozent die Gruppe der sich distanzierenden bzw. delegierenden Angehörigen (1995: 24 Prozent). Offensichtlich wollen oder können viele Angehörige nicht in einem stärkeren Maße mitwirken.

> So verschieden wie die Angehörigen sind, so verschieden sind auch die für sie zu konzipierenden Angebote seitens der Einrichtung.

6.4.1 Sich distanzierende bzw. delegierende Angehörige

Zu dieser Gruppe von Angehörigen gehören ganz überwiegend die Kinder und Schwiegerkinder der Bewohner, Ehepartner sind hier fast nicht zu finden.

Sich distanzierende bzw. delegierende Angehörige beschäftigen sich weniger mit den Bewohnern selbst, mit ihrer Persönlichkeit und ihrem Wohlbefinden. Sie kümmern sich vor allem um die hauswirtschaftliche Zusatzversorgung, verwalten z. B. die Finanzen oder machen Besorgungen. Diese Angehörigen zeichnen sich oft durch **gespannte Beziehungen** zum Bewohner aus. Sie wollen (oder können) deren Wünsche, Bedürfnisse und Probleme nicht hören, sich mit ihnen nicht auseinandersetzen. Das kann unterschiedliche Ursachen haben:

- Das Elternteil wollte schon ihren noch jungen Kindern die eigenen Probleme aufhalsen und diese mussten sich distanzieren.
- Das Elternteil konnte noch nie eigene Probleme zeigen und darüber reden.
- In der Familie war nie ein offener, zärtlicher und fürsorglicher, sondern ein eher sachbetonter Umgang miteinander üblich.
- Zerwürfnisse sind zu einem späteren Zeitpunkt eingetreten, z. B. Uneinigkeit über die Übersiedlung in die Pflegeeinrichtung (der Bewohner fühlt sich abgeschoben).

Ursachen für Konflikte

Häufig leiden beide Teile unter dem distanzierten Verhältnis, möchten »eigentlich« mehr voneinander, eine bessere, nähere Beziehung, wollen dem anderen von sich selbst erzählen können, seine Anerkennung und Liebe erfahren. Die Beteiligten können »nicht richtig miteinander reden«, wissen nicht, was sie sagen sollen, weichen deswegen lieber auf Sachthemen aus.

Aus diesem Grunde betrachten diese Angehörigen die Pflegeeinrichtung eher als Service-Einrichtung und sich selbst als **Überwachungs- und Bewertungsinstanz**. Sie denken (und sagen): »Für das viele Geld kann ich eine Rund-um-die-Uhr-Pflege erwarten. Ich gebe mein Familienmitglied ja gerade ins Heim, weil es anders nicht mehr geht, weil ich bzw. meine Familie die Versorgung nicht übernehmen können. Hier sind professionelle, bezahlte Kräfte, die sollen das nun mal ordentlich machen.« Dementsprechend engagieren sich nur (aber immerhin) 32 Prozent von ihnen regelmäßig bei Biografiearbeit, Besorgungen und finanziellen Angelegenheiten der Bewohner. Im Heimbeirat mitwirken, zu Angehörigentreffen und zu Sprechstunden gehen tun laut MUG-Studie etwa 24 Prozent der delegierenden Angehörigen, 46 Prozent von ihnen nehmen solche Angebote aber nicht wahr.

Umgang mit sich distanzierenden bzw. delegierenden Angehörigen

Der Umgang mit sich distanzierenden bzw. delegierenden Angehörigen ist für die Mitarbeiter mitunter schwierig: Die Angehörigen wollen die Leistungen der Pflegeeinrichtung kontrollieren und bewerten, besitzen aber zumeist nur **wenig Kenntnisse** und Einblick in die Arbeit des Personals, weil sie eher selten in der Pflegeeinrichtung anwesend sind. Diese Angehörigen sehen vor allem, was nicht funktioniert: An der Bluse fehlt ein Knopf, die Mutter bekommt keinen Kuchen zum Kaffee, aber das Heim will »mal wieder« mehr Geld haben. Sie kennen die Arbeitsabläufe nicht, wissen nicht, was außerhalb der Bewohnerzimmer getan wird, wie zeitintensiv Dokumentations- und andere Qualitätssicherungsmaßnahmen sind, welche Vorbereitung und Organisation zur Pflege und Betreuung der Bewohner gehört. Auch die hauswirtschaftlichen und technischen »Zuarbeiten« sind zeit- und kostenintensiv. Diese Angehörigen werden schnell zu sogenannten »**notorischen Nörglern**« und bei den Mitarbeitern herzlich unbeliebt. Die Angehörigen meinen, die Pflegekräfte seien doch »höchstens eine Stunde täglich bei meiner Mutter, sitzen ansonsten in der Küche und unterhalten sich«. Konflikte entstehen, Fronten verhärten sich, man redet nur noch das Nötigste miteinander, dafür umso mehr übereinander.

Für den Umgang mit dieser Gruppe von Angehörigen sind folgende Angebote besonders wichtig und geeignet
- Informationen zu den pflegerischen und betreuerischen Arbeitsabläufen;
- Informationen über die **Pflegesatzentwicklungen** und andere finanzielle Bedingungen und von wem diese bestimmt werden
- **Führungen** durch das Haus mit allen seinen Bereichen. Der Besuch der Küche wird aus hygienerechtlichen Gründen schwierig, man kann aber »hineingucken« und die Hauswirtschaftsleitung befragen und im Übrigen auf andere Bereiche ausweichen. Die Führungen sollten möglichst fakultativ oder regelmäßig in den Kernarbeitszeiten durchgeführt werden. Alternativ oder zusätzlich ist die Dokumentation auf CD-ROM denkbar;
- Informationen zum **Krankheitsbild** des Bewohners, z. B. Demenz und Umgang damit
- Einladung, sich z. B. an der **Pflegeplanung** zu beteiligen (mit Einverständnis des Bewohners), um die Arbeit der Pflegekräfte zu verdeutlichen, eine Arbeits- und Verständnisgrundlage zwischen Angehörigen und Mitarbeitern zu schaffen und Interesse bei den Angehörigen für die Belange und Probleme ihres Familienmitgliedes zu fördern
- Aufforderung, an Veranstaltungen wie dem **Sommerfest** oder der **Weihnachtsfeier** des Hauses zusammen mit dem Familienmitglied teilzunehmen: Bei diesen Gelegenheiten gibt es meistens ein Programm seitens der Einrichtung, der Angehörige »muss« sich nicht die ganze Zeit mit dem Hilfsbedürftigen unterhalten, das Programm liefert Gesprächsstoff, die Hemmschwelle wird insgesamt abgesenkt

Viele der genannten Informationen können in Einzelgesprächen, innerhalb von Veranstaltungen des Wohnbereiches oder der gesamten Pflege und Betreuung im Haus gegeben werden. Veranstaltungen mit mehreren Angehörigen haben den Vorteil, dass in ihnen andere Angehörige eine **Korrektivfunktion** übernehmen können, beispielsweise indem sie Vorwürfen gegen die Pflegekräfte ihre Meinung entgegenstellen: »Das meine ich aber ganz und gar nicht. Ich habe den Eindruck, dass die Pflegekräfte harte Arbeit leisten: Sie begleiten meine Mutter häufig zur Toilette, bringen das Bett immer wieder in Ordnung, müssen sie manchmal mehr als einmal am Tag ganz waschen, sie trösten, wenn es ihr schlecht geht, bieten Ansprache und Aufmunterung. Ich bin sehr zufrieden und froh, dass meine Mutter hier eine so gute Betreuung erhält.« Gruppenveranstaltungen bergen aber auch die Gefahr, dass sich unzufriedene Angehörige gegenseitig »hochschaukeln« bzw. eher »neutral« Eingestellte »anstacheln«. Die Veranstaltungen müssen deshalb gut vorbereitet und von kommunikativ versierten und in der Moderation erfahrenen Mitarbeitern geleitet werden (vgl. Kap. 8).

6.4.2 Aktiv pflegende Angehörige

Rund jeder zehnte Angehörige gehört laut MUG-Studie zu den aktiv Pflegenden im Heim. Hierbei handelt es sich zumeist um Angehörige, die den Bewohner bereits in der **häuslichen Umgebung** gepflegt haben. 53 Prozent dieser Gruppe leisten häufig bis regelmäßig Hilfe bei der Pflege und beteiligen sich regelmäßig an Pflegeplanung und Pflegevisite, (weitere) 54 Prozent von ihnen wären bereit, sich zukünftig stärker an Pflegeplanung und Pflegevisiten zu beteiligen. 61 Prozent der aktiv pflegenden Angehörigen wirken regelmäßig bei der Biografiearbeit und bei der Zimmergestaltung mit, erledigen Besorgungen, regeln finanzielle Angelegenheiten für den Bewohner und helfen ihm beim Essen. In der sozialen Betreuung (Vorlesen und Unterhalten, soziale Kontakte fördern, kognitive und somatische Übungen begleiten) sind die aktiv pflegenden Angehörigen sogar zu 71 Prozent regelmäßig beteiligt. Bei den anderen Angehörigen-Typen sind sowohl die tatsächliche Mitwirkung als auch die Bereitschaft zu weiterer Hilfe geringer ausgeprägt. Das gilt auch bei Punkten wie der Mitwirkung im Heimbeirat, dem Besuch von Angehörigentreffen und Sprechstunden: 2005 taten dies 35 Prozent der aktiv pflegenden Angehörigen regelmäßig.

Der Typus des aktiv pflegenden Angehörigen kennt die Wünsche des Bewohners sehr genau, seine gesundheitlichen Probleme. Er ist durch die oft jahrelange Tätigkeit zu einem **Experten** der Pflege und Betreuung dieses Bewohners geworden – mancher meint es aber auch nur. Denn z. B. »Eisen und Fönen« bei einem Dekubitus Grad I ist schon lange nicht mehr Stand der Kunst – manche pflegenden Angehörigen wissen das aber nicht. Das birgt Konfliktpotenzial. Wird diesbezüglich Kritik geäußert, fühlt sich manche Angehörige persönlich angegriffen: »Ich muss doch wohl wissen, was für meinen Mann das Beste ist. Er hat sich die ganzen Jahre nicht beschwert, hat es immer gut bei mir gehabt. Ich habe für seine Pflege Jahre meines Lebens geopfert.«

Manche aktiv pflegenden Angehörigen können die **Verantwortung** für den Hilfsbedürftigen nach dem Umzug in eine Pflegeeinrichtung nicht abgeben und sind täglich mehrere Stunden dort pflegend tätig. Damit entlasten sie die Mitarbeiter zwar von vielen, zum Teil zeitraubenden Tätigkeiten wie dem Essenanreichen oder der Körperhygiene. Aber die Art und Weise, in der dieses passiert, lässt **Konflikte** entstehen, wenn die Angehörigen

»ständig« ins Dienstzimmer kommen oder die Pflegekräfte auf dem Flur abpassen, weil ein gewünschtes Pflegeutensil fehlt. Mit solchen Wünschen müssen sich die Mitarbeiter auseinandersetzen, was häufig **energie- und zeitintensiv** ist und zu der Meinung führt »da waschen wir den Bewohner doch lieber gleich selbst.«

Diesen Angehörigen kann die Einrichtung Folgendes anbieten:
- **Bestätigung,** dass die Pflege und Verantwortung der Angehörigen in der Vergangenheit und jetzt durch die Mitarbeiter grundsätzlich anerkannt wird;
- **Erfahrung,** dass sie nicht alles wissen, können und tun müssen, damit sie wichtig für ihr Familienmitglied sind und von den Mitarbeitern anerkannt werden;
- **Aufklärung** über das Krankheitsbild ihres Familienmitgliedes und den damit einhergehenden körperlichen, geistigen und seelischen Veränderungen;
- **Anleitung** in pflegerischen Tätigkeiten. Diese muss in verständlicher Form und wiederholt stattfinden. Eine »Instruktion« kann man geschickt in einem »Frau Schmidt, könnten Sie mir wohl helfen, Ihren Mann zu betten?« verkleiden. Oder in einer »Nebenbei-Information«, etwa: »Wir wenden ihn alle zwei Stunden von Rücken- in Links- bzw. Rechtsseitlage, nehmen diese und jene Hilfsmittel in dieser und jener Weise hinzu, damit die Knochen nicht aufeinander liegen und sich kein Druckgeschwür bildet...« Eine Anleitung kann häufig besser in einem netten, entspannten Gespräch »verpackt« angenommen werden, als wenn die Pflegekraft sagen würde: »Frau Schmidt, wir finden das ja sehr nett, dass Sie Ihren Mann jeden Tag waschen. Aber achten Sie doch bitte mal darauf, dass ... Sonst müssen wir nämlich immer noch hinterher ...« Auch hier kommt also der Gesprächsführung eine besondere Bedeutung zu (vgl. Kap. 2);
- **Ermunterung,** die direkt pflegerischen Aufgaben zu reduzieren – »Sie haben sich ja gerade für das Heim entschieden, weil Sie sich kräftemäßig überfordert fühlten und Sie brauchen Ihre Kraft ja auch, um ihm ansonsten beizustehen und nicht vor Erschöpfung krank zu werden«. Damit kann die Anregung verbunden werden, sich verstärkt auf **betreuerische Aufgaben** zu konzentrieren (die meisten aktiv pflegenden Angehörigen übernehmen beide Aufgaben: aktive Pflege und seelische Betreuung), »weil Sie ihn ja doch viel besser kennen als wir und wissen, was er seelisch braucht. Sie sind für ihn die wichtigste Vertrauensperson, der er seine Sorgen anvertrauen kann«;
- **Möglichkeit,** über ihre Gedanken und Sorgen und über ihre Wünsche an die Mitarbeiter in **Einzelgesprächen** mit den Pflegekräften zu sprechen

und sich in Gruppengesprächen auszutauschen. Diese Gruppen können nur mit Angehörigen besetzt sein oder gemischt: Angehörige – Personal. Es können Angehörige aus dem Wohnbereich dabei sein oder es wird eine **Angehörigengruppe** gebildet, in der alle Teilnehmer aus dem gesamten Haus ähnliche Voraussetzungen mitbringen, z. B. jahrelang zu Hause den demenziell erkrankten Ehemann gepflegt haben.

6.4.3 Psychosozial stabilisierende Angehörige

Ein knappes Drittel der Angehörigen nimmt psychosozial stabilisierende Funktionen bei ihrem pflegebedürftigen Familienmitglied in der Einrichtung wahr. Diese Angehörigen

- gehen mit dem Bewohner spazieren, machen **Ausflüge** mit ihm allein oder nehmen an wohnbereichsbezogenen Veranstaltungen teil;
- sorgen für die Aufrechterhaltung der **Kontakte** zu den Enkelkindern und anderen näheren und ferneren Verwandten und Bekannten;
- tauschen sich mit dem Hilfsbedürftigem über die jeweiligen **Alltagsprobleme** aus: Sie erzählen vom Geschehen in Familie, Nachbarschaft und Bekanntenkreis, der Bewohner erzählt von seinem Tagesablauf, von Problemen oder Freuden z. B. mit dem Mitbewohner des Zimmers bzw. im Wohnbereich, von Begegnungen mit den Mitarbeitern oder gesundheitlichen Begebenheiten;
- führen mit dem Familienmitglied Gespräche über Belastungen und Probleme körperlicher oder seelischer Art und geben sich hierin gegenseitig **Unterstützung**. Diese Gespräche können schwerwiegendere gesundheitliche Probleme thematisieren, Veränderungen im Rahmen des Alterungsprozesses, Abhängigkeitsprobleme in der Einrichtung, bedeutende Streitigkeiten in der Einrichtung, Erziehungsprobleme und Familienprobleme in der weiteren und engeren Familie sowie zwischen den Beteiligten selbst. Auch Differenzen aufgrund der Übersiedlung in die Einrichtung können Thema sein.

Die Angehörigen sorgen so insgesamt für die Aufrechterhaltung eines möglichst **normalen Lebens** und möglichst umfassenden Erlebens in der Pflegeeinrichtung. 61 Prozent der psychosozial stabilisierenden Angehörige beteiligen sich darüber hinaus laut MUG-Studie regelmäßig an der Biografiearbeit und regeln finanzielle Angelegenheiten. 67 Prozent lesen regelmäßig vor und unterhalten sich mit dem Bewohner, fördern dessen Kontakte zum Umfeld, begleiten kognitive und somatische Übungen.

Die Beziehungen zwischen psychosozial stabilisierenden Angehörigen und ihren hilfsbedürftigen Familienmitgliedern sind von **Offenheit** und menschlicher Nähe geprägt. Nähe setzt aber die Möglichkeit von Distanz, Freiwilligkeit und Gleichrangigkeit voraus. Die ständige Abhängigkeit von Hilfe, insbesondere rund um das Thema Kontinenz bzw. Inkontinenz, verbunden etwa mit Ekelgefühlen auf der einen und Schamgefühlen auf der anderen Seite, ist hier nicht förderlich. So pflegen psychosozial stabilisierende Angehörige ihr Familienmitglied seltener regelmäßig aktiv körperlich. Zum Teil haben sie sie ja auch deswegen aus der häuslichen Pflegesituation gegeben, weil diese überhand nahm und nicht mehr zu leisten war. Für manche hat auch die Erwägung eine Rolle gespielt, dass durch die Berufsaufgabe oder -einschränkung der in der eigenen Häuslichkeit pflegenden Kinder psychische Probleme auf beiden Seiten sowie Unzufriedenheit und Streit miteinander gefördert wurden. Die eine gesündere **Distanz** ermöglichende Übersiedlung in die Einrichtung wurde als Lösung betrachtet, im Idealfall von allen Beteiligten. Hier wird die Pflege im engeren Sinne nun gern dem Pflegepersonal überlassen.

So entstehen in dieser Hinsicht seltener Probleme zwischen Angehörigen und Mitarbeitern: Die Angehörigen sind froh über die professionelle Pflege und die Mitarbeiter sind erleichtert, dass die Bewohner die nötige Ansprache und psychische Begleitung bekommen, die auch sie für wichtig halten, aber im nötigen Ausmaß zeitlich oft nicht leisten können. Das seelische Wohlergehen wiederum hat Auswirkungen auf die körperliche und geistige Gesundheit, Beweglichkeit und die »**Pflegeleichtigkeit**« bzw. »**-intensität**« der Bewohner.

Der Gruppe der psychosozial stabilisierenden Angehörigen kann die Einrichtung z. B. anbieten:
- **logistische Unterstützung** bei ihren Vorhaben (Räume, Sachmittel oder Transportmöglichkeiten);
- **psychische Unterstützung,** etwa Gesprächsangebote, um sich die Belastungen von der Seele reden zu können. Diese Gespräche können spontan oder geplant, mit Mitarbeitern oder anderen Angehörigen, einzeln oder in Gruppen geführt werden. Gleich gesinnte Angehörige können sich auch zeitweilig gegenseitig in der Betreuung vertreten

> Bei psycho-sozial stabilisierenden Angehörigen besteht eine gegenseitige Anerkennung und Wertschätzung zwischen ihnen und den Mitarbeitern der Einrichtung.

6.4.4 Flankierend unterstützende Angehörige

Laut MUG-Bericht zählen die befragten Einrichtungsmitarbeiter 32 Prozent der Angehörigen zu den flankierend unterstützenden Angehörigen. Dieser Typus ist durchschnittlich 62 Jahre alt, meist handelt es sich um Kinder des Bewohners. Auch diese Angehörigen sind in der psychosozialen Betreuung aktiv, beteiligen sich bei der Biografiearbeit oder bei einem Teil der Körperpflege, gehen zu Sprechstunden usw., aber prozentual weniger regelmäßig als etwa die aktiv pflegenden oder die psychosozial stabilisierenden Angehörigen.

Fließende Grenzen

Angehörige können selten eindeutig einer dieser Gruppen zugeordnet werden – in der Realität sind die **Grenzen** untereinander fließend. Angehörige tendieren zu bestimmten Zeiten mehr zu einem beispielsweise distanzierenden Verhalten oder zu einem psychosozial stabilisierenden. Ihr Verhalten ist veränderlich genau wie der Bewohner in seinem Verhalten. Je nach Lebensphase, Tagesform und momentaner körperlicher, seelischer oder geistiger Befindlichkeit. Die Kategorisierung von Angehörigen ist ein Hilfsmittel für die Mitarbeiter, um die hinter den Handlungen **verborgenen Motive** besser erkennen sowie das Verhalten besser einordnen, nachvollziehen und darauf adäquat reagieren zu können. Je nach der Hauptzuordnung von Angehörigen zu einer der Gruppen können gezielt Angebote gemacht werden.

6.5 Hausweite Informationsveranstaltungen

Bei hausweiten Veranstaltungen werden die Angehörigen aller Bewohner der Einrichtung gleichzeitig eingeladen. Es handelt sich also um **Großveranstaltungen** – auch wenn die Anzahl der Gäste oft relativ gering ist. Diese Tatsache deutet bereits an, dass den Vorteilen Nachteile gegenüber zu stehen scheinen.

Vorteile

- größerer Verbreitungsgrad von allgemein gültigen Informationen;
- in der Regel gleichzeitige Anwesenheit und Ansprechbarkeit aller Leitungskräfte;
- relativ geringer Zeit- und Personaleinsatz

Nachteile

- Begegnung als »Einbahnstraße«: Einrichtungsleitung erzählt, anwesende Angehörige hören zu
- Möglichkeit, nur allgemein gültige Fragen zu diskutieren, die alle betreffen
- fehlende Gelegenheit individuelle Probleme anzusprechen (Datenschutz);
- größere Anonymität
- größere Hemmschwelle für den Einzelnen eigene Belange anzusprechen
- in der Regel nur geringe Präsenz der Mitarbeiter von den Pflegebereichen oder aus den sonstigen Arbeitsbereichen. Sie können also nicht Auskunft geben
- in der Regel prozentual geringere Teilnahme von Angehörigen als bei kleineren Veranstaltungen. Es kommen meist nur die, die sich sowieso in der Pflegeeinrichtung engagieren

Themen und Inhalte

- Regelungen im Rahmen von **Pflegeversicherung** oder **Bundessozialhilfegesetz** und sich daraus ergebende Konsequenzen und Änderungen, etwa mehr soziale Betreuung einzelner demenzkranker Heimbewohner durch Betreuungsassistenten nach § 87b SGB XI oder Erklärung, wann und wie die Befreiung von den Rundfunk- und Fernsehgebühren beantragt werden kann
- Erläuterung der **Aufbau- und Ablauforganisation** in der Einrichtung, soweit das zur Orientierung der Angehörigen notwendig oder sinnvoll erscheint
- Erläuterungen zu Erbringung, Umfang und Abrechnung der verschiedenen **Leistungen der Einrichtung**; zu Leistungen, die in den Pflegesätzen inbegriffen sind und solchen, die Wahl- bzw. Zusatzleistungen sind
- Erläuterung, welche Tätigkeiten **Aufgabe der Einrichtung** sind und was zu den Obliegenheiten der Angehörigen gehört, beispielsweise Besorgung von Toilettenartikeln für die Bewohner. Einkäufe für die Bewohner durch die Mitarbeiter können als Zusatzleistungen abgerechnet werden
- Erklärung einzelner wichtiger **Arbeitsbereiche** in der Einrichtung, z. B. Umsetzung der gesetzlichen Forderung nach qualitätssichernden Maßnahmen
- Bekanntgabe von und Einladung zu **Veranstaltungsterminen**, die für das ganze Haus gelten
- Bericht über durchgeführte Veranstaltungen
- Nachrichten aus der Fundstelle des Hauses
- wiederkehrende Hinweise für die Angehörigen, z. B. Wichtigkeit der Namensschilder in der Bewohnerbekleidung

- **Vorstellung** neuer Mitarbeiter
- **Bekanntgabe** von Veränderungen der Bürozeiten der Verwaltung
- **Informationsvermittlung** zwischen externen Anbietern, z. B. Frisör oder Fußpflege, und den Angehörigen bzw. Bewohnern als deren Kunden
- Nutzung als **politische Plattform**, beispielsweise zur Erläuterung der Unterschriftenlisten im Haus gegen eine geplante Streichung von Sondennahrung aus den Richtlinien zur Verordnung von Arzneimitteln

Organisation
- **Häufigkeit:** nach Bedarf und je nach dem, ob die hausweiten Treffen die einzigen Angehörigenveranstaltungen sind oder ob sie durch wohnbereichsbezogene ergänzt werden. Im ersten Fall bieten sich Treffen alle drei Monate an, im letzteren reicht einmal jährlich meist aus – außer in einer Zeit vieler Neuerungen, wie sie z. B. die Pflegereform von 2008/2009 für Einrichtungen, Bewohner und Angehörige brachte
- **Anwesenheit:** zumindest alle Leitungskräfte
- **Veranstaltungsort:** Speisesaal oder anderer großer Raum
- **Begrüßung:** Einrichtungsleitung, dann Beiträge je nach Thema und Zuständigkeit, z. B. hauswirtschaftliche Themen von der Hauswirtschaftsleitung
- **Ablauf:** Die ca. 1,5 Stunden dauernden Begegnungen sind überwiegend durch **Kurzvorträge** der Leitungskräfte geprägt, die Angehörigen können dazu Fragen stellen und sonstige Anmerkungen machen

Tipps für die Praxis
- Bewegen Sie möglichst viele Angehörige mit einer umfangreichen Ankündigung, z. B. Briefe, Hauszeitung, Aushänge, persönliche Ansprache, zum Kommen.
- Binden Sie trotz des Charakters einer »Frontalveranstaltung« die Angehörigen ein.
- Stellen Sie eine positive Atmosphäre und Verbindlichkeit her.

6.6 Wohnbereichsbezogene Veranstaltungen mit Angehörigen und Mitarbeitern

Ob die Bildung von **gemischten Gesprächsgruppen**, also mit einer Zusammensetzung aus Mitarbeitern und Angehörigen in Wohnbereichen, dringlich

ist, kann – auf Seiten der Mitarbeiter – durch die Beantwortung mit »Ja« bzw. »Häufig« von Fragen bzw. Aussagen wie den folgenden bestimmt werden:
- »Ich höre dem mich ansprechenden Angehörigen kurz zu und übernehme dann die Kontrolle über den Gesprächsverlauf.«
- »Ich fühle schnell Ungeduld, wenn Angehörige mich ansprechen.«
- »Ich verteidige mich.«
- »Wenn Angehörige mich ansprechen, überlege ich häufig, was ich dazu sagen soll, anstatt zuzuhören.«

Wenn Sie eine dieser Fragen mit »Ja« beantworten müssen, ist davon auszugehen, dass der Aufbau bzw. Ausbau von gegenseitigem **Verständnis** und **Vertrauen** in der Einrichtung gefördert werden sollte. Das ist am besten durch direkten Kontakt zu erreichen, z. B. durch die für einen gewissen Zeitraum intensive Zusammenarbeit in einem Qualitätszirkel zum Thema Ernährung. Oder die Angehörigen werden regelmäßig zu Angehörigenabenden und Ähnlichem auf Wohnbereichsebene eingeladen.

Bei wohnbereichsbezogenen Veranstaltungen werden alle Angehörigen der Bewohner des Wohnbereiches eingeladen. Auch möglichst alle Mitarbeiter der Abteilung nehmen teil.

62 Prozent der innerhalb der MUG-Studie befragten Pflegeheime führen regelmäßig Angehörigenabende durch. Dies mit gutem Grund.

Vorteile
- weniger Anonymität als in Großveranstaltungen
- »familiärere« Atmosphäre
- günstige Möglichkeit zum Kennenlernen
- Ansprache von persönlichen Dingen (in Absprache miteinander, weil der Datenschutz natürlich auch hier gilt)
- Anwesenheit und damit Ansprechbarkeit der meisten Mitarbeiter
- teilweises Kennenlernen der Angehörigen untereinander – zumindest vom Sehen
- Entstehung und Intensivierung von Kontakten
- niedrigere Hemmschwelle
- größere Verbindlichkeit und Motivation des Einzelnen
- Möglichkeit, wohnbereichsspezifische Fragen zu besprechen
- günstige Möglichkeit, in kleineren Gruppen Unzufriedenheit und Probleme anzusprechen und gemeinsam zu lösen
- in der Regel prozentual größere Anwesenheit von Angehörigen gegenüber hausweiten Veranstaltungen, aber tendenziell auch hier vor allem diejenigen, die sich sowieso engagieren

Nachteile
- zeit- und personalaufwendiger als hausweite Veranstaltungen
- relativ niedriger Verbreitungsgrad von allgemein gültigen Informationen
- fehlende Möglichkeit, alle persönlichen Dinge anzusprechen (Datenschutz)
- Hemmschwelle für viele Angehörige

Themen und Inhalte
Die Themen können grundsätzlich die gleichen wie in den hausweiten Veranstaltungen sein. Sie können hier aber **detaillierter** und **spezifischer** sowie mit den ausführenden Mitarbeitern vor Ort diskutiert werden. Weitere mögliche Themen:
- Klagen von Angehörigen über die Wasserversorgung: Flaschen stehen wochenlang im Zimmer und Angehörigen bitten, die Verschlüsse aufzudrehen. Es wird diskutiert, ob den Bewohnern grundsätzlich auch eingegossen werden soll
- Problem, dass immer wieder Wäsche verschwindet: Hinweis auf Zusammenhang zwischen Scham bei Inkontinenz und dem »Verschwindenlassen« von Wäscheteilen
- Baden oder Duschen des Bewohners? Häufigkeit und Berücksichtigung individueller Wünsche dabei

Die Mitarbeiter erklären bei den Themen die Gründe und die Schwierigkeiten, die zu den Sachverhalten führen (oftmals sind die Handlungsweisen organisatorisch oder gesundheitlich zu begründen). Sie werben dabei auch um Verständnis, wenn etwas nicht klappt und um Geduld, etwa bei der Umwandlung von Zweibett- in Einbettzimmer.

Die Leitung führt insgesamt die Bitte nach Verständnis für z. B. Zeitverzögerungen an, bittet (vor allem, wenn auf Nachfrage hier keine Kritik und Wünsche geäußert werden sollten) um Offenheit (»Offenheit kann nur helfen, die Qualität zu verbessern, das wollen ja alle«) und – wenn es passend erscheint – auch um Lob (»ist wichtig für die Mitarbeiter«)

Auf Wohnbereichsebene können auch Fortbildungen für Angehörige angeboten werden, etwa zu Erkrankungen und deren Folgen für die innerfamiliären Beziehungen (Demenz), zum Umgang mit veränderten Lebenssituationen, mit Rollenkonflikten, -Schuldgefühlen oder zur Vorbereitung des letzten Lebensabschnittes ihrer Verwandten.

Organisation
Bei den Angehörigen, die die Angehörigenveranstaltungen besuchen, handelt es sich erfahrungsgemäß anfangs vor allem um diejenigen, die sich sowieso in der Pflegeeinrichtung engagieren und für die Mitarbeiter ansprechbar sind. Aber durch **Mund-zu-Mund-Propaganda** und durch die **Berichterstattung** hinterher (Protokolle, Hauszeitung) kann sich das ändern und die Motivation steigen. Gerade bei den ersten Veranstaltungen muss zwar damit gerechnet werden, dass die Stimmung während der Veranstaltung in Ordnung ist und z. B. keine Aggressionen aufkommen und es vielleicht sogar herzliche Einzelgespräche gibt. Insgesamt sind diese anfänglichen Begegnungen aber häufig eher unpersönlich: Jeder bleibt in seiner Rolle als »Angehöriger von ...« bzw. »Pflegekraft«. Mit der Zeit entwickelt sich aber oft etwas **Gemeinsames,** so etwas wie ein »Wir zusammen für die Bewohner«.

> Die Angehörigen legen zunächst oft eine eher konsumtive Haltung an den Tag. Diese Tendenz besteht vor allem bei größeren Veranstaltungen (erst recht dann bei hausweiten Veranstaltungen).

- **Häufigkeit:** Je nach Bedarf (Problemanfall). In der Regel sind Treffen alle drei bis vier Monate zu empfehlen, bei längeren Abständen können keine persönlichen Kontakte entstehen, die Treffen bleiben unverbindlich. Kürzere Abstände überfordern das Zeitbudget aller Beteiligten
- **Anwesende:** Alle Mitarbeiter des Wohnbereichs (außer Urlauber, Kranke, Notbesetzung)
- **Veranstaltungsort:** Aufenthaltsraum eines Wohnbereichs, der Teilnehmerzahl angemessener Raum (um Anmeldung bitten)
- **Raumgestaltung:** Beispiel: Raum ca. 25 qm groß, Aufteilung an Gruppentischen mit ein bis zwei Mitarbeitern und jeweils zwei bis vier Angehörigen (bei weniger Teilnehmern sollten alle an einem gemeinsamen Tisch sitzen, bei mehr Teilnehmern ist für intensivere Gespräche die Aufteilung in Kleingruppen sinnvoll)
- **Verpflegung:** nach Jahres- und Tageszeit, keinen zu großen Aufwand betreiben (keine Menüs, aber auch nicht geizig sein).
- **Begrüßung:** durch die Leitungskraft (hier erst Pflegedienst-, dann Wohnbereichsleitung) Vorstellung aller Anwesenden und der verschiedenen Themen, Ergänzung durch Aktuelles
- **Einleitungsvortrag (Beispiel):** Die Wohnbereichsleitung (oder eine andere Pflegekraft) hält zunächst einen kurzen Vortrag über den

Arbeitsalltag im Wohnbereich, z. B. Tagesablauf oder Sinn und Ablauf von Pflegeplanung. Ihre Intention dabei ist die Aufklärung der Angehörigen über die Inhalte der Arbeit und deren Umfang. Ferner kann die Aufklärung über das Berufsbild Altenpflege im Allgemeinen angestrebt werden, um dieses sukzessive aufzuwerten und damit auch das Verhalten der Angehörigen gegenüber den Mitarbeitern positiv zu fördern. Die Reaktion vieler Angehöriger lautet oft erstaunt »Ich wusste gar nicht, was Sie so alles zu tun haben. Das ist ja schwere Arbeit.« Das Vortragsthema bietet Anknüpfungspunkte für die anschließende Aussprache

- **Weitere Themen:** Aussprache – Kritik, Wünsche und Lob
- **Organisatorische Fragen:** Bitte an die Angehörigen um Unterstützung bei verschiedenen Tätigkeiten, z. B. wäre für die Durchführung nicht alltäglicher Unternehmungen mit den Bewohnern wie einen Zoobesuch die Hilfe von Angehörigen wünschenswert. Nun kann es anfangs geschehen, dass zwar alle die Idee eines Zoobesuchs gut finden, dass aber keine Motivation besteht, selbst dabei mit Hand anzulegen. Bei zukünftigen Treffen fruchten solche Anfragen aber oftmals
- **Schlussfrage der Leitung:** Wie weiter? Besteht Interesse an regelmäßigen, häufigeren bzw. selteneren Treffen? Gibt es für das nächste Mal Interesse an speziellen Themen?
- Dank fürs Kommen, Verabschiedung

Tipps für die Praxis
- Auch wenn Vorträge ein Bestandteil der Veranstaltung sind – Vermeiden Sie einen »Frontaleindruck« zugunsten eines gemeinsamen Austausches.
- Ermuntern Sie möglichst viele Angehörige zum Kommen durch eine gute und umfangreiche Ankündigung, z. B. Briefe, Hauszeitung, Aushänge, persönliche Ansprache.
- Fertigen Sie für die Teilnehmer Namensschilder an.
- Beteiligen Sie die Veranstaltungsleitung, sowohl die Angehörigen als auch die Mitarbeiter zum Engagement zu motivieren.
- Finden Sie den »richtigen Ton«, d. h. schützen Sie als Leitungskraft Mitarbeiter vor stärkeren Angriffen von Angehörigen, weisen Sie Angriffe zurück, werben Sie um Verständnis für die Arbeit und das Verhalten der Mitarbeiter, z. B. »Wir sind auch nur Menschen und machen Fehler. Wir sind aber immer ansprechbar! Fragen Sie doch bitte bei Unklarheiten nach, warum etwas so und nicht anderes gemacht

- wird. Und kommen Sie möglichst sofort, damit sich der Ärger nicht unnötig wochenlang aufstaut und immer größer wird, sondern die Sache schnell geklärt werden kann«.
- Lassen Sie das Verhältnis der Mitarbeiter untereinander nicht zu eng erscheinen; ein enges Verhältnis kann bei den Angehörigen leicht zum Eindruck einer einheitlichen »Front« führen, »Einzelkämpfer« sind manchmal umgänglicher.
- Berücksichtigen Sie die Vorbereitungszeit und vorhandene Energien bei den Mitarbeitern; aufgrund von Krankheit, Konflikten im Team oder Urlaubszeit gestresste Mitarbeiter haben weniger Potenziale.
- Laden Sie die Einrichtungsleitung bei den Treffen nicht ein, damit diese nicht die ganze Aufmerksamkeit und Wertschätzung für die Arbeit der Mitarbeiter auf sich zieht (Autoritätsverschiebung); außerdem kann die Anwesenheit der Einrichtungsleitung die Angehörigen durch ihre Amtsautorität einschüchtern oder demotivieren.

6.7 Rahmenbedingungen für Veranstaltungen

Alle Angehörigen werden rechtzeitig (etwa drei Wochen vor dem Termin) schriftlich eingeladen. Die **Einladungen** werden zusätzlich in Aushängen und in der Hauszeitung publik gemacht.

Die Einladung enthält den **Termin** (Tag und Uhrzeit), den voraussichtlichen **Zeitraum**, den **Ort** und die vorgesehenen **Themen**. Ein abtrennbarer Abschnitt fragt nach weiteren Interessen der Angehörigen und bittet um Zusendung. Sie können noch rechtzeitig vor dem Treffen in die dann aktualisierte **Tagesordnungspunkt-Liste** aufgenommen werden. Die Bewohner können mit eingeladen werden.

Getränke und Schnittchen oder Kekse lockern die ansonsten leicht geschäftlich-sachliche Atmosphäre auf, heißen willkommen, signalisieren Bemühen und Entgegenkommen der Einrichtung.

Auch der Raum ist wichtig. So sollte die **Raumgröße** der Teilnehmerzahl angepasst werden. In zu großen Räumen verliert man sich leicht (aus den Augen), zu kleine Räume erzeugen eine unangenehme Enge. Der Raum sollte möglichst hell und freundlich eingerichtet sein. Das erzeugt eine »warme« Atmosphäre, in der es sich leichter miteinander reden lässt.

Eine **Zeitdauer** von 90 Minuten bis zwei Stunden erscheint angemessen. So können in Ruhe alle anfallenden Fragen besprochen werden. Zwei Stunden sollten aber auch nicht überschritten werden, das mindert die Konzentration und schließlich wollen ja alle mal Feierabend haben (also Überforderung vermeiden).

Die haus- und wohnbereichsweiten Treffen werden protokolliert und die **Protokolle** allen anwesenden und nicht-anwesenden Angehörigen und Mitarbeitern zugestellt.

Getroffene Vereinbarungen werden mit **Zuständigkeiten** und Überprüfungsdaten (Wiedervorlage) versehen und dann zu gegebener Zeit auch kontrolliert.

Der Einsatz von **Medien** veranschaulicht und lockert auf. Frontalvorträge hingegen sind weniger geeignet, sie schaffen eine Front, Distanz zwischen Redner (»Kompetenter«) und Zuhörern (»Unwissende«). Eine Unterrichtsatmosphäre ist aber zu vermeiden, ebenso wie das Ablesen vom Blatt. Gefordert ist vielmehr das freie und verständliche Sprechen. Kurze Beiträge, Platz für Anmerkungen und Fragen der Angehörigen tun ein Übriges, um die Atmosphäre wirklich zu einem Gespräch werden zu lassen.

6.8 Angehörigeninterne Gesprächsgruppen

Angehörigeninterne Gesprächsgruppen können anlog zu **Selbsthilfegruppen** bzw. **angeleiteten Selbsthilfegruppen** gestaltet werden. Im ersten Fall treffen sich die Angehörigen ohne Beisein einer leitenden Person. Diese Treffen finden gleichwohl in Räumlichkeiten der Einrichtung statt und werden von dieser vorbereitet (Raumausstattung, Verpflegung, Medien). In diesen Gruppen kann man sich sehr gegenüber den anderen Teilnehmern öffnen. Es werden Sachverhalte und Gefühle zum Ausdruck kommen, die man anderen Leuten (teils aus Rücksicht, teils aus Scham) nicht zeigt. In diesem Fall fungiert eine geschulte Mitarbeiterin als Gesprächsleitung. 2005/2006 wurden in 36 Prozent der innerhalb der MUG-Studie befragten Pflegeeinrichtungen Selbsthilfegruppen für Angehörige angeboten.

Selbsthilfegruppen
Vorteile
- Aussprachemöglichkeiten, bspw. über die veränderte Situation, über die sich wandelnde Beziehung zum Bewohner und über die eigene Hilflosigkeit
- gegenseitige Solidarität und Verständnis durch die Teilnehmer;
- psychische Entlastung
- Entlastung (wenn man sich besser kennt), weil die Mitglieder einander darum bitten können, dass sich eine andere Angehörige mit um den eigenen Verwandten kümmert und man mal über das Wochenende wegfahren kann und dennoch weiß, dass das Familienmitglied gut betreut wird
- gegenseitige Informationen und Austausch zum Krankheitsbild und zum mentalen und praktischen Umgang damit (besonders wichtig bei einer Demenz)

Von Selbsthilfegruppen, die gut laufen, profitieren nicht nur die Angehörigen selbst. Auch die Pflege- und Betreuungskräfte der Einrichtungen, die an den Gruppen selbst ja gar nicht teilnehmen, haben Vorteile:
- Durch die psychische Entlastung sind die Angehörigen entspannter, autonomer bzw. kompetenter. **Missverständnisse** und unrealistische Wünsche sind seltener. Das entspannt auch das Verhältnis zwischen den Mitarbeitern und den Angehörigen.
- Durch die Gruppen können Angehörige, die sonst zum Rückzug vom Erkrankten und aus der Pflegeeinrichtung neigen würden, mehr in die Betreuung eingebunden werden. Das kommt den Bewohnern zugute, steigert aber auch die **Wertschätzung** zwischen Angehörigen und Mitarbeitern
- Viele Angehörige nehmen den Mitarbeitern kompetent und engagiert Arbeit ab. Diese können sich erstens mehr um andere Bewohner kümmern und zweitens wird dadurch ihre **Arbeitszufriedenheit** gesteigert – ihre Berufswahl hängt ja in der Regel mit dem Wohl der Bewohner zusammen.
- Die Zufriedenheit der Angehörigen mit der Einrichtung als Ganzes steigt. Das wirkt sich durch Mund-zu-Mund-Propaganda auf deren guten Ruf aus und in der Folge auf die **Auslastung** und damit die wirtschaftliche Situation und nicht zuletzt auch auf die Arbeitsplatzsicherheit.

Nachteile
- relativ zeit-, personal- und raumaufwendig (mit Leitungsperson)
- aufgrund der geringen Teilnehmerzahl können Einzelne, die sich nicht in die Gruppe einpassen, diese aus ihrem empfindlichen Gleichgewicht bringen
- geringer Verbreitungsgrad aufgrund geringer Teilnehmerzahlen

Organisation

In **angeleiteten Gruppen** ist eine Person anwesend, die das Gespräch moderiert, Denkanstöße geben kann, nachfragt, zumeist Hintergrundwissen und eine breitere Erfahrung, z. B. mit demenziell erkrankten oder mit todkranken Menschen, mitbringt als die Angehörigen, die immer nur um einen Menschen »kreisen«. Diese Art von Selbsthilfegruppe ist deshalb vorzuziehen, weil hier weniger die Gefahr besteht, dass man sich im Kreise dreht und gegenseitig »runterzieht«. Die Leitungsperson sollte jemand sein, der ohnehin im Haus arbeitet, z. B. ein Seelsorger oder eine Sozialpädagogin. Diese Berufsgruppen sind in der Regel in Psychologie und Gesprächsführung geschult. Eine Person von außen ist nur dann sinnvoll, wenn sie die Bewohner und ihren Alltag gut kennt. Denn der Umgang mit den Bewohnern muss individuell auf ihre Biografien und Familiensituation abgestimmt sein.

Die Gruppe darf nicht zu viele Teilnehmer umfassen. Sonst hätte erstens der Einzelne nicht genügend Gelegenheit, von sich zu erzählen und zweitens wird mit zunehmender **Teilnehmerzahl** die Hemmschwelle höher, Vertrauen kann weniger leicht aufgebaut werden.

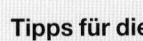

Tipps für die Praxis
- Für Ruhe sorgen (Störungen sind zu vermeiden)
- helle, freundliche Atmosphäre (dunkle Räume fördern eine depressive Stimmung) bieten
- Abschirmung der Gruppe nach außen (gegen neugierige Blicke oder sonstige Störungen) gewährleisten
- freundlich eingerichtete sowie der Größe der Gruppe entsprechende Räumlichkeiten zur Verfügung stellen
- Teilnehmern ausreichend Zeit lassen, damit sie »ankommen«, sich entspannen können
- bei einer hohen Teilnehmerzahl zur Gründung einer zweiten oder dritten Gruppe raten

6.9 Einzelkontakte mit Angehörigen

Bei diesem Angebot sitzen sich in der Regel zwei Personen gegenüber: ein Angehöriger und ein Mitarbeiter der Einrichtung. Je nach Anlass der Begegnung können zusätzliche Mitarbeiter hinzugezogen werden, z. B. bei Beschwerden gegen eine bestimmte Pflegekraft können die Wohnbereichsleitung, die Pflegekraft und der Angehörige zusammenkommen. Die **Auswahl der Ortes** richtet sich nach den Beteiligten: Büro der Leitungskraft, Raum im Wohnbereich, Sprechstunden-Zimmer. Die Gespräche können entweder spontan als »Schön-Wetter-Gespräche« beginnen oder sich geplant und verabredet auf ein bestimmtes Thema beziehen.

Zu den Angeboten für einzelne Angehörige zählen beispielsweise auch deren Unterstützung in **Krisensituationen** wie der Sterbephase des Familienmitgliedes. In einem solchem Fall sind psychisch entlastende Gespräche sowie logistischer Beistand in Form von Angeboten, mit in der Pflegeeinrichtung zu essen, dort zu schlafen und ihn am Sterbebett abzulösen, wichtig.

Eine verlässliche Maßnahme zum Aufbau und Erhalt von Einzelkontakten zu Angehörigen ist das Angebot einer Sprechstunde, die regelmäßig am gleichen Ort und zur gleichen Zeit stattfindet.

Vorteile
- persönliche Dinge können angesprochen werden
- Bedingungen entsprechen dem Datenschutz
- direkter, persönlicher Kontakt
- vereinfachter Vertrauensaufbau
- Konflikte können besser angesprochen und gemeinsam gelöst werden
- große Verbindlichkeit
- Hemmschwelle aufgrund des Anwesenheit Dritter entfällt

Nachteile
- sehr zeit- und personalaufwendig
- sehr niedriger Verbreitungsgrad von allgemeingültigen Informationen
- Kontakte zu anderen Angehörigen kommen hier nicht zustande

Persönliche Voraussetzungen
- Fähigkeit zur Offenheit auf beiden Seiten
- Fähigkeit zur Gestaltung einer positiven Atmosphäre
- Bereitschaft, sich auf den anderen einzulassen
- Bereitschaft zur Akzeptanz des Gegenübers als gleichrangigen Gesprächs- und Verhandlungspartner
- kommunikative Fähigkeiten der Beteiligten
- Ruhe

Zwar sind bei vielen der Faktoren beide Beteiligte wichtig. Aber aufgrund der professionellen Rolle und der Möglichkeit, sich durch Fortbildungen und andere Maßnahmen vorzubereiten, liegt der Schwerpunkt und die Hauptverantwortung für das Gelingen der Begegnungen bei den Mitarbeitern.

6.10 Angehörigenbeirat

Das Bundesheimgesetz und Länderheimgesetze (oft unter anderem Namen, in Nordrhein-Westfalen etwa heißt es »Wohn- und Teilhabegesetz«) implementieren in vollstationären Einrichtungen neben Bewohnerbeiräten (auch »Heimbeirat« genannt) als Selbstvertretungsorgan der Bewohner diese beratende Gremien aus Angehörigen und Betreuern. In Einrichtungen, in denen kein Bewohnerrat zustande kommt (etwa aufgrund hoher Demenzquoten unter den Bewohnern), sollen die Interessen der Bewohner durch einen Angehörigenbeirat wahrgenommen werden. Die Mitglieder beider Gremien werden ausschließlich durch die Bewohner gewählt; das gilt auch, wenn diese nicht geschäftsfähig sind.

Beide Gremien haben wesentlich mehr Rechte als noch vor zehn Jahren. Hier geht es nicht nur um Verpflegungsplanung, Freizeitgestaltung und die Hausordnung. Nach § 9 Wohn- und Betreuungsvertragsgesetz (WBVG, es löst die Paragrafen 5–9 sowie 14 des alten Bundesheimgesetzes ab, vgl. Kap. 4.1) hat die Einrichtungsleitung eine beabsichtigte Erhöhung des Entgelts schriftlich mitzuteilen und zu begründen. Der »Verbraucher«, also der Bewohner, schuldet das erhöhte Entgelt frühestens vier Wochen nach Zugang des hinreichend begründeten Erhöhungsverlangens. Er »muss rechtzeitig Gelegenheit erhalten, die Angaben des Unternehmers durch Einsichtnahme in die Kalkulationsunterlagen zu überprüfen«, heißt es im Gesetz. Kann die Einrichtung die Verbraucher und ihre Gremien nicht überzeugen, gehen Verzögerungen finanziell zu ihren Lasten. Das kann mitunter beachtliche Einbußen bedeuten.

Die vollstationären Einrichtungen müssen die Gremien laut verschiedener Ländergesetzgebungen zudem aktiv in ihrer Arbeit unterstützen. So sind sie z. B. in NRW verpflichtet, ihnen auf Einrichtungskosten notwendige Schulungen zukommen zu lassen, ihnen Räumlichkeiten und Kommunikationsmöglichkeiten mit den Bewohnern zur Verfügung zu stellen. Pflegeeinrichtungen, die die Vertretungsgremien nicht angemessen unterstützen, eventuell sogar ihr Tätigkeit behindern, verstoßen gegen die Gesetze.

Die Unterstützung der Beiräte stellt eine weitere Form der Angehörigenarbeit dar. Die Beiräte unterstützen die Belange der Bewohner nach deren

und eigenem Ermessen, aber auch die Einrichtungsbelange insgesamt, wenn sie z. B. folgende **Aufgaben** übernehmen:
- **Patenschaft** für neue Bewohner bzw. deren Angehörige. Beiräte haben oft mehr Zeit und manchmal mehr Einfühlungsvermögen in die direkten Belange eines neuen Bewohners als dies die nicht direkt betroffenen Mitarbeiter haben (können)
- **Achtsamkeit** auf die Belange von Menschen, die diese nicht selbst vertreten können (z. B. Menschen mit Demenz) und keine aktiven Angehörigen haben
- Neutrale und unabhängige **Vermittlungsinstanz** bei Konflikten zwischen Angehörigen und Einrichtungsmitarbeitern: Unzufriedene Angehörige können den Angehörigenbeirat »anrufen«. Viele Beschwerden können auf dieser Ebene geklärt und entkräftet werden, bei anderen kann zumindest die Schärfe (auch des Tones) durch erste Entlastungsgespräche genommen werden. Kommunikativ versierte Beiratsmitglieder können im gemeinsamen Konfliktgespräch vermitteln. Wenn nötig, kann der Angehörigenbeirat sich Informationen und Unterstützung bei der Heimaufsicht, beim örtlichen Sozialhilfeträger, bei Pflegestützpunkten und anderen beratenden Stellen holen
- Externe **Öffentlichkeitsarbeit** für die Pflegeeinrichtung: Die Angehörigenbeiräte gehören wie alle Angehörigen zu den Bindegliedern der Einrichtung und ihrer Öffentlichkeitsarbeit. Das betrifft die allgemeine laufende Arbeit, wird aber auch besonders wichtig bei öffentlich gemachten Konflikten und Skandalen

> Unzufriedene Angehörige in Beiräten könnten den Einrichtungen (in manchen Häusern: noch mehr) Probleme bereiten. Auch diese Aussicht belegt die Notwendigkeit einer konstruktiven Auseinandersetzung mit ihnen.

Tipps für die Praxis
- Nehmen Sie die Initiative von Angehörigen, ein den Bewohnerbeirat unterstützendes Gremium zu gründen, unbedingt ernst und unterstützen Sie sie.
- Schlagen Sie von sich aus die Gründung vor, z. B. können Mitarbeiter die Idee an passender Stelle auf einer wohnbereichs- oder hausweiten Angehörigenveranstaltung ansprechen.
- Wertschätzen Sie die Arbeit des Gremiums ausdrücklich.

Angehörigenbeiräten wird bei Konflikten aufgrund ihrer zumeist kritischen Einstellung gegenüber der Institution oft mehr Glaubwürdigkeit zugeschrieben als den angeblich parteiischen und von Vorwürfen zumindest zum Teil betroffenen Mitarbeitern. Der Angehörigenbeirat bildet also eine wichtige Lobby für die Einrichtung bei kritischen Anfragen (vgl. Kap. 7).

Vorteile
- Unabhängige und neutrale Instanz für die übrigen Angehörigen. Hier können Probleme und Konflikte frühzeitig auf einer niedrigen Hierarchieebene aufgegriffen (und einige vollständig bearbeitet) werden
- Tätigkeitsverlagerung bei den Mitarbeitern. Statt sich überwiegend mit Beschwerden auseinandersetzen (und in der Praxis diese oft abwehren) zu müssen, hält ein kooperativer Arbeitsstil Einzug
- zeitlich und inhaltlich umfangreiche Einführung neuer Angehöriger durch die Paten
- schneller Kontakt zum Haus für neue Angehörige. Das unterstützt ihre aktive Integration in den Einrichtungsalltag
- Zeitgewinn durch die Tätigkeiten der Paten
- feste Ansprechpartner für alle Angehörigen

Nachteile
- Die Arbeit muss ermöglicht und begleitet werden;
- Aufbau und Kooperation mit den Mitgliedern ist (zunächst) zeitaufwendig

Läuft die Arbeit des Beratungs- oder Vertretungsgremiums aus Angehörigen und Betreuern gut an, fühlen sie sich geschätzt, gewollt und unterstützt als Begleitung, Unterstützung und Instanz der **öffentlichen Kontrolle** der Pflegeeinrichtung, spricht nichts gegen eine institutionelle gute Zusammenarbeit von Gremium und Einrichtung. Anfangsprobleme können mit der Zeit schwinden.

Personelle Zusammensetzung
Für das beratende bzw. Vertretungsgremium kandidieren werden entweder unzufriedene, aber (noch) nicht resignierte Angehörige und/oder zufriedene Angehörige, die sich in das von ihnen empfundene große Engagement der Mitarbeiter unterstützend einbringen wollen. In jedem Fall sollte ihre Initiative von der Einrichtung positiv aufgenommen werden.

Das Haus kann die Zusammensetzung des Beirates beeinflussen, indem Angehörige allgemein zur **Mitarbeit** angeregt werden, z. B. im Rahmen von Angehörigentreffen. Eine weitere Möglichkeit ist die gezielte **Ansprache** einzelner Angehöriger. Das können zufriedene Angehörige sein, die dann Unzufriedenheiten mit der Einrichtung im Beirat etwas relativieren können und als »Fürsprecher« auftreten. Es können aber auch gezielt unzufriedene Angehörige angesprochen werden: Das bezeugt erstens **Offenheit** und **Diskussionsbereitschaft** seitens der Einrichtung und schafft damit Vertrauen und zweitens können diese Menschen im Beirat ihre Unzufriedenheit durch Aussprache und durch Diskussion »auf einer Ebene«, d. h. unter als glaubwürdiger empfundenen »Gleichen«, bereits ein Stück weiter abbauen.

> Kritische Angehörige sind ein positives Potenzial für die Einrichtung: Sie sind nicht betriebsblind und sind oft (noch) bereit, sich zu engagieren.

6.11 Systematische Angehörigenarbeit

Letztlich hat jede Form von Angehörigenangeboten ihre **Berechtigung**. Die verschiedenen Formen schließen einander nicht aus, sondern ergänzen sich. In Großveranstaltungen gegebene Informationen belasten nicht das Zeitbudget kleinerer Treffen bzw. können dort detaillierter und spezifischer weiter diskutiert werden. Persönliche Belange können in kleineren Gruppen besser angesprochen werden. Die Inhalte der verschiedenen Veranstaltungen sind letztlich zu unterschiedlich, als dass man die eine durch die andere ersetzen kann.

> Angehörigenarbeit kann auch in kleinen Serviceleistungen bestehen, zu denen die Mitarbeiter nur wenig und kurze Zeit aufbringen müssen. So trägt z. B. ein Wagen mit Tee und Kaffee, an dem sich die Angehörigen am Nachmittag bedienen können, sehr zur Zufriedenheit und zum Wohlbefinden bei. Auch die Einladung, am offenen Mittagstisch teilzunehmen, wird in der Regel als positive Wertschätzung und Bemühen seitens der Einrichtung anerkannt – es müssen ja nicht alle Angebote kostenlos sein.

Wechselnde Gesprächsangebote

Systematische Angehörigenarbeit macht verschiedene Gesprächsangebote:
- »Schön-Wetter-Gespräche« und themen- bzw. problemorientierte Gespräche
- spontane und geplante Gespräche
- Einzel- und Gruppengespräche
- ein- und mehrmalige Gespräche
- Gespräche von den Angehörigen ausgehend sowie von der Einrichtung initiiert
- Gespräche mit den Angehörigen auf verschiedenen Hierarchieebenen: »einfache« Mitarbeiter, Wohnbereichsleitung, Pflegedienst-, Hauswirtschafts- oder Heimleitung und Qualitätsbeauftragte

Gespräche müssen nicht immer einen konkreten, problematischen Anlass haben. »Schön-Wetter-Gespräche« sind Gespräche mit niedriger (Anfangs-)Hemmschwelle. Mit ihnen kann man Kontakte herstellen bzw. am Leben erhalten, dem Anderen Offenheit und Wohlwollen zeigen. »Schön-Wetter-Gespräche« sind meistens spontaner Art. Sie können »Barometer« dafür sein, ob der andere gerade angesprochen werden möchte oder nicht. Sie können absichtlich herbeigeführt werden, um später einen leichteren Einstieg in problem- oder unsicherheitsbeladene Themen zu finden.

Zur Orientierung, welche Form in welchem Fall mit wessen Beteiligung sinnvoll sein könnte, sind die folgenden Aussagen und Überlegungen hilfreich:

Einzelgespräche

Einzelgespräche sind sinnvoll, wenn
- das Problem einen bestimmten Angehörigen bzw. dessen Familienmitglied betrifft, z. B. »notorische Nörgler«
- es sich um persönliche, intime Dinge handelt, z. B. den Umgang mit der Inkontinenz eines bestimmten Bewohners
- nur einzelne Bewohner bzw. deren Angehörige betroffen sind und darüber hinaus kein allgemeines Interesse vermutet wird
- es sich um ein gravierendes Problem handelt, das mit »Fingerspitzengefühl«, behutsam, diplomatisch und möglichst ohne größeres Aufsehen gelöst werden soll, z. B. Gewaltausübung eines einzelnen Mitarbeiters gegenüber einem Bewohner

Gruppengespräche

Gruppengespräche (auf Einrichtungs- oder Wohnbereichsebene) sind sinnvoll, wenn
- es sich um Belange von allgemeinem Interesse handelt, z. B. Informationen zur Pflegeversicherung oder die Beeinträchtigung anderer Bewohner durch ständiges Rufen und Fluchen eines Bewohners
- Gerüchte aufgekommen sind und einer möglichen Rufschädigung des Hauses durch Offenheit entgegengewirkt werden soll
- es sich um brisante Themen wie den oben erwähnten Gewaltvorkommnissen handelt und die Einrichtung entstehenden Gerüchten und Verdächtigungen durch ein offenes, breit angelegtes Gespräch zuvorkommen will. Wie oben ausgeführt, gehen diesen Gesprächen immer Einzelgespräche mit den unmittelbar Betroffenen voraus

Häufigkeit von Gesprächen

Die Häufigkeit der Gespräche zwischen Mitarbeitern und bestimmten Angehörigen ist davon abhängig, ob
- es sich eher um ein Bagatell- oder um ein in seinen Auswirkungen gravierendes Problem handelt
- das vom Angehörigen geäußerte Bedürfnis leicht zu erfüllen ist oder größeren Aufwands bedarf
- die Mitarbeiter ihre Ansichten und Belange klar, kompetent und leicht nachvollziehbar »rüberbringen« können
- der Angehörige willens und in der Lage ist, die Sichtweise und Argumentation der Mitarbeiter zu verstehen und sich mit ihnen zu verständigen. »Notorischen Nörglern« oder »realitätsfernen« Angehörigen, z. B. solchen, die die geistigen Abbauprozesse ihres Familienmitgliedes nicht wahrnehmen wollen, wird dieses kaum gelingen

Hierarchieebene

Die Hierarchieebene der mit der Gesprächsführung betrauten Mitarbeiter hängt ab von der
- **Thematik:** Betrifft der Gesprächsanlass die Pflege und Betreuung eines Bewohners »vor Ort«, hat es Bedeutung für die Pflege auf dem Wohnbereich oder für die gesamte Pflege, für die Hauswirtschaft oder für die Gesamtorganisation des Hauses?
- vorhandenen **Fachkompetenzen** der Mitarbeiter
- **persönlichen Kompetenz** der Mitarbeiter: Sind sie willens und in der Lage, sich in die Situation des Angehörigen »hineinzuversetzen« und seiner Argumentation abstrahiert von ihrer eigenen Rolle und ihren eigenen Bedürfnissen zu folgen? Sind sie kommunikativ in der Lage, angemessen

mit dem Angehörigen umzugehen, ihn freundlich und ruhig anzuhören und ihre eigenen Belange sowie die der Einrichtung zu vertreten?
- **Persönlichkeit** bzw. vom **Verhalten** des einzelnen Angehörigen: Ist dieser zu einem gleichberechtigten Gespräch willens und in der Lage? Fühlt er sich den Pflegekräften überlegen und erkennt nur die Autorität der Einrichtungsleitung an oder ist er im Gegenteil unsicher im Gespräch mit Leitungskräften und kann sich gegenüber anderen Mitarbeitern besser öffnen?

Werbewirkung von Angehörigenarbeit

Eine Vielzahl von Aspekten ist bei der Auswahl des »richtigen« Gesprächsangebotes zu berücksichtigen. In der Praxis ist nicht die Frage »Was davon bieten wir an?« angebracht. Die Angebote schließen einander nicht aus, sondern ergänzen sich. Jedes hat in der spezifischen Situation und Fragestellung seine **Berechtigung**. Letztlich müssen die Angebote parallel laufen, nicht »entweder dieses oder jenes«. Aber natürlich muss nicht alles gleich häufig und regelmäßig bzw. ständig angeboten werden.

Auch wenn die **Resonanz** auf die Angebote anfangs gering sein mag und »nur« die Leute kommen, die sich sowieso in der Pflegeeinrichtung engagieren, sind diese Treffen – sei es der Angehörigenabend oder ein Beiratstreffen – sehr wichtig: Diese Angehörigen können hinterher Interessierten von der Veranstaltung erzählen. Gelegenheit dazu ergibt sich z. B., wenn man sich beim Besuch der Familienmitglieder am Wochenende im Zimmer trifft, in dem diese gemeinsam leben. So wird »Werbung« gemacht. Die Veranstaltungen sollten zudem z. B. in **Hauszeitungen** publiziert werden – z. B. protokollartig und von einem Angehörigen geschrieben und kommentiert. Dabei erfahren sie eine noch größere Verbreitung und Werbewirkung.

Tipps für die Praxis
Für alle Begegnungen mit Angehörigen gelten fundamentale Grundregeln:
- Im Gespräch keine Fronten aufbauen oder in gute und schlechte Angehörige und Mitarbeiter unterteilen
- Gesprächspartner gleichrangig und gleichberechtigt akzeptieren und behandeln
- Angehörige – und auch sich selbst – nicht mit hohen Ansprüchen überfordern, lieber klein anfangen mit der Frage »Na, wie gehts?«

Zusammenarbeit mit anderen Einrichtungen

Die genannten Angebote können nicht nur Angehörigen von Pflegewohnbereichen unterbreitet werden, obwohl sie aufgrund der Krankheitsbilder und der daraus resultierenden Veränderungen in der Beziehung sowie aufgrund des großen Hilfebedarfs ihres Familienmitgliedes sicherlich den größten Unterstützungsbedarf haben. Kunden des **Betreuten Wohnens** beispielsweise haben diese Probleme selten in einem bedeutsamen Ausmaß, bedürfen weniger intensiver Hilfe und können zumeist ihre Beziehungen selbst aufrechterhalten. Aber auch manchen ihrer Angehörigen könnten diese oder ähnliche Angebote bei der Bewältigung von anstehenden Veränderungen helfen.

Angebote, die ursprünglich für Angehörige der Pflegewohnbereiche konzipiert wurden, können also auf weitere Kundenkreise ausgeweitet werden: solche des Betreuten Wohnens, Angehörige von ambulant Versorgten, solche aus teilstationärer Pflege und aus Hausgemeinschaften. Diese Möglichkeiten eröffnen sich besonders, wenn die Einrichtung als **Altenhilfezentrum** wirkt, d. h. diese Dienstleistungen selbst anbietet. Grundsätzlich gibt es aber auch die Möglichkeit, mit anderen Häusern oder Institutionen gemeinsam Angebote zu konzipieren und zu organisieren, beispielsweise ähnlich wie in einem Volkshochschulkurs.

6.11.1 Verantwortung des Managements

Sollen die Mitarbeiter in ihrem Rahmen Angehörigenarbeit kompetent leisten, müssen die Leitungskräfte für die notwendigen Mittel sorgen, etwa durch das Angebot von Qualifizierungsmaßnahmen und flankierender Begleitung sowie von Zeitreserven für Gespräche mit den Angehörigen. Die Maßnahmen sollten Bestandteile eines dezidierten Konzeptes zur Einbeziehung von Angehörigen sein. Dieses muss allen Mitarbeitern bekannt sein und es muss gelebt werden – auf allen Hierarchieebenen, von allen Berufsgruppen.

7 Beschwerde- und Zufriedenheitsmanagement

Der Gesetzgeber will ein systematisches Beschwerdemanagement in der Altenpflege. Die Qualitätsprüfungs-Richtlinien verlangen ein Konzept zum Beschwerdemanagement als Teil des Qualitätsmanagements. In der Pflege-Transparenzvereinbarung stationär (PTVS) wird spezifisch gefragt, ob die Pflegeeinrichtung über ein Beschwerdemanagement verfügt. Dies gilt dann als erfüllt, »wenn es schriftliche Regeln zur Beschwerdeerfassung und zur Beschwerdeauswertung gibt und diese nachweislich umgesetzt werden«.

Ein systematisches Beschwerdemanagement zu betreiben ist auch jenseits der Forderungen des Gesetzgebers sinnvoll. Denn Beschwerden sind Chancen für ein Heim. Es wird den Mitarbeitern mitgeteilt: »Hier stimmt etwas nicht.« – Entweder stimmt ein Sachverhalt nicht (Körperhygiene, Arbeitsorganisation) oder ein Angehöriger fühlt sich insgesamt zu wenig beachtet in seiner Situation, er ruft quasi nach Aufmerksamkeit.

Sinnvoll ist der Aufbau eines systematischen **Beschwerdemanagements** mit einer allen Personen bekannten Beschwerdeannahmestelle, einer Beschwerdesammlung und -dokumentation, einer kontinuierlichen Überwachung der Fehlerquellen und den für ihre Lösung vorgesehenen Wegen. Und natürlich muss klar sein, wer wo und wann für Beschwerden von Angehörigen zuständig ist, wer sie an wen weiterleitet, wer für die Evaluation zuständig ist (Frage an den Beschwerdeführer: »Wurde Ihr Anliegen angemessen bearbeitet?«). So können Beschwerden am produktivsten für die Einrichtung genutzt und die Zufriedenheit der kritisierenden Angehörigen am ehesten erreicht werden.

Sicht von außen

Beschwerden sind wichtige Anhaltspunkte für die Einrichtung. Angehörige sehen die Arbeit der Einrichtung aus einer anderen Perspektive, eben aus der **Sicht der Kunden,** außerdem sind sie vor der **Betriebsblindheit,** die die – vor allem langjährigen – Mitarbeiter fast zwangsläufig befällt, weitgehend gefeit. Beschwerden können Aufschluss zu folgenden Fragen geben:
- Wird die Arbeit insgesamt für gut befunden? Oder herrscht eher Unzufriedenheit vor?
- Wo werden Schwachstellen gesehen?
- Welche Arbeitsbereiche werden am häufigsten kritisiert, welche eher selten?

Könnten die Beschwerden berechtigt sein? Oder sind sie auf Unwissenheit, unrealistische Vorstellungen oder mutmaßlich auf Probleme in den Beziehungen der Angehörigen zu den Bewohnern oder anderen Personen zurückzuführen?

Nicht alle Angehörigen äußern ihre Kritik laut. Manche reden nur untereinander, manche haben resigniert und sagen gar nichts mehr. Einige reduzieren ihre Besuche in der Pflegeeinrichtung oder stellen sie sogar ganz ein; manche trauen sich und ihrer Redefähigkeit ein Gespräch mit der »Schwester« oder sogar der Einrichtungsleitung nicht zu. Damit gehen den Einrichtungen wichtige **Informationen** und **Hinweise** verloren. Um dies zu verhindern, sollten erstens alle Angehörigen z. B. beim Einzug ihres Familienmitgliedes in die Einrichtung über Sinn und Zweck des Beschwerdemanagements informiert werden. Zweitens können interessierte Angehörige zur Mitarbeit im Angehörigenbeirat und in fakultativen Qualitätszirkeln eingeladen werden.

Zufriedenheitsbefragungen

Befragungen zur Zufriedenheit der Kunden können diese Informationen vermitteln bevor es zu Beschwerden kommt. Bei der Zufriedenheitsbefragung kann unterschiedlich vorgegangen werden:

Die Pflegekraft fragt die Angehörigen nach ihrer **Zufriedenheit**, wenn sie sie im Bewohnerzimmer oder auf dem Flur trifft. Diese (qualitative) Befragung kann zufällig und vereinzelt oder geplant und häufiger geschehen. Sie ergibt ein **grobes Bild** (»insgesamt zufrieden« bzw. »tendenziell unzufrieden aufgrund ...«).
Befragungen können daneben mit Hilfe einer geplanten **schriftlichen Erhebung** vorgenommen werden.

> Pflegeeinrichtungen sind auf die Kritik der Angehörigen angewiesen, wollen sie ihre Arbeit kundengerecht gestalten und damit einer optimalen Auslastung des Hauses zuarbeiten.

7.1 Schriftliche Befragung von Angehörigen

Bei einer schriftlichen Befragung werden **Fragebögen** mit relevanten Fragen entworfen und an alle Angehörigen verteilt.

7.1.1 Fragestellungen

Diese Fragen können **offen**, das heißt mit Platz für freie Antworten gestellt werden, oder **geschlossen** sein. Dann antwortet der Angehörige z. B. mit »ja« oder »nein«, häufig«, »selten«, d. h. er kreuzt vorgegebene Antwortmöglichkeiten an, die er für sich als passend erachtet. Offene Fragen sind in der Auswertung aufwändiger als geschlossene, haben bei sorgfältiger Bearbeitung aber eine höhere Aussagekraft. Es ist auch eine Mischung beider Fragetypen möglich.

Interview oder schriftliche Befragung

Die Befragung kann per **Postversand** und mit schriftlicher Beantwortung allein zu Hause vorgenommen werden oder innerhalb eines Interviews in der Einrichtung, wobei ein Mitarbeiter die Fragen nacheinander stellt, anhand der Antworten den Bogen ausfüllt und ihn gleich einbehält. Letztere Option ist allerdings sehr zeit- und personalaufwendig und wird daher kaum zum Einsatz kommen.

Eine **schriftliche Beantwortung** zu Hause hat darüber hinaus den Vorteil, dass der Angehörige in Ruhe, mit Überlegung und ohne »Kontrolle« eines Interviewers die Fragen beantworten und, wenn er will oder das von der Einrichtung so vorgesehen ist, auch anonym bleiben kann. Eine anonyme Befragung ist grundsätzlich auch vorzuziehen, weil so die Hemmschwelle für kritische Aussagen niedriger ist und eher »die ganze Wahrheit« ausgesprochen wird, ohne dass man Bedenken haben müsste, das pflegebedürftige Familienmitglied müsse die Folgen »ausbaden«.

Ankündigen und Vertrauen schaffen

Für den Erfolg der Befragung ist die **Begründung**, warum sie durchgeführt wird, besonders wichtig: Den Angehörigen muss der Eindruck vermittelt werden, dass ihre Meinung wichtig ist, gehört wird und dass geäußerte Kritik in der Folge nach Möglichkeit auch berücksichtigt und im Arbeitsalltag umgesetzt wird. Die Befragung darf nicht »im Sande verlaufen«, die Beteiligung muss für die Angehörigen lohnend erscheinen. Dieses Vertrauen wird durch ein entsprechendes **Anschreiben** aufgebaut sowie durch die Ankündigung einer Befragung im Vorfeld, z. B. bei haus- oder wohnbereichsweiten Angehörigentreffen, durch **Aushänge** in den Fluren der Einrichtung oder in der Hauszeitung.

Eine schriftliche Befragung kann beispielsweise in der folgenden Form vorgenommen werden:

Fallbeispiel

»Sehr geehrte Frau Schmidt,
ganz herzlich möchte ich mich bei Ihnen für das Vertrauen bedanken, welches Sie unserem Haus bislang entgegen gebracht haben. Wir werden auch zukünftig darum bemüht sein, Ihrem Familienmitglied und auch Ihnen einen angenehmen Aufenthalt bei uns zu ermöglichen und Ihren Wünschen und Bedürfnissen möglichst nachzukommen.
Auch wir sind natürlich nicht perfekt. Damit wir die Qualität unserer Arbeit stets verbessern können, sind wir besonders auch auf die Rückmeldung von Ihnen angewiesen. Ihre Meinung ist uns wichtig!
Fragebögen können natürlich nicht jede Einzelheit aufgreifen. Sie können aber einen Gesamteindruck vermitteln. Bitte vergeben Sie für jeden Bereich eine ›Note‹ (1 = sehr gut, 2 = gut, 3 = befriedigend, 4 = ausreichend, 5 = mangelhaft) und notieren Sie an der dafür vorgesehenen Stelle, was Ihrer Meinung nach besonders gut (+) und was nicht so gut ist (–). Bitte machen Sie auch einen Vorschlag, wie wir es besser machen sollen.«
(Im Folgenden wird die Bewertung der einzelnen Arbeitsbereiche im Heim abgefragt. Für die Pflege sieht das z. B. so aus:)
»Wie beurteilen Sie als Angehöriger die Qualität der Pflege, beispielsweise die Körperhygiene, die Hilfestellung beim An- und Auskleiden, die Organisation der Medikamentenvergabe, die Wundbehandlung, die Hilfestellung bei der Nahrungsaufnahme?

Was ist Ihrer Meinung nach besonders gut und was ist nicht so gut?

(+)
_____

(–)
_____«.

Wie sollen wir es besser machen?

_____

(Die Fragen in den anderen Arbeitsbereichen können wie folgt formuliert und mit den Antwortmöglichkeiten wie oben versehen werden)

Reinigung und Hauswirtschaft: Wie beurteilen Sie als Angehöriger die Qualität der Reinigung und Hauswirtschaft, insbesondere in Bezug auf Sauberkeit und Hygiene, Behandlung der Wäsche?

Küche: Wie beurteilen Sie als Angehöriger die Qualität der Küche in Bezug auf die Gestaltung des Speiseplanes, Angebot und Zubereitung der Speisen?

Soziale Betreuung: Wie beurteilen Sie als Angehöriger die Qualität der sozialen Betreuung, z. B. den Veranstaltungskalender, Gruppen- und Einzelbetreuung, persönliche Gespräche?

Wohnen: Wie beurteilen Sie als Angehöriger die Wohnqualität, z. B. Größe und Ausstattung der Räume, Dekoration und Atmosphäre, sanitäre Anlagen, Ordnung und Sauberkeit?

Verwaltung und Leitung: Wie beurteilen Sie als Angehöriger die Qualität der Verwaltung, insbesondere die persönliche Beratung, Erledigung von behördlichen Vorgängen?«

(Der Fragebogen endet mit einem Dank und einem (spätesten) Rückgabedatum, damit die Auswertung dann auch beginnen kann und nicht später noch »nachtröpfelnde« Antworten einbezogen werden müssen oder nicht mehr berücksichtigt werden können. Dieser Zusatz kann wie folgt aussehen:)
»Bitte schicken Sie den ausgefüllten Fragebogen im beiliegenden, schon für Sie frankierten Briefumschlag bis zum ... an uns zurück. Vielen Dank für Ihre Mühe!«
(Unterschrift Einrichtungsleitung, Qualitätsbeauftragte oder andere maßgeblich an der Befragung beteiligte Person)

Namensnennung

Bei der Befragung kann um die **freiwillige** Namensnennung gebeten werden mit dem Hinweis, dass bei Einverständnis dann in einem weiterführenden Gespräch gravierender Kritik besser nachgegangen werden kann – im Interesse der Bewohner und der Angehörigen.

7.2 Möglichkeiten und Grenzen

Eine sehr umfangreiche Befragung zu Zufriedenheit und Beschwerden von Angehörigen haben die Forscher von TNS Infratest Sozialforschung (München), dem Institut für gerontologische Forschung (IGF, Berlin) und dem Institut für Sozialforschung und Gesellschaftspolitik (ISG, Köln) im Erhebungszeitraum 2005/2006 innerhalb des bereits erwähnten Projekts »Möglichkeiten und Grenzen selbstständiger Lebensführung in stationären Einrichtungen« (MUG IV) durchgeführt. Der Grundtenor: Nahezu alle Befragten fühlen sich in der Einrichtung willkommen, kaum einer sah sich als »Störenfried«. Die Angehörigen konnten sich mit Fragen und Problemen an die Mitarbeiter wenden, sie fühlten sich von diesen gut unterstützt und wussten ihre Angehörigen in guten Händen (für 80–90 Prozent zutreffend). Die Informationslage über den zu Pflegenden sowie über das Geschehen im Heim beurteilten zwei Drittel als gut, ein Drittel etwas zurückhaltender mit »teils/teils«.

Neben vielen positiven Äußerungen wurden aber auch einige Probleme benannt, insbesondere der Mangel an (persönlichen) Gesprächen und Informationen. Die Angehörigen wünschten sich, zum einen über den Bewohner und zum anderen über Angebote der Einrichtung besser informiert zu werden. Probleme sollten offen angesprochen werden.

Interessant sind die MUG-Ergebnisse auch beim Thema Konflikte: Hier gaben die Mitarbeiter eine eindeutig andere Rückmeldung als die Angehörigen. Dass sie schon einmal einen ernsthaften Konflikt mit diesen gehabt hatten, sagten 31 Prozent der Mitarbeiter, aber nur 9 Prozent der Angehörigen. Dass sie noch keinen Konflikt hatten, sagten dagegen nur 16 Prozent der Mitarbeiter, aber umgekehrt 61 Prozent der Angehörigen. Somit stellte sich das wechselseitige Verhältnis aus Sicht der Mitarbeiter – bei aller bisher dargestellten Wertschätzung – sehr deutlich auch als ein konflikthaftes Verhältnis dar. Als Konfliktanlässe wurden ziemlich übereinstimmend von Mitarbeitern und Angehörigen primär die Qualität der Pflege sowie das persönliche Verhalten der jeweils anderen benannt, die soziale Betreuung und die Qualität des Essens rangierten im mittleren Bereich.

Aufschlussreich war auch die Differenzierung nach verschiedenen Angehörigen-Typen: Angehörige, die sich intensiver in der Pflege engagieren, berichteten über häufigere und zugleich gravierendere Konflikte als andere. 18 Prozent der aktiv Pflegenden (Typ A) und 13 Prozent der psychosozial Stabilisierenden (Typ B) hatten schon ernsthafte Konflikte mit den Mitarbeitern, aber nur 5 Prozent der flankierend Helfenden (Typ C) und keiner unter den Distanzierten (Typ D). Umgekehrt hatten 78 Prozent des Typs D und 68 Prozent des Typs C noch keinen Konflikt gegenüber 52 Prozent des Typs B und 46 Prozent des Typs A, fanden die MUG-Macher heraus.

In vertiefenden Gesprächen in den Einrichtungen wurde die stärkere Wahrnehmung von Konflikten durch Mitarbeiter so kommentiert, dass diese stärker unter Druck stehen, da sich je Mitarbeiter mehrere kritische Anliegen von Angehörigen häuften, während diese jeweils nur ihr eigenes Anliegen im Blick hätten und meist zufrieden seien, wenn dies aufgegriffen werde. Außerdem wurde darauf hingewiesen, dass Konflikte für Mitarbeiter auch aus formalen Gründen ein größeres Gewicht hätten, da diese dokumentiert werden müssten und ggf. ein Gespräch mit dem Vorgesetzten erforderten.

Ergebnis, Auswertung, Veröffentlichung

Jeder Befragung zur Zufriedenheit oder Unzufriedenheit der Angehörigen muss deren Unterrichtung über die Ergebnisse folgen. Auch müssen die Angehörigen darüber informiert werden, welche Konsequenzen die Einrichtungsleitung aus den Ergebnissen ziehen will. Die Einrichtung demonstriert damit **Offenheit** und gutes **Bemühen**. Anlässe können z. B. Angehörigenabende sein, zusätzlich können die Daten in der Hauszeitung publiziert werden.

Die Veröffentlichung der Ergebnisse innerhalb der Mitarbeiterschaft ist ebenfalls notwendig: nur dann kann jede einzelne Kraft sehen, wo es im Gesamtgefüge sowie innerhalb ihres Arbeitsbereiches (z. B. Pflege, Küche, Wäschepflege) »hapert«.

Konzepte und Pläne

Der Unterrichtung der Angehörigen über die Befragungsergebnisse müssen natürlich Taten folgen. Die Ausarbeitung und Umsetzung von Konzepten und Plänen zu ausgewählten Themen kann teilweise mit interessierten Angehörigen in einer gemeinsamen Arbeitsgruppe geschehen. Durch dieses Verfahren werden die Angehörigen aktiv in die **Problemlösung** integriert und zudem einer häufig einsetzenden **Frontenbildung** (auf der einen Seite die Angehörigen, auf der anderen die Mitarbeiter der Einrichtung) vorgebeugt.

Tipps für die Praxis
- Wahren Sie bei einer schriftlichen Befragung immer die Anonymität des Befragten.
- Begründen Sie eine Befragung ausreichend, kündigen Sie sie frühzeitig an und nennen Sie den Auftraggeber.
- Gestalten Sie die Fragebögen ansprechend.
- Verwenden Sie auch offene Fragen, z. B. »Welche Verbesserungsvorschläge können Sie machen?«
- Versehen Sie den Fragebogen mit einem Rückgabedatum.
- Informieren Sie die Befragten über das Ergebnis der Befragung.
- Diskutieren Sie die Ergebnisse und Lösungswege intensiv auch mit interessierten Angehörigen innerhalb von Qualitätszirkeln bzw. Angehörigenbeirat.
- Kündigen Sie konkrete Veränderungen in den Arbeitsbereichen an und setzen Sie sie um.

7.3 Umgang mit mündlichen Beschwerden

Mündliche Beschwerden treffen die angesprochenen Mitarbeiter meist **spontan** und **unvorbereitet**. Dann ist es »Glückssache«, wer wann und unter welchen Umständen mit Kritik konfrontiert wird und ob er damit adäquat umgehen kann oder nicht. Durch Voraussicht und Planung sind aber vielerlei unvorhersehbare Auseinandersetzungen eben doch beeinflussbar. Diese Tipps helfen weiter und können in entsprechende Standards aufgenommen werden (vgl. auch Kap. 5).

Tipps für die Praxis
- Nehmen Sie sich ausreichend Zeit.
- Sorgen Sie für eine ruhige, ungestörte Gesprächsmöglichkeit, z. B. Räumlichkeiten.
- Treten Sie geduldig, höflich und zugewandt auf.
- Beachten Sie die Regeln der Kommunikation (vgl. Kap. 2).
- Versetzen Sie sich in die Lage des Angehörigen und zeigen Sie Verständnis für seine Lage, Sichtweisen und Beweggründe.
- Lassen Sie sich nicht in eine Defensivposition bringen; greifen Sie nicht von sich aus an. Warten Sie, bis sich der Angehörige soweit wie nötig ausgesprochen (»ausgekotzt«) und beruhigt hat und Ihren Erklärungen zuhören kann.
- Bewahren Sie Ruhe.
- Machen Sie keine Versprechungen, die Sie nicht einhalten können. Dazu hilft es auch, innerlich einen Schritt zurückzutreten, um die Dinge etwas objektiver zu sehen.
- Stellen Sie die Kritik der Angehörigen als positive Wirkung für die Einrichtung dar.
- Sorgen Sie für persönlichen Ausgleich und einen gesunden Abstand zu den Arbeitsinhalten.

7.4 Beschwerden an die Öffentlichkeit

Bei Beschwerden an **öffentliche Stellen** ist die Situation schon lange Zeit vorher verfahren gewesen – vielleicht hat es in der Pflegeeinrichtung nur niemand bemerkt oder bemerken wollen. Kaum ein Angehöriger wird sich mit Beschwerden unvermutet und »aus heiterem Himmel« beispielsweise an die Heimaufsicht, einen Pflegestützpunkt oder die Presse wenden, z. B. die örtliche Tageszeitung.

7.4.1 Warum wenden sich Angehörige an die Öffentlichkeit?

Wenn Angehörige meinen, nicht gehört und nicht verstanden zu werden, oder mit ihren Wünschen und Äußerungen bei den Mitarbeitern »gegen die Wand zu laufen«, wenden sich manche von ihnen an öffentliche Stellen außerhalb der Pflegeeinrichtung. Die Ursachen für diese Form von Beschwerden sind ganz unterschiedlich: Sie reichen von wirklichen Missständen und Versäumnissen bis zum Gefühl und zum allgemeinen Urteil:

»Die tun hier gar nichts. Die Menschen werden nicht richtig versorgt und lieblos wie Ware behandelt«.

Unbewusste Motive

Oftmals sind es in Wirklichkeit die Angehörigen selbst, die sich von den Mitarbeitern der Einrichtung »lieblos behandelt«, d. h. nicht »richtig« wahr- und ernst genommen fühlen. Vielleicht haben sie auch ein **schlechtes Gewissen,** weil sie meinen, dass sie selbst ihr Familienmitglied »wie eine Ware, wie ein Ding« ins Heim abgeschoben hätten. Viele geben das aber vor der Familie und vor sich selbst nicht zu und sind sich ihrer Gefühle gar nicht bewusst. Damit können sie sich nicht mit ihnen auseinandersetzen. Oder Angehörige sehen, dass das Pflegepersonal ihr Familienmitglied liebevoller behandelt, als sie es jemals vermocht haben. Der Bewohner fühlt sich wohl, der Angehörige fühlt sich von der Mutter oder dem Vater »abgemeldet«, er empfindet **Eifersucht.** Es gibt also vielfältige Gründe für Unzufriedenheit, Missgunst, Wut und Enttäuschung. Für die Einrichtung ist es sehr schwierig, die richtige Antwort auf solche Empfindungen zu finden.

Notorische Nörgler

Zuweilen ist ein Mangel an Kommunikationsbereitschaft und -fähigkeit bei den Mitarbeitern der Einrichtung Grund für eine übertriebene Reaktion der Angehörigen auf die für sie untragbaren Missstände. Gäbe es einen qualifizierten Ansprechpartner für sie, würden sie sich den Gang an die Öffentlichkeit vielleicht sparen.

Meist sind es aber die von einigen Mitarbeitern als »notorische Nörgler«, »Besserwisser« und »Unbelehrbare« bezeichneten Angehörigen, die in dieser Form auffallen. Mit der Zeit wird die geführte Mängelliste immer länger, gehen Klagen von spezifischen Beschwerden (»am 13. Mai wurde meine Mutter nicht gewaschen«) über in allgemeine **Vorwürfe** und **Mutmaßungen:** »Die Bewohner werden zu selten gewaschen und insgesamt vernachlässigt. Wäre das bei meiner Mutter nicht auch der Fall gewesen, würde es ihr heute besser gehen. Wenn sich die Pflegekräfte besser um sie kümmern würden, müsste es ihnen ja wohl aufgefallen sein, wenn es ihr schlecht geht!«

Solche Äußerungen stammen zumeist von sich **distanzierenden** bzw. **delegierenden** Angehörigen. Sich einbringende und mit den Mitarbeitern gut kommunizierende Angehörige machen solche Äußerungen nicht. Hier ist es im Vorfeld versäumt worden, diese Angehörigen mit speziellen Angeboten in die Betreuung und Pflege einzubinden und damit Spannungen und deren Eskalation vorzubeugen (vgl. Kap. 6).

Enttäuschte Angehörige

Mitunter kann es vorkommen, dass sich ein Angehöriger ohne vorherige Beschwerde oder Ankündigung in der Einrichtung mit seiner Kritik an öffentliche Stellen wendet nach dem Motto »die sollen schon sehen, was sie davon haben. Erst haben sie mich nicht beachtet, jetzt kriege ich die aber noch klein!« Hier haben die Einrichtungen keine Chance zu einer vorsorgenden Aktion oder Stellungnahme.

In einigen Fällen aber wird es sich um ursprünglich »umgängliche« Angehörige handeln, die ihrerseits anfangs mit Kritik das konstruktive Gespräch gesucht haben, dann aber erfahren mussten, dass zwar »ja, ja« gesagt (und in dem Moment vielleicht auch gemeint) wurde, aber keine Taten folgten und das Gesagte bzw. Angeregte folgenlos »verpuffte«. Diese Angehörigen wenden sich irgendwann aus Enttäuschung an öffentliche Stellen. Sie fühlen sich auf die Dauer nicht ernst genommen und »über den Tisch gezogen«, getäuscht und betrogen. Wenn Gesprächsangebote gemacht und Änderungen zugesagt werden, müssen diese eingehalten werden. Falls dies nicht möglich sein sollte oder sich später Änderungen des einmal Zugesagten ergeben, muss das angemessen und nachvollziehbar begründet werden. Auch sonst fühlt sich der Angehörige nicht ernst genommen, sondern meint, die Einrichtung wolle nur sein Geld.

Tipps für die Praxis
- Suchen Sie immer wieder Gesprächskontakt auch mit sich distanzierenden und delegierenden Angehörigen.
- Bieten Sie unzufriedenen Angehörigen ständig ein effektives und permanentes Forum für ihre Kritik an, z. B. Angehörigenbeirat.
- Halten Sie zugesagte Verhaltensänderungen aufgrund einer Kritik immer ein oder begründen Sie ausführlich, warum dies nicht möglich ist.

7.4.2 Verhalten bei Presseskandalen

Teile der Presse greifen Vorwürfe über schlecht arbeitende, die alten Menschen vernachlässigende Einrichtungen gern auf. Diese Klagen bringen **Publicity**, verkaufen sich gut und passen in das allgemeine Bild des Pflegeheims in weiten Teilen der Gesellschaft. In einigen Einrichtungen sind massive Vorwürfe ja auch objektiv berechtigt.

Unzufriedene contra zufriedene Angehörige

Die Einrichtungen können nicht immer eine faire, offene, beide Seiten hörende und wiedergebende **Berichterstattung** erwarten. Sie müssen mit eigener Initiative dazu beitragen. Verteidigen sich die Einrichtungen auf öffentliche Kritik jedoch selbst, z. B. durch den Einrichtungsleiter, wird ihnen schnell Subjektivität und starkes Eigeninteresse unterstellt und somit weniger geglaubt. Deswegen sollte ihr Engagement ergänzt werden. Denn am glaubwürdigsten erscheinen andere Menschen aus der »Angreifergruppe«: Angehörige. Zufriedene Angehörige sind die beste Antwort auf unzufriedene Angehörige. Ihnen werden von der Presse und von der Öffentlichkeit dieselben **Interessen** und dieselbe **Urteilsfähigkeit** unterstellt wie den verurteilenden Angehörigen.

Zufriedene Angehörige müssen also erstens existent sein – das setzt eine gute Zusammenarbeit im Einrichtungsalltag in der Vergangenheit voraus. Zweitens müssen diese Angehörigen mobilisiert werden, im Anklageverfahren sozusagen vor dem »öffentlichen Gericht« zugunsten der Einrichtung auszusagen. Das geht nur durch Offenheit seitens des Hauses.

Tipps für die Praxis
- Informieren Sie alle Angehörigen in einer außerordentlichen Versammlung sowie schriftlich über die Vorwürfe.
- Bitten Sie zufriedene Angehörige, sich öffentlich zu äußern: durch Gespräche im Bekanntenkreis und durch Leserbriefe an jene Zeitungen, die das Thema aufgebracht oder einen großen Verbreitungsgrad haben.

Dass es solche Angehörigen gibt, darauf verweist das Forschungsprojekt MUG VI. Befragt zu ihren eigenen Möglichkeiten zur Verbesserung der Kommunikation meinten Angehörige, dass eine »direktere Kommunikation« auch von ihrer Seite notwendig sei. Man sollte aufeinander zugehen und miteinander sprechen. Einige sagten, dass es zu hohe Ansprüche an das Personal gebe. Mit Einfühlungsvermögen sollte die Arbeit der Mitarbeiter adäquat gewürdigt werden. Von wenigen wurde auch angesprochen, dass manche Angehörigen forsch und fordernd auftreten, auch für diese gelte – wie für das Personal – die Forderung, freundlicher zu sein, auch wenn es schwer fällt.

Konflikte in der Öffentlichkeit

Die **Gegendarstellungen** aus der Pflegeeinrichtung müssen eine genauso große Öffentlichkeit erreichen wie die Vorwürfe. Überhaupt sind die Aspekte »Öffentlichkeit« und »Konflikte einem breiteren Personenkreis zugänglich machen« von großer Bedeutung. In Gegenwart Dritter oder Vierter hütet man in der Regel mehr seine Zunge, zügelt seine Wortwahl, überlegt sich besser, was man sagt. Denn diese Behauptungen sind durch **Zeugen** belegbar und am Ende könnte der Angreifer selbst als Dummer dastehen. Dieses Prozedere gilt grundsätzlich auch für größere, öffentliche Auseinandersetzungen. Eine vergrößerte Öffentlichkeit kann also von Vorteil für die Pflegeeinrichtung sein. Hier kann das Haus zumindest teilweise steuern: durch die erwähnte Mobilisierung von zufriedenen Angehörigen, durch Offenheit und besonnenes, abgestimmtes Vorgehen.

Grundtenor eines wohlgesonnenen Presseartikels ist erstens: Fehler kommen vor, sind in einem Haus mit über z. B. 100 Bewohnern und Mitarbeitern, die »ja alle nur Menschen« sind, nicht zu vermeiden. Es handelt sich aber um Ausnahmen und die Pflegeeinrichtung bemüht sich um eine gute Pflege und Betreuung und ist auch für Wünsche, Kritik und Gespräche offen. Zweitens: die Fehler liegen zumindest nicht nur in diesem einzelnen Haus und den Leistungen einzelner Mitarbeiter begründet, sondern auch in strukturellen Problemen finanzieller sowie politisch-gesetzlicher Art. Stichworte hierfür sind z. B. Pflegeversicherung, begrenzte Pflegesätze, Kunden wollen ja auch nicht mehr zahlen.

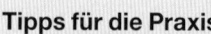

Tipps für die Praxis
- Leisten Sie eine Prävention durch offenen und ernsthaften Umgang mit Beschwerden von Angehörigen.
- Analysieren Sie nach einem negativen Pressebericht die Situation in Ruhe.
- Reagieren Sie schnell, aber nicht überhastet und unüberlegt.
- Stellen Sie einen Krisenstab zusammen.
- Informieren Sie alle Mitarbeiter über die Situation und die weitere Vorgehensweise.
- Bestimmen Sie einen Ansprechpartner für Anfragen.
- Lassen Sie kritisierte und damit unsichere oder aufgebrachte Mitarbeiter keine Interviews geben.
- Reagieren Sie aktiv und eindeutig; beziehen Sie durch Presseinformationen und Pressekonferenzen Stellung.
- Zeigen Sie sich offen und verständnisvoll für die Interessen der Öffentlichkeit: »Mauern« Sie nicht und erwecken Sie nicht den Eindruck, es gäbe etwas zu »vertuschen«.
- Nutzen Sie Kontakte zu Personen und Institutionen – auch zur Presse – , die der Einrichtung wohl gesonnen bzw. zu einem vorurteilslosen Gespräch bereit sind.
- Klären Sie Versicherungsfragen.
- Veranstalten Sie einige Monate nach dem Skandal einen »Tag der offenen Tür«, um so verlorengegangenes Vertrauen langsam wieder aufzubauen.
- Setzen Sie die positive Imagepflege kontinuierlich fort.
- Erstellen Sie einen Plan für eventuelle spätere Krisen, z. B. Anfertigung für das Qualitätsmanagementhandbuch, in dem der Umgang mit der Presse in Form eines Standards vorgegeben wird.
- Pflegen Sie Kontakte zu relevanten Teilen der externen Öffentlichkeit.

7.5 Verantwortung der Leitungskräfte

> **Fallbeispiel**
> Auf einem Wohnbereich gab es wiederholt massive Beschwerden einer Angehörigen wegen mangelnder Körperpflege bei ihrem Vater. Die Wohnbereichsleitung wird zur Einrichtungsleitung gerufen. Die Pflegedienstleitung ist ebenfalls da.
> Der Einrichtungsleiter will von der Wohnbereichsleiterin wissen, wie es zu diesen Zuständen kommen konnte. Diese verteidigt sich: Die Vorwürfe träfen so nicht zu, der Bewohner sei nur zweimal erst am Nachmittag gewaschen worden und zwar mit seinem Einverständnis. Das wollte die Angehörige aber wohl nicht wahrhaben. Diese komme sowieso immer mit allerlei Wünschen, die nicht zu realisieren seien.
> Der Einrichtungsleiter mahnt: Der gute Ruf des Hauses gerate in Gefahr, die Pflegekräfte müssten sich mehr anstrengen, ihre Arbeit besser organisieren. Die Wohnbereichsleiterin sagt dazu nichts mehr. Sie hat schon einige Male die Erfahrung gemacht, dass ihre Argumentation der Unterbesetzung nicht angenommen wird. Die Pflegedienstleitung sagt auch nichts, sie will lieber ihre Ruhe haben und nicht auch noch vom Chef angegriffen werden.
> Die Wohnbereichsleiterin geht zurück an ihren Arbeitsplatz, erzählt den Kollegen empört und frustriert von der Besprechung. Alle sind sauer auf die beiden Leitungskräfte, die sie im Stich lassen, und machen ihren Dienst weiter wie gehabt.

In diesem Beispiel wird das Haus **autoritär** geführt. Den Mitarbeitern der verschiedenen Hierarchieebenen wird kaum Raum gewährt für eigenes Wollen, eigene Gedanken und Konzepte. »**Dienst nach Vorschrift**« und Stillstand ist die Folge. Der autoritäre Führungsstil lässt auch die Einbeziehung der Angehörigen nicht zu; sie wirken nur als zusätzliche fordernde, negative Faktoren im Arbeitsalltag der Pflegekräfte.
Leitungskräfte sind **Vorbilder** für die nachgeordneten Mitarbeiter. Würde der Einrichtungsleiter offener und kooperativer leiten, hätten die Pflege- und Wohnbereichsleiterinnen sowie die übrigen Mitarbeiter mehr Mut, eigene Ideen zu entwickeln und zu äußern. Sie könnten kreativer und flexibler sein, was dem Haus gesamtwirtschaftlich nur nützen würde. Auch der Umgang mit den Angehörigen könnte dann anders aussehen:

Fallbeispiel
Heute erfolgt die sechswöchentliche Pflegeplanung für Herrn Lorrach. Herr Lorrach und seine Tochter sitzen auf Einladung der Pflegekräfte mit im Dienstzimmer des Wohnbereichs. Die Wohnbereichsleitung leitet die Besprechung soweit dies nötig ist.
Herr Lorrach hat vor zwei Monaten einen Schlaganfall gehabt. Er war in der Klinik und anschließend zur Rehabilitation. Doch das Laufen mit dem Rollator fällt ihm immer noch schwer, außerdem ist er deprimiert über seine Verfassung. Die Mitarbeiter überlegen, wie sie ihn fachlich unterstützen können. Sie beschließen, dass zweimal pro Woche jemand aus der Frühschicht mit ihm eine Viertelstunde lang über den Flur gehen wird. Eine Ergotherapeutin kommt weitere zweimal wöchentlich.
Seine Tochter wird zudem alle zwei bis drei Tage nachmittags mit ihm gehen, wenn sie zu Besuch kommt. Sie will ihn weiterhin motivieren, wieder aktiv am Leben teilzunehmen, indem sie ihn mindestens einmal im Monat übers Wochenende mit zu sich nimmt.

In diesem Beispiel wird dem Bedürfnis der Angehörigen, »auch weiterhin wichtig zu sein« für das pflegebedürftige Familienmitglied und nach Eingebundensein in die Pflege berücksichtigt. Ähnliches gilt auch für die Behandlung der Mitarbeiter durch ihre Vorgesetzte, die Wohnbereichsleitung: Die Meinung aller ist wichtig, wird gehört, jeder hat Anteil an der **Entscheidungsfindung** – auch wenn manchmal am Ende die Stichentscheidung des Vorgesetzten stehen sollte. Dieser Leitungsstil ist **kooperativ**, Entscheidungen beruhen auf den fachlichen, »amtlichen« und persönlichen Kompetenzen und Autoritäten der Beteiligten. Beim ersten Beispiel war das nicht so: der Einrichtungsleiter fällt seine Entscheidung aufgrund seiner »amtlichen« Autorität, nicht weil er mehr Kenntnisse über die Arbeitsmöglichkeiten und -bedingungen auf dem Wohnbereich als die Wohnbereichs- bzw. Pflegedienstleitung hätte.

In beiden Beispielen werden die Anforderungen, die auch an Leitungskräfte zu stellen sind – und denen sie sich selber stellen müssen – deutlich: hinsichtlich der eigenen Führungseigenschaften und Flexibilität, des Verlassens eingefahrener Gleise und der Entwicklung bzw. Arbeit mit neuen Konzepten, hinsichtlich der Personalauswahl und -förderung, z. B. Einstellung von motivierten Fachkräften, Organisation von Fortbildungen.

8 Arbeitstechniken

Angehörigenarbeit hat auch etwas mit **Menschenführung** zu tun. So wie die Mitarbeiter von ihren Führungskräften nicht nur Kontrolle und Arbeitsanweisungen erwarten, sondern auch Informationen, Orientierung, Förderung, Fürsorge, Zuversicht und Anstöße zum (Mit-)Denken und (Mit-)Handeln, so wollen auch Angehörige frühzeitig und umfassend informiert und beraten sowie in das Denken und Handeln in der Einrichtung einbezogen werden.

Im Umgang mit Mitarbeitern und Angehörigen gibt es verschiedene Arbeitstechniken, die bei Veranstaltungen und sonstigen Begegnungsformen eingesetzt werden und deren Informationsgehalt und Effizienz entschieden erhöhen. Dazu gehören z. B.:
- Überzeugungsreden
- Besprechungen
- Moderation
- Umgang mit verschiedenen Menschentypen
- Fragetechniken
- Visualisierung

8.1 Reden

Überzeugungsreden können beispielsweise Angehörige und Pflegekräfte dazu bewegen, sich verstärkt mit dem Thema Angehörigenarbeit auseinanderzusetzen. So eine Überzeugungsrede kann auch in **schriftlicher Form** gehalten werden, wie das folgende Beispiel zeigt. Die Pflegedienstleiterin kann beispielsweise die folgende Rede in der Heimzeitung, im Newsletter oder über eine Mailing-Aktion veröffentlichen und darüber zahlreiche Bewohner, Angehörige und Mitarbeiter erreichen:

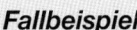

Fallbeispiel
»Angehörigenarbeit im Alten- und Pflegezentrum XY ... findet die eigentlich statt?
Diese Frage habe ich mir in letzter Zeit häufig gestellt und meine »Ja« und »Nein«.
»Ja«, weil wir viele Angehörige im Alltag durch Einzelgespräche in den

▶

> Wohnbereichen begleiten oder bei gemeinsamen Treffen mit dem Einrichtungsleiter über Neuerungen im Alten- und Pflegezentrum XY informieren. »Nein«, weil ich glaube, es müsste viel mehr passieren. Da wären z. B. regelmäßige Treffen mit Angehörigen in den einzelnen Wohnbereichen, Gespräche über Wünsche von Seiten der Angehörigen, aber auch über Wünsche des Personals. Ein besseres Kennenlernen zwischen Personal und Angehörigen hilft mehr Verständnis füreinander zu entwickeln und konstruktive Kritik positiv umzusetzen.
> Viele Ideen geistern in meinem Kopf herum. Man könnte Informationen über bestimmte Krankheitsbilder geben, die helfen, bestimmte Situationen im Alltag beim Umgang mit den Bewohnern immer besser zu meistern. Oder Angehörige zusammenführen, deren Familienmitglieder unter den gleichen Defiziten leiden. Begleitung in schwierigen Situationen – auch z. B. während des Sterbeprozesses des Bewohners – läge mir sehr am Herzen.
> Aber auch erfreuliche Dinge, wie z. B. die gemeinsame Gestaltung von Festen oder eine Unterstützung bei Ausflügen und Spaziergängen durch Angehörige könnte ich mir gut vorstellen.
> Es gibt also zahlreiche Ideen, die nur darauf warten, umgesetzt zu werden und sicher haben auch die Bewohner, Mitarbeiter und Angehörigen ebenso viele Vorschläge zu machen. Darüber würde ich mich sehr freuen.
> Also genug geredet ... Packen wir es an!
>
> Karin Müller – Pflegedienstleitung«

Reden bestehen grundsätzlich aus drei **Teilen:** Eröffnung, Hauptteil und Schluss. Jeder Teil hat seine spezifische Funktion und seinen spezifischen Aufbau.

Eröffnung

Mit der Eröffnung einer Rede bzw. einer Veranstaltung wird ein **positives Klima** für die Begegnung geschaffen, z. B. es wird
- Freude über das zahlreiche Erscheinen Ausdruck gebracht;
- der Bezug zu einer Vortragsreihe hergestellt;
- das Thema der vorherigen Veranstaltung erwähnt.

Unbedingt sollte das Thema der heutigen Begegnung, z. B. »Angehörigenarbeit in unserem Altenpflegeheim«, genannt und mit einer spezifischen

Frage oder einem Satz zum Hauptteil übergegangen werden – in der oben zitierten Überzeugungsrede beispielsweise mit der Frage »Angehörigenarbeit im Alten- und Pflegezentrum XY – gibt es die überhaupt?« Die Eröffnung umfasst also bestenfalls nur drei Sätze.

Hauptteil
Der Hauptteil weist folgenden Aufbau und Ablauf auf:
- **Standpunkt** bzw. These, z. B. Angehörigenarbeit ist wichtig; in unserer Einrichtung wird nicht ausreichend Angehörigenarbeit betrieben;
- **Begründung** (mit Beispiel oder sonstiger Illustration), z. B. es gibt keine Treffen zwischen Angehörigen und Pflegekräften, in denen z. B. Konflikte mit Ruhe und Konzentration ausgetragen werden;
- **Zusammenfassung;**
- **Schlussfolgerung** und Appell bzw. Aufforderung, z. B. wir wollen Angehörigenarbeit und wissen auch, wie wir die umsetzen wollen, packen wir es an.

Schluss
Dem Hauptteil können sich Fragen und Anmerkungen aus dem Plenum anschließen. Sind diese geklärt, wird die Veranstaltung beendet, indem
- für das Kommen und aufmerksame Zuhören und die Anmerkungen zum Vortrag gedankt wird;
- ein Ausblick auf mögliche Konsequenzen der Zuhörerbeiträge gegeben und ggf. Thema, Zeit und Ort der nächsten Veranstaltung genannt werden;
- ein guter Heimweg gewünscht wird.

Tipps für die Praxis
- Nehmen Sie während der Rede immer wieder Blickkontakt zu den Zuhörern auf. »Kleben« Sie nicht mit den Augen am Papier.
- Sprechen Sie möglichst frei, d. h. nach Stichwörtern. Lesen Sie keinen vorformulierten Text vor.
- Beziehen Sie Ihre Rede auf die Probleme des Publikums, das erhöht das Interesse.
- Sprechen Sie Ihre Zuhörer direkt an, d. h. nicht mit »man«, sondern z. B. »Sie erfahren in Ihrer Arbeit jeden Tag aufs Neue, was das Wort »Personalnotstand« bedeutet«.
- Vermeiden Sie eine unpersönliche Sprache wie das »man«. Sprechen Sie besser in der »Ich«-Form, wenn Sie Erfahrungen, Meinungen und Schlussfolgerungen vorstellen.

- Achten Sie auf zielgruppenspezifische Sprache, verwenden Sie keine Fachausdrücke ohne Erläuterungen für Laien.
- Schweifen Sie nicht ab, sondern behalten Sie Ihre vorher definierten Ziele im Auge.
- Reden Sie nicht lange (je nach Thema und Ausrichtung nicht mehr als zehn bis 20 Minuten), denn mit zunehmender Rededauer nimmt die Aufmerksamkeit der Zuhörer ab.
- Sprechen Sie mit angemessener Lautstärke, klarer Stimme und moduliert – also nicht mit monoton-einschläfernder Stimmführung.
- Nutzen Sie die Möglichkeiten des Medieneinsatzes und der Visualisierung, um Ihre Aussagen zu unterstützen (vgl. Kap. 8.6).
- Bereiten Sie die Materialien vor, die Sie verwenden wollen.
- Achten Sie auf die Raumgestaltung (Atmosphäre).
- Verweisen Sie bei Unruhe unter den Zuhörern auf die Zeit zur Diskussion im Anschluss an die Rede oder unterbrechen Sie und klären Sie die Gründe.

8.2 Besprechungen

Besprechungen sind alle **Sitzungen** zu zweit, in Gruppen, zu verschiedenen Fragen, auf unterschiedlichen Hierarchieebenen, mit unterschiedlichen Zielen und Hilfsmitteln. Besprechungen stellen im Gegensatz zu einer Rede eine **direkte Begegnung** dar. Sie sind interaktiv, verabredet und terminiert. Darüber hinaus erfüllen Besprechungen keinen Selbstzweck, sondern stellen die unterschiedlichen Interessen und Arbeitsschwerpunkte der Beteiligten dar und stimmen diese sinnvoll aufeinander ab.

8.2.1 Besprechungsformen

Besprechungen können innerhalb eines festen und steten oder in verschieden zusammengesetzten und temporären Teams stattfinden. Sie können **homogen** besetzt sein, z. B. ausschließlich mit Angehörigen (vgl. Kap. 6.8). Sie können **interdisziplinär sein,** z. B. mit Pflegekräften, Ergotherapeuten und Angehörigen, z. B. in der Pflegeplanung. Besprechungen können aber auch innerhalb einer Hierarchieebene, z. B. alle Wohnbereichsleitungen, oder horizontal stattfinden, z. B. mit Pflegekräften, Wohnbereichsleitungen und Angehörigen.

Besprechungen in der Angehörigenarbeit

Bezogen auf Angehörigenarbeit gibt es für Besprechungen zwei grundsätzliche Möglichkeiten: Mitarbeiter und Angehörige führen zusammen eine Besprechung durch oder Mitarbeiter besprechen untereinander eine mit Angehörigen zusammenhängende Thematik.

Besprechungen mit Angehörigen können folgende **Themen** haben:
- Aufnahme-Gespräche;
- Einrichtung oder Umgestaltung des Bewohnerzimmers;
- Probleme mit »Mitbewohnern«;
- Biografiearbeit, Anamnese, Pflegeplanung, Pflegevisite;
- Kritik- und Beschwerdegespräche;
- Feedback-Gespräche.

Besprechungen im Rahmen der Angehörigen-Zufriedenheitsanalyse

Besprechungen unter den Mitarbeitern über Angehörige können deren Rolle in der Einrichtung, gewünschte Veränderungen sowie Möglichkeiten, diese zu verwirklichen, betreffen. Es darf bei diesem »Über-jemanden-Sprechen« aber nicht bleiben. Als nächster Schritt muss die Einbeziehung des betroffenen Angehörigen bzw. gegebenenfalls des gesetzlichen Betreuers erfolgen. Dies wird umso wichtiger, je weniger die Bewohner ihre Sachen selbst in die Hand nehmen können.

> Bei der Einbeziehung von Angehörigen in die Pflegeplanung müssen die Bewohner grundsätzlich vorher um ihr Einverständnis gebeten werden – es geht schließlich um persönliche Dinge und nicht jede Mutter will, dass ihr Sohn ausführlich von ihren Inkontinenzproblemen erfährt.

Regelmäßige Besprechungen

Besprechungen können regelmäßig und unregelmäßig (bei Bedarf) stattfinden. **Pflegeplanungen** für einen Bewohner finden regelmäßig routinemäßig statt. Bei außergewöhnlichen Entwicklungen sind natürlich zusätzliche Besprechungen anzusetzen. Auch **Leitungsrunden**, z. B. die tägliche viertelstündige »Morgenrunde«, gehört zu den regelmäßigen Besprechungen. Regelmäßige Besprechungen laufen immer nach einem ähnlichen Muster ab, sie folgen sozusagen einem Ritual. Bei der Pflegeplanung kann das heißen:
- Wie ist der Status des Bewohners?
- Welche Veränderungen zum Positiven und Negativen hat es in den vergangenen Wochen gegeben?

- Wie wollen wir darauf reagieren?
- Was muss dafür getan werden? Wer macht was und wann?
- Wann ist die nächste Pflegeplanung für diesen Bewohner?

Größeren Besprechungen – beispielsweise dem dreimonatlichen Treffen der Wohnbereichsmitarbeiter und der Angehörigen – liegt eine Liste von Tagesordnungspunkten zugrunde. Diese werden vorher unter den Teilnehmern gesammelt, mit der schriftlichen Einladung versandt und können von den Angehörigen und den Mitarbeitern schriftlich oder mündlich ergänzt werden. Oder sie werden am Beginn der Sitzung gesammelt bzw. dann ergänzt. Die Punkte werden in einer abgestimmten, sinnvollen Reihenfolge von den Besprechungsteilnehmern bearbeitet.

8.2.2 Dirigistische oder partizipative Leitung?

Besprechungen werden meistens geleitet. Die Leitung kann jedes Mal durch dieselbe Person erfolgen, aber auch unter den Mitarbeitern eines Wohnbereichs rotieren. Das hat den Vorteil, dass die Mitarbeiter mit kommunikativen Managementtechniken in Berührung kommen und sich darin üben können. Zudem erhöht es die Wahrscheinlichkeit, dass verschiedene inhaltliche Aspekte in die Besprechungen hereingetragen werden. Diejenige Person, die eine Besprechung leitet, wird sie in der Regel auch vorbereiten.

Wie stark die Leitung in Besprechungen führen bzw. dirigieren muss oder kann, ist häufig vom bisherigen **Führungsstil** in der Einrichtung abhängig: Ist bisher ein eher **autoritärer** Führungsstil üblich gewesen, kann kaum ab sofort selbstständiges und eigenverantwortliches Denken und Handeln von den Mitarbeitern und den Angehörigen verlangt werden; sie müssen langsam an die **Partizipation** herangeführt werden. Starke Steuerung kann nur langsam zurückgenommen und an die Ausführenden übertragen werden. Die Organisation der Arbeit, d. h. die Arbeits- und Ablauforganisation im Haus und in den Arbeitsbereichen muss ebenfalls Raum für die **kooperative** Führung geben.

Fallbeispiel

Sie sind Leitungskraft oder haben eine Stabsstelle inne, z. B. Wohnbereichs-, Pflegedienst-, Hauswirtschafts- oder Einrichtungsleitung bzw. Qualitätsbeauftragte, und Sie wollen zukünftig Besprechungen in Ihrem Bereich kooperativ und geplant leiten. Die folgende Checkliste kann Ihnen helfen, Ihr bisheriges Leitungsverhalten sowie das Ausmaß des (zunächst) notwendigen Dirigierens in Erfahrung zu bringen.

Leitungsverhalten im Alltag:

- ❏ Ich gebe meinen Mitarbeitern im Normalfall Anregungen und Entscheidungs- bzw. Handlungsalternativen statt Aufträge und Vorgaben.
- ❏ Ich gebe den Mitarbeitern Informationen zu ihrer Entscheidungsfindung statt eigene Lösungen vorzugeben.
- ❏ Ich zeige den Mitarbeitern ihre Bewegungs- und Gestaltungsmöglichkeiten im Pflegealltag auf, aber auch die durch Strukturen, z. B. gesetzliche und finanzielle Vorgaben, gesetzten Grenzen des Machbaren.
- ❏ Ich treffe konkrete Zielvereinbarungen und Absprachen mit den Mitarbeitern und gebe ihnen Spielräume, innerhalb derer sie ihre Arbeit weitgehend eigenständig organisieren können.
- ❏ Ich gebe den Mitarbeitern häufig Rückmeldungen zu ihrer Arbeit.
- ❏ Ich gehe auf die Mitarbeiter zu, statt zu warten, bis diese zu mir kommen.
- ❏ Ich beteilige insgesamt das Team und die einzelnen Mitarbeiter an Entwicklungsprozessen und Entscheidungen.
- ❏ Ich bin für meine Mitarbeiter kalkulierbar, nicht sprunghaft und unsicher.
- ❏ Ich unterstütze einzelne Mitarbeiter und das Team, ihre Stärken und Schwächen zu erkennen und damit erfolgreich umzugehen.
- ❏ Ich achte auf eine angemessene Qualifikation der Mitarbeiter.
- ❏ Die Mitarbeiter dürfen Fehler machen. Ich betrachte Fehler als Anlass zum Lernen.
- ❏ Die Mitarbeiter werden durch eine entsprechende Arbeits- und Ablauforganisation unterstützt. Um diese zu gewährleisten, frage ich mich und sie regelmäßig, welche organisatorischen Veränderungen nötig sind, welche Hilfen sie brauchen.
- ❏ Es gelten für alle Mitarbeiter die gleichen, bekannten Regeln für eine konstruktive, offene Zusammenarbeit. Auch ich halte mich daran.

Je mehr Punkte Sie nicht abhaken können, sondern mit »Nein« beantwortet haben, desto dirigistischer ist Ihr bisheriger Leitungsstil und desto langsamer sollten Sie ihn zugunsten eines kooperativen Leitungsstils zurücknehmen.

8.2.3 Vorbereitung von Besprechungen

In welcher Form soll die Besprechung stattfinden: in großer Runde oder im Vier-Augen-Gespräch, als Ideen-Sammlung oder Entscheidungssitzung? Je nach Anlass und Thema sind unterschiedliche Besprechungsformen sinnvoll. Diese können bei Bedarf auch innerhalb einer größeren Sitzung kombiniert werden. Kriterien sind die erwartete **Effektivität** und **Effizienz** der Veranstaltung.

Einladung

Zu einer Besprechung gehört grundsätzlich eine rechtzeitige Einladung. Bei unregelmäßig stattfindenden oder »großen« Besprechungen heißt das mindestens zwei Wochen vor dem Termin; für »Routine-Besprechungen« hingegen reichen meist wenige Tage aus. Auch wenn alle eigentlich wissen, dass es dann wieder einen Termin gibt, ist die Einladung eine gute **Erinnerung** und eine Mahnung, sich im Vorfeld – beispielsweise anhand der anliegenden vorläufigen Tagesordnungsliste – mit dem Thema zu beschäftigen, sich Gedanken zu machen, was man selbst ansprechen möchte, was dafür vorzubereiten sein könnte.

Durch eine Liste der **Tagesordnungspunkte (TOP)** können sich die Teilnehmer besser auf das Treffen vorbereiten. Der Einladung sollte deshalb eine TOP-Liste mit der Bitte um Ergänzung bis zu einem bestimmten Zeitpunkt vor dem Besprechungstag beigefügt werden. Dabei ist es wichtig im Auge zu behalten, was Zeit hat und mit welcher Ausführlichkeit welcher Punkt behandelt werden muss.

Die **schriftliche Einladung** zur Besprechung muss folgende Punkte aufweisen:
- Namen des Adressaten
- Datum
- Anfangs- und Schlusszeit
- Ort mit Wegbeschreibung
- Liste der Tagesordnungspunkte (TOP)

Fallbeispiel

Eine Einladung zu einem Treffen zwischen Angehörigen und Mitarbeitern eines Wohnbereichs kann wie folgt aussehen:

»Frau Hanna Bach
Willy-Brand-Allee 32 Wohnbereich 1

Haus am See

Frau Malzahn
30123 Hannover

Henri-Kissinger-Str. 34
31896 Langenhagen
Tel: 0511/ ....

Angehörigenabend des Wohnbereichs

Hannover, 15. September 2009

Sehr geehrte Frau Bach,
seit unserem letzten Angehörigentreffen ist inzwischen der Sommer ins Land gegangen, der Herbst kündigt sein Kommen an. Ich hoffe, Sie haben in der Zwischenzeit einen angenehmen Urlaub verbringen können.
Heute möchte ich Sie zu unserem nächsten Treffen einladen:
Dienstag, den 21. Oktober 2009, 19.00 Uhr
Das Ende der Veranstaltung wird etwa 20.30 Uhr sein. Danach stehen unsere Pflegekräfte Ihnen gerne noch eine halbe Stunde für Vier-Augen-Gespräche zur Verfügung. Wir treffen uns wie üblich im Veranstaltungsraum gleich rechts neben dem Haupteingang.
Bisher sind folgende Themen vorgesehen:
- Begrüßung und Vorstellung der Anwesenden
- Verlesen und ggf. Diskussion des Protokolls vom letzten Mal
- Vortrag von Schwester Marianne Brinkmann vom Hospizdienst XY zum Thema Patientenverfügung (Ziele, Formulierungsvorschläge, Formulare, Rechtsgültigkeit usw.)
- Fragen zum Vortrag
- Auf vielfältigen Wunsch Austausch zum Thema Verpflegung in unserem Haus: Kostangebote, Essen anreichen durch die Pflegekräfte, Möglichkeiten Ihrer Beteiligung. Unsere Hauswirtschaftsleiterin, Frau Trülle, wird anwesend sein
- Verschiedenes: Fragen und Anmerkungen

> *Falls Sie Anregungen und Wünsche für dieses oder das nächste Treffen haben, notieren Sie sie bitte auf dem anhängenden Zettel und schicken Sie diesen rechtzeitig, d. h. mindestens eine Woche vor dem Treffen, an uns zurück oder geben Sie ihn bei uns im Dienstzimmer ab.*
> *Einstweilen verbleibe ich mit herzlichen Grüßen im Namen aller Mitarbeiter des Wohnbereichs*
>
> Ursula Malzahn, Wohnbereichsleitung«

Teilnehmer

Welche Personen sind nötig, um eine effektive Besprechung der geplanten Themen durchzuführen? Dazu gibt es verschiedene **Teilnahmekriterien**:
- Wissen
- Erfahrungen
- Kompetenzen
- Hierarchie (Amtsautorität)
- Motivation und Betroffenheit: Die Ausgrenzung von Mitarbeitern, die die Beschlüsse nachher umsetzen müssen, führt bei diesen fast zwangsläufig zu Demotivation und Widerstand

Ist für die Besprechung z. B. **Konzeptarbeit** geplant oder ein **Austausch** zwischen den Mitarbeitern und Angehörigen eines Wohnbereichs? Erfahrungen zeigen, dass reine **Arbeitsgruppen** mit mehr als fünfzehn Personen ineffektiv werden: Der Einzelne kommt zu selten zu Wort und Stellungnahmen wiederholen sich. Das gilt weniger für solche Besprechungen, die vor allem dem Kontakt und Austausch zwischen den Teilnehmern dienen, so wie es bei Angehörigentreffen auf dem Wohnbereich grundsätzlich der Fall ist. Die **Gruppengröße** hängt auch davon ab, ob die Besprechung während der gesamten Dauer mit allen Teilnehmern gemeinsam durchgeführt werden soll oder ob z. B. die Arbeit überwiegend in kleineren Untergruppen vorgesehen ist.

Besprechungstermin

Zu welcher **Tageszeit** soll die Besprechung stattfinden? Nehmen berufstätige Angehörige teil, können die Besprechungen in der Regel erst ab etwa 17.00 Uhr beginnen. Bei einer Besprechung, an der Pflegekräfte aus Früh- und Spätschicht (und evtl. Nachtschicht) teilnehmen sollen, ist eine Schichten-überlappende Besprechungszeit anzustreben, sonst müssen Mitarbeiter »nur extra wegen der einen Stunde kommen«, sind dementsprechend unmotiviert oder kommen gar nicht.

Wie viel Zeit steht zur Verfügung? Eine Besprechung von über zwei Stunden ist im Vergleich zu kürzerer Dauer meistens ineffektiv: **Ermüdungserscheinungen** kommen auf. Zu wenig Zeit ist aber auch nicht gut, sonst muss man schon wieder aufhören, kaum dass der Einstieg ins (schwierige) Thema gefunden wurde. Die vorgesehene **Besprechungsdauer** hängt also vom Thema, von der Regel- oder Unregelmäßigkeit der Treffen ab sowie davon, wie geübt die Teilnehmenden im »Besprechungs-Ritual« sind oder inwiefern sie erst darin »eingewiesen« werden müssen.

Besprechungsort

Die Anzahl der Teilnehmer sowie die vorgesehene Arbeitsweise bzw. die notwendige Raumausstattung bestimmen die Ortswahl. Ist die Größe des Raumes der **Personenanzahl** angemessen? Zu große Räume wirken kahl und ungemütlich, man fühlt sich »verloren«, das Entstehen eines Gemeinschaftsgefühles wird erschwert, was wiederum der Effizienz der Arbeit schadet. Zu klein darf der Raum auch nicht sein, sonst kann man nicht ordentlich arbeiten, keine Materialien auslegen, Visualisierungsmöglichkeiten nur eingeschränkt nutzen. Wenn Filme oder Dia-Vorträge geplant sind, muss der Raum abzudunkeln sein. Erlauben die Raummaße eine Sitzordnung, sodass sich alle Teilnehmer gegenseitig sehen können? Das fördert den gegenseitigen Kontakt und die Arbeitsfähigkeit.

Die Räumlichkeiten für Besprechungen aller Art sollten **störungsfrei** gestaltet sein und eine angenehme Atmosphäre aufweisen. Belüftung, Helligkeit, Farben, Temperatur, Form und Größe sowie die Bequemlichkeit der Sitzmöbel spielen hier eine Rolle.

Überlegen Sie:
- Müssen die Teilnehmer vor der Sitzung Unterlagen erhalten?
- Haben die Teilnehmer genügend Zeit, die Informationen vor der Besprechung zu lesen?
- Wer bereitet die Unterlagen vor und verteilt sie?
- Werden Hilfsmittel zur Verdeutlichung bzw. zum besseren Arbeiten gebraucht, z. B. Laptop und PC für Filme, Fotokopien, Flip-Chart, Pinn-Wände, Projektor, Wandtafel?
- Wer besorgt diese und stellt sie auf?

Protokolle

Protokolle sind wichtig. Sie halten Besprochenes sowie Problemlösungen, Ideen und Beschlüsse fest. Anderenfalls gehen diese schnell verloren oder werden vergessen. Ein Protokoll ist Informationsquelle für Nicht-Anwesende und ein **Nachschlagewerk**. Man kann sich darauf berufen. Es kann auch **Defizite** verdeutlichen, z. B. sieht man es ihm an, wenn in der Besprechung zwar viel geredet, aber nichts konkret beschlossen und keine Zuständigkeiten verabredet wurden. Im Protokoll werden Beschlüsse und Aufgabenzuordnungen verbindlich festgehalten.

Beim **Ergebnisprotokoll** werden nur Beschlüsse notiert, die zu einem Punkt der Tagesordnungsliste getroffen wurden. Beim Treffen von Mitarbeitern und Angehörigen des Wohnbereichs kann das beispielsweise lauten:

Fallbeispiele

»Beim Punkt ›zukünftige Treffen‹ wurde von allen anwesenden Angehörigen und Mitarbeitern großes Interesse geäußert. Die Diskussion über das »Wie« ergab, dass die Treffen alle vier Monate jeweils an einem Dienstagabend zwischen 19.00 und 21.00 Uhr stattfinden sollen. Die Wohnbereichsleitung sorgt dafür, dass dieser Beschluss und die anstehenden Daten jeweils frühzeitig den Angehörigen per Aushang und per Post mitgeteilt werden.«

Das **Verlaufsprotokoll** hingegen hält den Diskussionsverlauf sehr viel genauer fest.

Fallbeispiel

»Der Punkt ›Kontakt zwischen Mitarbeitern und Angehörigen der Bewohner‹ wurde etwa zwanzig Minuten diskutiert. Übereinstimmung herrschte darüber, dass die große Anzahl von Teilzeitkräften den Angehörigen die Übersicht und die Zuordnung einzelner Pflegekräfte zu ihrem Bewohner erschweren. Frau Bach schlug vor, Fotos der Mitarbeiter in einer Art Wohnbereichszeitung zu veröffentlichen und diese an die Angehörigen zu verteilen bzw. zu verschicken. Frau Kugel hatte die Idee, Foto und Namen der jeweils Dienst habenden Mitarbeiter auf einem Brett im Eingangsbereich des Wohnbereichs zu heften. Herr Weinert wünschte sich Namensschilder bei allen Mitarbeitern. Diese

> *drei Vorschläge wurden schließlich von allen Anwesenden befürwortet. Frau Kugel wird nächste Woche alle Kollegen fotografieren. Alle sollen einen kleinen »Steckbrief« schreiben, in dem sie sich kurz vorstellen. Die Verwaltung wird dann die Zeitung zusammenstellen und verschicken. Herr Weinert bringt demnächst eine große Pinnwand mit. Die Wohnbereichsleitung bespricht mit der Pflegedienstleitung die Finanzierung von Namensschildern und die Organisation ihrer Herstellung.«*

Pausen

Je nach Länge einer Besprechung und nach »Schwere« der zu bearbeitenden Themen sollten Pausen eingeplant werden. Pausen entspannen, machen den Kopf wieder frei, unterstützen **Kommunikation** und **Kontakte** zwischen den Teilnehmern und geben auch der Leitung Zeit für ihre Bedürfnisse.

Sollen Getränke und Gebäck oder auch komplette Mahlzeiten angeboten werden? Wann und wo (räumlich)? **Verpflegung** lockert die Stimmung: Der Organisator signalisiert, dass ihm das Wohl der Teilnehmenden am Herzen liegt, er zeigt eine gewisse Großzügigkeit, ein Bemühen um konstruktive Besprechungsvoraussetzungen.

Entscheidungen

Wer soll Entscheidungen treffen, beispielsweise innerhalb von Mitarbeiterbesprechungen? Alle Anwesenden? Alle, die die Konsequenzen zu tragen haben? Nur die Leitungskräfte oder nur die »einfachen« Mitarbeiter? Entscheidungen, die die »einfachen« Mitarbeiter sowieso nicht werden treffen können bzw. dürfen, sollten nicht als offene Frage in eine Besprechung aufgenommen werden. Hier muss die Leitungskraft vorher überlegen, was sie will und das Ergebnis dieser Überlegungen inklusive Begründung in die Sitzung einbringen. **Entscheidungskompetenzen** vorzuspiegeln bzw. vermuten zu lassen und dann nicht einzulösen, demotiviert.

Vorbereitung: Fundament der Besprechung

Eine intensive Vorbereitung dient dem **Erfolg** der Besprechung: Vorbereitete Menschen arbeiten stringenter, bringen mehr Ideen ein, die Besprechung wird effektiver. Man hat nicht so schnell das Gefühl, in ewig währenden Sitzungen Zeit zu vertun – das gilt für die Mitarbeiter, die denken könnten »Was könnte ich sonst alles auf dem Wohnbereich machen. Ob die anderen ohne mich klarkommen? Wegen dieser Laberei komme ich auch noch zu spät nach Hause«. Es gilt aber ebenso für die Leitungskräfte. Hinzu kommen ökonomische Erwägungen: Besprechungen kosten Geld. Jeder Teilnehmende macht seine sonstige Arbeit für den Zeitraum der Besprechung nicht, sie bleibt entweder liegen oder muss durch andere zu bezahlende Mitarbeiter erledigt werden.

Die Vorbereitungen hören sich sehr kompliziert und zeitaufwendig an. Sie sind es aber nur am Anfang. Mit wachsender **Routine** geht alles wesentlich einfacher und schneller. Die Aufwendungen amortisieren sich vielfach: in Form guter Arbeitsergebnisse, guter Stimmung zwischen den Beteiligten, effektiver Arbeit.

Tipps für die Praxis
- Laden Sie keine Leute ein, die mit dem Thema nichts zu tun haben, sie sind unmotiviert, verursachen unnötige Kosten und können sogar störend wirken.
- Finden Besprechungen während der Dienstzeit statt, müssen Sie rechtzeitig eine (Not-)Vertretung organisieren und im Dienstplan anmerken.
- Sorgen Sie dafür, dass der Weg zum Besprechungsraum ausgeschildert ist.
- »Erschlagen« Sie die Teilnehmer nicht durch eine völlig überfrachtete TOP-Liste.
- Signalisieren Sie Ihre Bereitschaft, den geplanten Ablauf der Besprechung bei wichtigen Themen zu unterbrechen oder zu ändern.
- Konfrontieren Sie die Teilnehmer nicht mit mehreren großen Projekten gleichzeitig, das überfordert und überschreitet den möglichen Rahmen an Arbeitsaufwand bzw. -fähigkeit der Mitarbeiter und demotiviert.
- Legen Sie zu Beginn der Besprechung fest, wer Protokoll führt (»Freiwillige vor«) und welche Art von Protokoll gefragt ist: Ergebnis- oder Verlaufsprotokoll.
- Bieten Sie in den Pausen Verpflegung an.
- Seien Sie auf mögliche Bedürfnisse und Forderungen der Teilnehmer sowie Konflikte unter den Teilnehmern vorbereitet, (etwa: Angehörige fordern mehr Zeit für die soziale Betreuung des einzelnen Bewohners).

8.3 Moderierte Besprechungen

Hinsichtlich der Durchführung einer Besprechung stellt die Methode der Moderation einen weiteren Teil des Fundamentes des Erfolges dar.

8.3.1 Was ist eine Moderation?

Moderation kommt aus dem Lateinischen und bedeutet **Mäßigung** (»moderat«). Heute wird unter Moderation in der Arbeitswelt auch die Leitung und Führung von Mitarbeitern in Arbeitsgruppen verstanden. Führung wird hier als ein **Gruppenprozess** verstanden, in dem ein Problem gemeinsam mit allen Beteiligten zielgerichtet gelöst wird. Diese Form des kooperativen Führungsstils nutzt die psychologische Erkenntnis, dass einbezogene Mitarbeiter die Ergebnisse der Besprechung stärker akzeptieren und motivierter umsetzen. Ein Moderator ist laut diverser Lexika ein Mensch, der durch eine solche Veranstaltung führt, der die einzelnen Tagesordnungspunkte und Arbeitsschritte aufführt, erläutert und ihre Bearbeitung begleitet.

> Die Teilnehmer einer Besprechung sind die Experten. Der Moderator hat Methoden anzubieten, mit denen die Besprechung schnell und zielorientiert erfolgen kann. Er verfügt über Kenntnisse von Gruppenprozessen (die in jeder Besprechung mehr oder minder deutlich zum Tragen kommen) und kann diese so steuern, dass sie positiv zum Arbeitsergebnis beitragen können.

Ziele

Moderation dient dazu, Besprechungen zielorientiert zu leiten und möglichst alle Teilnehmer und viele Ideen einzubeziehen. Moderation trägt auch der Tatsache Rechnung, dass Mitarbeiter heute in der **Entscheidungsfindung** einbezogen werden und nicht mehr nur Befehlsausführer sein wollen. Moderation kann mit verschiedenen Zielen angewendet werden:
- Die Teilnehmer erarbeiten in der Gruppe Vorschläge, auf deren Grundlage eine außenstehende Leitungskraft Entscheidungen trifft;
- die Teilnehmer arbeiten und entscheiden autonom oder teil-autonom innerhalb eines vorher festgelegten Handlungsrahmens.

Aufgabe des Moderators

Die Moderation kann jemand aus dem Kreis der Besprechungsteilnehmer, eine Kraft von außerhalb des Kreises, die auch zur Einrichtung gehört oder jemand Externes übernehmen. Letzteres hat den Vorteil der **perso-**

nalen Neutralität. Die anderen beiden Versionen erlauben es aber, dass bei Bedarf die Moderatorin auch Hintergrundinformationen in die Veranstaltung einbringen kann, die eine externe Kraft oft nicht hat. Grundsätzlich ist es erforderlich, dass die moderierende Person eine entsprechende **Aus- oder Fortbildung** bzw. Moderationserfahrung hat, und dass sie von den Teilnehmern in dieser Rolle anerkannt ist. Das wird umso wichtiger, je konfliktbehafteter die zu behandelnden Themen sind.

Der Moderator muss die **Fähigkeit** (erworben) haben, Mitarbeitergruppen einzurichten, zu führen und zu begleiten und Gruppenprozesse zu steuern. Er muss die Grundlagen der Moderations- und Visualisierungstechnik kennen sowie Arbeitsergebnisse präsentieren, zusammenfassen und umsetzen können. Aufgrund ihrer Weiterbildungen erfüllen Qualitätsbeauftragte, Einrichtungs- und Pflegedienstleitung sowie teilweise Wohnbereichsleitungen in der Regel diese Voraussetzungen.

Rollenkompetenz erwirbt sich der Moderator z. B. durch die Auseinandersetzung mit der eigenen sozialen Rolle, also mit der als Prozessbegleiter, Leitungskraft, Pflegekraft sowie durch die Reflexion der eigenen Person, d. h. der eigenen Einstellung und Arbeitshaltung.

Jenseits der Hierarchie

Kennzeichen einer moderierten Besprechung sind **Gleichberechtigung**, Hierarchie-Freiheit, **Zielorientierung** und der Einsatz von Visualisierungstechniken (vgl. Kap. 8.6). Dafür ist die moderierende Person zuständig: durch die Auswahl der Spielregeln und der prozesssteuernden Maßnahmen. Der Moderator nimmt einen **neutralen** Standpunkt gegenüber den Teilnehmenrn ein und verhält sich unparteiisch gegenüber den diskutierten Themen. Er sagt nicht »Herr Schmidt hat Recht, Herrn Müllers Meinung hingegen ist falsch«. Er ermöglicht es der Gruppe selbst herauszufinden, welcher Weg oder welche Wege für sie am besten sind. Bei aller Qualitäts beauftragten und Leitungskräften von Pflegeeinrichtungen zugesprochenen Professionalität ist deswegen eine externe Kraft oftmals besser geeignet.

Die Bearbeitung eines Themas durch die Teilnehmer kann der Moderator durch Fragen vorantreiben, wie z. B. »Was soll erreicht werden? Für wen? Womit? Was muss dafür getan werden? Von wem?« Wichtig ist, dass diese Fragen wertneutral und offen sind, d. h. dass das gewünschte Ergebnis nicht implizit enthalten ist. Die Funktion der Fragen ist es, als »roter Faden« zu dienen (vgl. Kap. 8.5). Durch diese Anleitung werden die Sitzungen auch zeitlich kürzer und damit gesamtwirtschaftlich für die Einrichtung effizienter.

Moderation und die gemeinschaftliche Entscheidungsfindung ist zeitaufwendiger als die Präsentation einer vorgefertigten Lösung. Durch eine engagierte Umsetzung der Beschlüsse durch motivierte Teilnehmer wird sich der Zeitaufwand aber zumindest ausgleichen.

8.3.2 Regeln und Technik

Besprechungen weisen fast immer einen ähnlichen Ablauf, eine ähnliche Schrittfolge auf. Diese wird im Folgenden exemplarisch anhand einer moderierten Besprechung von Pflegekräften und Angehörigen zum Thema »Verbesserung der Zusammenarbeit von Mitarbeitern und Angehörigen zugunsten der Bewohner« dargestellt.

Eine moderierte Besprechung besteht in der Regel aus sechs Phasen:
1. Einstieg
2. Themensammlung
3. Themenauswahl
4. Themenbearbeitung
5. Themenplanung
6. Abschluss

Einstieg

Der Einstieg dient dazu, eine positive **Arbeitsatmosphäre** zu schaffen. Die Teilnehmer müssen sich kennenlernen, ein gewisser Grundkonsens muss hergestellt werden. Dazu können als Methoden dienen:
- Kennlern-Matrix
- Steckbrief

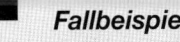

Fallbeispiel
Kernlern-Matrix:
Auf eine Tafel oder ein Flip-Chart wird folgendes Muster angeschrieben und von den Teilnehmern ausgefüllt:

Name: *Beruf:*

Ich bin hier, weil:

Typisch an mir ist:

Ich schätze an mir:

▶

> **Steckbrief:**
> *Auf einem vorgegeben Raster tragen die Teilnehmenden ihre Angaben ein und stellen sich anschließend anhand dieser gegenseitig vor*
> *Name: Silvia Kugel*
> *Beruf: Altenpflegerin, Wohnbereich 1*
> *Hobbys: Nähen, Theater spielen*
> *Mein Ziel hier: Verbesserung des Zusammenspiels von Wohnbereich 1 mit den Angehörigen unserer Bewohner*
> *Lebenssituation: verheiratet, zwei Kinder (acht und dreizehn Jahre).*

Wie bei den Beispielen ersichtlich wird, können sich aus den Angaben viele Ansätze zu Gesprächen ergeben, z. B. in der Sitzung, in den Sitzungspausen oder später auf den Wohnbereichen. Die **Anonymität** bzw. die feste **Rollenzuteilung** »hier Pflegekraft, dort Angehörige« wird etwas aufgehoben. Weil alle anderen etwas von sich erzählen (dazu ist eine persönliche Frage wie die nach Hobbys oder der persönlichen Lebenssituation immer wichtig), öffnen sich auch sonst Zurückhaltende leichter – ein positiver **Gruppenprozess** entsteht. Man entdeckt etwas Interessantes an jemandem, den man schon seit Jahren zu »kennen« meint: »Ach, Frau Bach, ich wusste ja gar nicht, dass Sie auch Pflegekraft sind. Deswegen fragen Sie also immer so genau nach, was?« Oder: »Das ist ja interessant, dass Sie Theater spielen, Frau Kugel. Treten Sie auch öffentlich auf?«

Themensammlung

Zunächst einmal werden alle »**Unterthemen**« zum generellen Sitzungsthema gesammelt, an deren Bearbeitung die Teilnehmer interessiert sind. Die Frage des Moderators an die anwesenden Mitarbeiter und Angehörigen kann beispielsweise lauten: »Über welche Themen möchten Sie im Rahmen der »Verbesserung der Zusammenarbeit von Mitarbeitern und Angehörigen zugunsten der Bewohner« sprechen?« Zunächst ist es gleichgültig, wie viele der Teilnehmer sich warum für ein bestimmtes Thema interessieren.

Die Themen werden auf Karten geschrieben, die jeder Teilnehmer zusammen mit einem dicken Filzschreiber erhält. Mit jeder Karte wird nur ein **Themenvorschlag** gemacht, es sind also genügend Karten vorzuhalten. Der Moderator sammelt die Karten ein und steckt sie mit Nadeln auf einer Pinn-Wand oder auf einem Flip-Chart fest, auf der die Themenstellung der Sitzung festgehalten ist. Unter Beteiligung der Teilnehmer bildet er dabei **Themengruppen** von ähnlich bzw. gleich lautenden Karten.

Eine solche Ideensammlung kann bei der genannten Fragestellung beispielsweise wie in Tabelle 2 aussehen.

Tabelle 2: Themensammlung »Verbesserung der Zusammenarbeit von Mitarbeitern und Angehörigen.

Stichwort Organisation	Stichwort Kommunikation	Stichwort Sachverhalte und Zuständigkeiten
Personalnot	Viele Angehörige kommen kaum.	Angehörige bzw. Bewohner zahlen viel Geld für manchmal wenig Leistung des Personals.
Notwendiges zusätzliches Personal		
Zeitmangel	Viele Angehörige wollen gar nicht mehr zusammenwirken.	
Wann sollen wir das auch noch leisten?	Versäumnisse gibt es nicht nur bei den Pflegekräften.	Manche Angehörige reden mit Mitarbeitern nur, um Befehle zu geben, oft für Sachen, die noch nicht einmal in den Zuständigkeitsbereich der Pflegekräfte fallen.
Beschwerden verpuffen, ohne dass etwas passiert.	Anonymität: Vielen Angehörigen sind Mitarbeiter nicht bekannt, v.a. nicht die vielen Teilzeitkräfte und Aushilfen.	
Man muss sich erst beim Einrichtungsleiter beschweren, damit ein Missstand endlich abgestellt wird.		Für viele Angehörige ist die Einrichtung anonym und undurchsichtig.
Viele Angehörige sind zu selten in der Einrichtung und suchen dann auch nicht den Kontakt zu den Mitarbeitern – so kann gar keine Zusammenarbeit entstehen, geschweige denn, verbessert werden.	Angehörige sind teilweise unhöflich und fordernd.	Man muss oft mehrere Mitarbeiter ansprechen, um jemand Kompetentes zu finden.
	Misstrauen zwischen Angehörigen und Mitarbeitern.	
	Viele Angehörige kümmern sich zu wenig um ihr Familienmitglied.	Angehörige verstehen die Handlungen der Pflegekräfte oft nicht, dadurch kommt es zu Kritik.
Finanzierung	Manche Mitarbeiter reagieren pikiert, wenn man etwas von ihnen will.	Manche Angehörige erwarten unerfüllbare Dinge, z.B. dass wir ihren Vater bzw. ihre Mutter wieder gesund machen oder wieder zum Reden verhelfen, z.B. bei Schlaganfall.
Wo soll das nötige Geld für Veranstaltungen herkommen?	Mitarbeiter reagieren z.T. pampig.	
	Häufig ungerechte Kritik von Angehörigen.	
	Mitarbeiter hören oft nicht richtig zu, wenn man sie etwas fragt.	
	Personal und Angehörige sollten mehr miteinander reden – nicht erst, wenn es ein größeres Problem gibt.	
	Gemeinsame Aktivitäten	

207

Themenauswahl

Nun wird ein Thema bzw. Themenkomplex ausgewählt, das (zunächst) bearbeitet werden soll. Dazu bietet sich die **Mehr-Punkt-Abfrage** an: Jeder Teilnehmer erhält mehrere Klebepunkte (Anzahl der Themenkomplex-Alternativen geteilt durch zwei ergibt die Anzahl der zu vergebenen Punkte). Von einem Teilnehmer können auch zwei oder mehrere Punkte für ein Thema vergeben werden, damit markiert er die für ihn besondere Bedeutung des Themas. Statt Punkte können auch Striche hinter die Themen gemacht werden. Es kristallisiert sich das zuerst zu bearbeitende Thema heraus.

Die übrigen Themen werden in einen »**Themenspeicher**« geschrieben und gut sichtbar im Raum aufgehängt. Damit wird deutlich, dass sie (und die dahinter stehenden Teilnehmer) nicht vergessen werden. Die Themen können zu gegebener Zeit, d. h. beispielsweise nach der Abarbeitung der ersten Themenkomplexes, wieder aufgenommen werden.

Themenbearbeitung

Das ausgewählte Thema wird entsprechend der festgelegten Zielsetzung (Verbesserung der Zusammenarbeit von Mitarbeitern und Angehörigen zugunsten der Bewohner) bearbeitet. Zur Themen-Bearbeitung bieten sich (mindestens) zwei Methoden an:

Problem-Analyse-Schema (PAS): Mit diesem Schema sollen komplexe Probleme in Unterthemen aufgeteilt werden, die dann leichter zu bearbeiten sind. Das Schema wird am Flip-Chart aufgezeichnet. Tabelle 3 zeigt ein PAS zum Themenkomplex »Verbesserung der Zusammenarbeit von Mitarbeitern und Angehörigen zugunsten der Bewohner«.

Vier-Felder-Technik: Diese Technik (vgl. Tabelle 4) eignet sich erfahrungsgemäß eher für die Arbeit in kleineren Gruppen. Auch hier werden die Fragestellungen auf das jeweilige Thema bezogen gewählt. Wichtig sind konkrete Fragen, die eine konkrete Antwort erfordern. Ihre Ideen rufen die Teilnehmer dem Moderator zu. Der schreibt sie in die passenden Felder.

Tabelle 3: Problem-Analyse-Schema.

Wie äußert sich das Problem?	Was könnte die Ursache sein?	Was könnte getan werden?	Was spräche dafür?	Was spräche dagegen?
Unzufriedenheit vieler Angehöriger	mangelnde Kommunikation zwischen Mitarbeiter und Angehörigen	mehr und regelmäßige Gespräche	weniger Missverständnisse und Unzufriedenheit, bessere Absprachen zugunsten des Bewohners	Zeitmangel des Personals, damit auch höhere Personalkosten für die Einrichtungsleitung
viele Pflegekräfte die überdies nicht bekannt sind	viele Teilzeitbeschäftigte	Vorstellung der Mitarbeiter in der Heimzeitung, Namen der Diensthabenden auf schwarzem Brett, Tragen von Namensschildern	bessere Orientierung für die Angehörigen	(geringer) Kostenaufwand, (geringer) Arbeitsaufwand
häufig als unberechtigt empfundene Kritik von Angehörigen an Mitarbeitern	übersensible Mitarbeiter, Angehörige haben zu wenig pflegerisches Wissen	geplante Gespräche zwischen Angehörigen und Mitarbeitern, pflegerische Fortbildung der Angehörigen	Kritik und ihr Zutreffen könnte in Ruhe besprochen werden, Angehörige verstehen die pflegerischen Handlungen des Personals besser, dann weniger unberechtigte Kritik	Zeitaufwand, Kostenaufwand für die Einrichtung
Unhöflicher Ton einiger Mitarbeiter	Stress, keine Zeit, persönliche Probleme, als ungerecht empfundene Kritik von Angehörigen	Bedeutung eines freundlichen Umgangs miteinander verdeutlichen, mehr Personal einstellen, mehr Gespräche zwischen Mitarbeitern und Angehörigen	Ton ist »Aushängeschild« eines Hauses, Unfreundlichkeit provoziert Kritik (Spirale; weniger Stress und Hektik), Kritik könnte in Ruhe angesprochen werden	Kostenaufwand für das Haus bzw. steigende Pflegesätze

Tabelle 4: Vier-Felder-Technik.

Wie sollte die Zusammenarbeit zwischen Mitarbeitern und Angehörigen sein?	Wie wird die Zusammenarbeit zur Zeit erlebt?
regelmäßig angenehm und konstruktiv vertrauensvoll verständnisvoll für beide Seiten erleichternd	Zusammenarbeit nur selten und wenn, dann meistens »auf Druck«, bei Problemen, das sind dann oft unangenehme Begegnungen. Viele Mitarbeiter und Angehörige empfinden gegenseitiges Misstrauen und Distanz. Mit einigen Angehörigen und Mitarbeiter wird die Zusammenarbeit als gut empfunden, mit anderen nicht, je nach Teilnehmer unterschiedlich.
Was muss getan werden (Interventionsmöglichkeiten)?	Was sollte der erste Schritt sein? (Konkretes Vorgehen)
Misstrauen auflösen Mehr miteinander sprechen gegenseitige Aufklärung über die Handlungsmotive Angehörige und Mitarbeiter mehr miteinander bekannt machen	Information der Angehörigen über die Arbeitshintergründe in der Einrichtung. Organisierte Gespräche der Beteiligten – zu zweit und bzw. oder in Gruppen. Fortbildung der Angehörigen über Krankheiten der Bewohner bzw. ihre Behandlung, »Fortbildung« der Mitarbeiter über die Belastungen der Angehörigen. Vorstellung neuer Mitarbeiter sowie neu eingezogener Bewohner und ihrer nächsten Angehörigen in der Heimzeitung. Mitarbeiter tragen Namensschilder, die Dienst habenden Schwestern und Pfleger werden jeweils an einem schwarzen Brett im Wohnbereich mit Namen und Foto genannt.

Maßnahmenplanung

Die Ergebnisse der Themenbearbeitung fließen in die konkrete Maßnahmenplanung ein. Die Teilnehmer müssen sich zunächst einigen, welche der im vorherigen Arbeitsschritt geplanten **Interventionsmaßnahmen** zuerst in die Praxis umgesetzt werden sollen. In einer vom Moderator vorgefertigten Tabelle werden Maßnahmen, dafür Verantwortliche oder andere aus dem Team für alle verbindlich festgelegt (vgl. Tabelle 4).

Tabelle 5: Maßnahmenplanung.

Was?	Wozu?	Wer?	Wann?	Rückmelde-Datum
Angehörigen-befragung	Genauere Analyse der (Un-) Zufriedenheit	Qualitäts-beauftragte	Oktober oder November	Aktueller Stand in der monatlichen Leitungsrunde und Wohnbereichstreffen
Regelmäßige Angehörigen-treffen auf den Wohnbereichen	Besserer Kontakt zwischen Angehörigen und Mitarbeitern	Wohnbereichs-leitungen mit ihren Teams, Beratung durch Pflegedienst-leitung bzw. Qualitätsbeauf-tragte	Sofort	Aktueller Stand in den wöchentlichen Wohnbereichs- bzw. Pflege-dienstleitungs-treffen
Schulungen der Mitarbeiter in Kommunikation und Beschwer-demanagement	Entspannung des Verhält-nisses von Angehörigen und Mitarbei-tern, konstruk-tiver Umgang mit Beschwer-den	Qualitätsbeauf-tragte	Sofort	Aktueller Stand in der monatlichen Lei-tungsrunde bzw. Wohnbe-reichstreffen
Fortbildung der Angehörigen in speziellen Erkrankungen und den dafür notwendigen Pflegetech-niken	Mehr Verständ-nis der Angehörigen für das Verhalten der Mitarbeiter, Entspannung des Verhält-nisses	Wohnbereichs-leitungen mit ihren Teams mit Beratung durch Qualitätsbeauf-tragte	Sofort in der laufenden Pflege, jeweils Thema der Angehörigen-treffen	Aktueller Stand in der monatlichen Lei-tungsrunde bzw. Wohn-bereichstreffen

Einige der Eintragungen unter der Rubrik »Wann?« deuten bereits an, dass der von Teilnehmern aller Hierarchieebenen erarbeitete aktuelle Stand der Vorbereitung und Durchführung des bearbeiteten Projekts auch den übrigen Mitarbeitern der verschiedenen Hierarchieebenen mitzuteilen sind. So wird deren Interesse und Motivation wachgehalten, die Beschlüsse und Maßnahmen auch vor Ort, in ihrem Alltag, umzusetzen. Denn die Umsetzung müssen vor allem sie machen – hauptsächlich die Mitarbeiter der Pflege und Betreuung, die mit den Angehörigen am meisten in Kontakt kommen. Die Mitarbeiter aus der Praxis können zudem den (relativen) Theoretikern, d. h. den Leitungskräften, sagen, wenn diese sich »verrennen«, wenn ihre, z. B. zeitlichen Planungen unrealistisch werden, z. B. aufgrund von Krankheitswellen im Wohnbereich.

Abschluss

Die inhaltliche Arbeit für diese Sitzung ist nun beendet. Ähnlich dem Einstieg geht es beim Abschluss um einen atmosphärisch guten Ausstieg aus der Sitzung. Das ist zumindest teilweise auch bei unzufriedenen Teilnehmern möglich: Wichtig ist, dass diese ihre Kritik äußern können, mit ihr auf offene Ohren und Verständnis stoßen, den Eindruck bekommen, dass Veränderungspotenziale auch in ihre Richtung möglich sind – vielleicht in der nächsten Sitzung?

Der Arbeitsprozess wird von allen gemeinsam reflektiert. Dafür bietet sich ein »**Stimmungs-Thermometer**« an: mit ihm wird der Grad der Zufriedenheit – oder eben der Unzufriedenheit – gemessen. Die Zufriedenheit oder Unzufriedenheit wird mit Klebepunkten oder Strichen markiert. Eine andere Darstellungsart besteht darin, Smilys mit verschiedenen Gesichtsausdrücken vorzugeben. Die Teilnehmer geben ihren Punkt oder Strich zum entsprechenden Gesicht:
»Ich fühle mich jetzt
- sehr zufrieden
- mittelmäßig
- unzufrieden.«

Nachdem alle Teilnehmer (der Moderierende natürlich nicht) ihren Punkt bzw. Strich vergeben haben, sollten in einer kleinen Gesprächsrunde Erläuterungen des jeweiligen Gemütszustandes gegeben werden. Der Moderierende erhält so ein **Feedback** seiner Leitungsarbeit und kann für die nächste Sitzung entsprechende Schlüsse daraus ziehen.

Schließlich folgen der Dank an die Teilnehmer für ihre engagierte und kreative Mitarbeit und der Wunsch nach einem angenehmen restlichen Tag oder einem schönen Feierabend für alle. Der Moderator macht erst noch einen Rückblick und räumt die Materialien auf.

Für den Moderator ergibt sich nun ein Arbeitsplan (vgl. Tabelle 6).

Tabelle 6: Arbeitsplan des Moderators.

Schritt	Ziel	Methode	Hilfsmittel	Zeitangabe bei 15 Teilnehmern
Einstieg	positive Arbeitsatmosphäre aufbauen	Steckbrief	Stifte, Flip-Chart, Papier	30 Min.
Themensammlung	Themen sammeln, die in der Gruppe bearbeitet werden sollen	Kartenabfrage	Karteikarten und Stifte, Nadeln, Flip-Chart mit Papier	30–60 Min.
Themenauswahl	Welches Thema soll zuerst behandelt werden?	Mehr-Punkt-Abfrage	Flip-Chart, Klebepunkte (oder Stifte)	15 Min.
Themenbearbeitung	Inhaltliche Auseinandersetzung mit dem gewählten Thema	Problem-Analyse-Schema	Flip-Chart, Stifte	60 Min.
Maßnahmenplanung	Konkrete Umsetzung in der Praxis	Planungstabelle	Flip-Chart, Stifte	30 Min.
Abschluss	positives Auseinandergehen, Feedback	Stimmungsbarometer	Flip-Chart, Punkte oder Stifte zum Markieren	15 Min.

Je nach den zeitlichen Möglichkeiten der Teilnehmenden kann ein solcher Prozess auch auf zwei Sitzungen aufgeteilt werden: Beim ersten Treffen werden die Themen gesammelt und eine Auswahl getroffen, beim zweiten die ausgewählten Themen bearbeitet und Maßnahmen geplant. Teil beider Treffen müssen natürlich Einstieg und Abschluss sein, d. h. zu Beginn des zweiten Treffens ist kurz an den Verlauf des ersten zu erinnern.

Nach Abschluss der Arbeitsphase kann es sinnvoll sein, die **Ergebnisse** an andere Arbeitsbereiche im Haus weiterzugeben: Diese können **Rückmeldungen** geben, was sie von den Ergebnissen der Arbeit halten. Außerdem sind die anderen Arbeitsbereiche darüber informiert, wie z. B. die Pflege- und Betreuungskräfte mit einem bestimmten Thema umgehen, z. B. bei Konflikten mit Angehörigen, und können bei entsprechenden Anlässen oder Anfragen von Angehörigen entsprechend handeln bzw. antworten. Das Verhalten der Einrichtung Angehörigen gegenüber wird insgesamt eindeutiger und zielorientierter.

Während der Arbeit mit und nach dem Konzept müssen die **Erfolge** in regelmäßigen (erst kürzeren, dann längeren) Zeitabständen erfasst werden. Das betrifft subjektive Faktoren wie die allgemeine Zufriedenheit von Angehörigen, Bewohnern und Mitarbeitern, als auch objektive Faktoren wie z. B. eine Reduzierung der Beschwerden von Angehörigen um 30 %.

Tipps für die Praxis
- Arbeiten Sie mit Fragen statt mit Aussagen.
- Nehmen Sie eine neutrale Haltung gegenüber den Gruppenmitgliedern ein, bewerten und beurteilen Sie nicht.
- Bereiten Sie sich und die Sitzung gut vor.
- Sprechen Sie in der »Ich«-Form statt mit unpersönlichem »man«.
- Achten Sie auf nonverbale Zeichen bei den Teilnehmern und bei sich selbst.
- Sprechen Sie eigene Probleme in der Moderation ruhig an, aber rechtfertigen Sie sich nicht; manches lässt sich gemeinsam besser lösen.
- Halten Sie Blickkontakt mit den Teilnehmern.
- Machen Sie Pausen.
- Nutzen Sie die Möglichkeiten der Visualisierung.
- Geben Sie Störungen Vorrang.
- Nimmt der Stress (psychischer Art oder Arbeitsüberlastung) für Sie als Moderatorin überhand, vertagen Sie die Klärung eines Problems auf den nächsten Sitzungstermin. Rechtfertigen Sie sich nicht, lassen Sie sich nicht in die Defensive drängen (aber tun Sie das auch nicht bei den anderen).
- Diskutieren Sie nicht im Laufe des Moderationsprozesses über die Richtigkeit der angewandten Moderationstechnik.
- Bitten Sie die Teilnehmer im Anschluss der Besprechung um ein Feedback zur Moderation.

8.4 Umgang mit verschiedenen Menschentypen

In jeder Veranstaltung, sei es ein Vortrag oder eine Besprechung, gibt es verschiedene Typen von Zuhörern bzw. Teilnehmern. Die meisten Vortragenden bzw. Moderierenden empfinden Teilnehmer als »schwierig«, die ständig dazwischenreden, unsachliche, nicht zum Thema gehörende Äußerungen machen, andere Teilnehmer ablenken oder sogar aufhetzen wollen, gar nichts sagen, »blocken«, unaufmerksam sind oder zu allem und jedem ihre Meinung abgeben müssen und andere damit »überrollen«. Es gibt **Techniken,** die helfen, mit diesen Typen umzugehen, sie für eine konstruktive Mitarbeit zu gewinnen oder zumindest zu verhindern, dass dieser einzelne »Störenfried« die ganze Veranstaltung zum »Platzen« bringt. Und es gibt natürlich auch Teilnehmer, die sich und ihre Kenntnisse und Erfahrungen konstruktiv einbringen und die auch die Moderatoren für sich Gewinn bringend einsetzen können!

> Zunächst gilt für schwierige Situationen: Störungen haben Vorrang. Oftmals gibt es nachvollziehbare Gründe, warum jemand ein auffälliges Verhalten zeigt. Diese Ursachen sollten offen gelegt und, wenn sie gerechtfertigt sind, abgestellt werden.

Verschiedene Teilnehmertypen
Der Ausfrager hält sich selbst für einen »schlauen Fuchs«. Das will er vor der Gruppe demonstrieren und den Moderator gleichzeitig damit »reinlegen«.
Der Erhabene hält sich selbst für etwas Besseres, mimt »das hohe Tier«.
Der Dickfellige ist uninteressiert und demonstriert das dem Moderator und den übrigen Teilnehmern, indem er gelangweilt in seiner Bank »hängt«.
Der Ablehnende »will einfach nicht«, ist bockig und ablehnend.
Der Schüchterne sagt nichts oder nur wenig, möchte aus Unsicherheit möglichst nicht auffallen.
Der Redselige redet immer dazwischen bzw. hält Monologe.
Der Alleswisser meint sowieso der Kompetenteste zu sein. Vielleicht ist er das bei einem bestimmten Thema auch – er bremst aber andere Teilnehmer durch seine ständigen Meldungen und Monologe aus.
Der Positive arbeitet konstruktiv, gleichberechtigt mit; er ist die Stütze der Besprechung.
Der Streitsüchtige ist auf Konfrontation aus und wird dafür auch unsachlich und persönlich.

Tipps für die Praxis

- Geben Sie Fragen des Ausfragers zur Stellungnahme an die Teilnehmer der Gruppe weiter, z. B. »Was meinen Sie dazu?«
- Üben Sie keine direkte Kritik am Erhabenen, sondern arbeiten Sie mit der »Ja, aber ...-Technik«.
- Sprechen Sie den Dickfälligen auf seine Arbeit an; lassen Sie ihn Beispiele aus seinem Tätigkeitsfeld bringen.
- »Kitzeln« Sie den Ehrgeiz des Ablehnenden; erkennen Sie seine Kenntnisse und Erfahrungen ausdrücklich an; lassen Sie ihn sich in der Gruppenarbeit nützlich machen.
- Stellen Sie dem Schüchternen leichte Fragen, wertschätzen Sie seine Antwort und heben Sie damit sein Selbstbewusstsein und Engagement.
- Unterbrechen Sie den Redseligen an passenden Stellen und treiben Sie das Thema voran bzw. geben Sie seine Fragen an die anderen Teilnehmern weiter.
- Begrenzen Sie die Redezeit (aber für alle, es soll ja nicht ein Einzelner augenfällig »abgestraft« werden).
- Geben Sie die Meinung des Alleswissers in die Gruppe und lassen Sie die übrigen Teilnehmer Stellung nehmen.
- Schalten Sie den Positiven bewusst in die Diskussion ein, z. B. indem Sie ihn die Ergebnisse zusammenfassen lassen.
- Bleiben Sie beim Streitsüchtigen ruhig und sachlich, lassen Sie sich auf keinen Streit ein, sondern nutzen Sie das Potenzial der übrigen Teilnehmer, um ihn in seine Schranken zu weisen.

8.5 Fragetechniken

Die Anwendung verschiedener Fragetechniken kann ebenfalls hilfreich beim konstruktiven Umgang mit verschiedenen Typen von Teilnehmern sein. Oft helfen sie, »schwierige« Teilnehmer zu neutralisieren, z. B. an die Gruppe zurückgegebene Fragen »Was meinen Sie zur Aussage von Herrn X.?« Fragen haben aber noch einen anderen Sinn für die Moderatorin: Fragen treiben den **Arbeits- und Diskussionsprozess** voran.

Inhaltlich bleibt die Moderatorin neutral, die Teilnehmer sind die Sach- und Fachexperten. Zu den Aufgaben der Moderatorin gehört es, möglichst alle Experten und ihr Wissen einzubeziehen, die gemeinsamen Arbeitsschritte abzustimmen, Befindlichkeiten und Stimmungen in der Gruppe offen zu legen und möglichst konstruktiv umzuwandeln und damit einen Gruppenkonsens herzustellen.

Jede Frage besteht aus zwei Komponenten: dem **Inhalt** und der **Frageform**. Für die Moderatorin ist Letzteres ausschlaggebend. Mit folgenden Frageformen kann gearbeitet werden:

- Offene Fragen
- Geschlossene Fragen
- Alternativfragen
- Rhetorische Fragen
- Suggestivfragen
- Gegenfragen
- Zurückgegebene Fragen

Offene Frage

Die offenen Fragen werden auch »**W-Fragen**« genannt, z. B. Wer? Was? Wann? Offene Fragen sind z. B. im Kap. 8.3.2 beim Punkt »Maßnahmenplanung« verwandt worden: Was soll getan werden? Wozu soll es getan werden? Wer soll es tun und wann? Die offene Frage lässt viele Ideen und verschiedene Antworten zu.

Geschlossene Frage

Geschlossene Fragen lassen nur zwei Antworten zu: Ja oder Nein. Zur Ideensammlung beispielsweise sind geschlossene Fragen demnach ungeeignet. Sie sind jedoch für die **Strukturierung** des Arbeitsprozesses sehr nützlich. So kann die Moderatorin fragen: »Können wir die Diskussion hier abschließen und zum nächsten Schritt übergehen?«

Alternativfrage

Sie bietet sich an, wenn die Arbeitsgruppe eine Entscheidung zwischen zwei Möglichkeiten des Vorgehens fällen soll. Die Moderatorin fragt: »Sollen wir das Thema noch weiter diskutieren oder jetzt zum nächsten Schritt übergehen?« Es muss immer gut überlegt werden, ob und wann diese Frageform einsetzt wird: Alternativfragen können Gruppen auch in zwei Lager spalten: die einen wollen weiter diskutieren, die anderen nicht. Es kommt zu vermeidbaren und destruktiven Missstimmigkeiten oder Auseinandersetzungen.

Rhetorische Frage

Die Frage »Wollen wir denn ewig über dieses Thema reden?« zieht fast zwangsläufig als Antwort ein »Nein« der gefragten Teilnehmer nach sich. Sie dient dem Fragesteller dazu, die ihm unliebsame Diskussion abzubrechen bzw. Gegenmeinungen im Keim zu ersticken. Diese Fragetechnik sollte von der Moderatorin gar nicht angewendet werden, denn diese ist nicht dazu da, um über die Arbeitsinhalte zu bestimmen. Vielleicht ist gerade dieses Thema für die Teilnehmer sehr wichtig und ein Abbruch wäre destruktiv, was die Moderatorin zurzeit nur nicht erkennt.

> Rhetorische Fragen schaffen ein schlechtes Arbeitsklima, da sie einen offenen Meinungsaustausch nicht zulassen.

Suggestivfrage

Suggestivfragen dienen der **manipulativen Erreichung** von Zustimmung. Beispiel: »Sie meinen doch sicherlich auch, dass Angehörigentreffen eine sinnvolle Sache sind, oder?« Egal, ob der Inhalt der Frage gut ist oder nicht: Die Moderatorin verlässt hier erstens ihre inhaltliche Neutralität und nimmt zweitens den Teilnehmern deren Entscheidung aus der Hand.

Gegenfrage

Die Gegenfrage dient dazu, den **(Beantwortungs-) oder Handlungsdruck**, den der Fragende auf die Angesprochenen, evtl. auch auf die Moderatorin, ausüben will, zurück zu spiegeln. Beispiel: Eine Teilnehmerin fragt »Wann fangen wir endlich mit dem nächsten Themenpunkt an?« Die Moderatorin stellt die Gegenfrage »Warum fragen Sie?« und die Teilnehmerin legt ihre Beweggründe dar. Es kann sein, dass sie das bisherige Thema gar nicht interessiert oder dass sie dessen Bedeutung nicht erfasst hat. Im Endeffekt muss sich aber nicht die Moderatorin für ihre Vorgehensweise rechtfertigen, sondern der unzufriedene Teilnehmer muss seine Motive darlegen. Diese müssen natürlich längst nicht immer negativer Natur sein, es kann auch sehr nützlich sein, nun mit dem nächsten Thema zu beginnen. Vielleicht hat sich die Gruppe »festgefahren«. **Kritik** ist grundsätzlich etwas Positives!

Zurückgegebene Frage

Mit der Frage »Was meint die Gruppe dazu?« gibt die Moderatorin eine Frage oder (Auf-) Forderung an die Gesamtgruppe zurück bzw. weiter – die Teilnehmer sind die inhaltlichen Experten und sie können einzelne, nicht konstruktiv wirkende Teilnehmer und Beiträge am besten neutralisieren.

Tipps für die Praxis
- Lassen Sie nicht zu, dass die dargestellten Teilnehmertypen die Gruppe für ihre eigenen Belange instrumentalisieren.
- Als moderierende oder vortragende Person müssen Sie auf die Anwendung von konstruktiv und destruktiv einzusetzenden Fragetechniken achten.
- Decken Sie ggf. manipulatives Verhalten auf – aber mit Fingerspitzengefühl, damit Ihre neutrale, konstruktive Position als Moderatorin erhalten bleibt.

8.6 Visualisierung

Reden und Besprechungen können mit Visualisierung unterstützt werden. Die meisten Menschen sind »Augentiere«, d. h. sie haben ein gutes **optisches Gedächtnis**. Das kann die Moderatorin nutzen: Durch Visualisierung werden Sitzungen erfahrungsgemäß auf bis zu 20 Prozent der »visualisierungsfreien« Zeit eingeschmolzen.

Wissenschaftler haben herausgefunden, dass Menschen nur 20 Prozent einer Information behalten, wenn sie sie lediglich hören. Wird das Gesagte durch Visualisierung unterstützt, d. h. veranschaulicht, erhöht sich die Quote des Behaltens auf immerhin 50 Prozent. Oder visuell dargestellt:

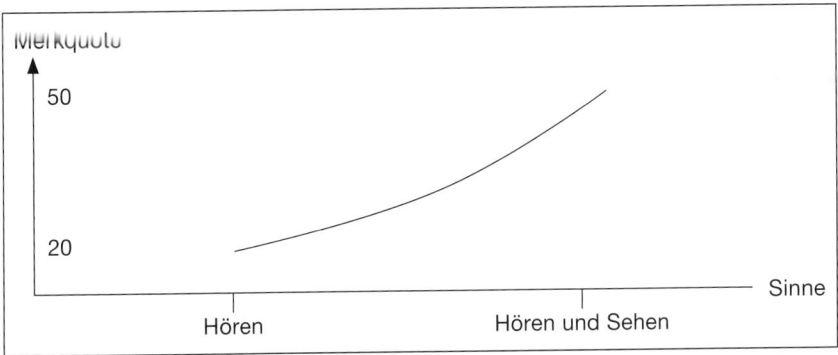
Abb. 8.1: Aufnahmefähigkeit der Sinnesorgane.

Ziele der Visualisierung

Visualisierung heißt:
- Veranschaulichung, Illustration des Gesagten
- Überblick, Strukturen
- Überzeugung
- Konzentrations- und Merkhilfen (optisches Gedächtnis)
- Verkürzung von Rede- und Zeitaufwand.

> Visualisierung ist kein Selbstzweck. Bei ihrer Anwendung müssen folgende Fragen berücksichtigt werden:
> - Was will ich darstellen?
> - Welches Ziel hat die Darstellung?
> - Was ist meine Zielgruppe? Wie erreiche ich sie am besten?

Neben dem Ziel der **Wissensvermittlung** kann Visualisierung auch zur **Überzeugung** eingesetzt werden. Zur Überzeugung der Pflegekräfte beim Thema Angehörigenarbeit dient beispielsweise eine Matrix, die die Ergebnisse der letzten Zufriedenheitsbefragung unter Angehörigen vorstellt. Diese Matrix kann auf eine Overheadfolie kopiert und während einer Rede zum passenden Zeitpunkt an die Wand projiziert werden oder sie wird auf eine EDV-Datei gezogen und per Laptop und Beamer an die Wand gezeigt.

Technik der Visualisierung

Zu den **Medien** der Visualisierung gehören:
- Overheadprojektor mit Folien
- Film (Laptop/Beamer)
- Flip-Chart
- Dias, Filme
- Fotokopien
- Tafel
- Modelle
- Zeichnungen
- Mind-Maps
- Gestik, Mimik der eigenen Person

Ein **Flip-Chart** sieht aus wie eine Künstler-Staffelei. An dieser Vorrichtung ist ein Block großformatigen Papiers geheftet, dessen Blätter durch Vor- und Zurückblättern schnell wieder hervorzuholen sind. Die Blätter des Flip-Charts werden immer von links nach rechts beschrieben. Vorteil des

Flip-Charts ist, dass die Darstellungen bereits zu Hause vorbereitet und während der Veranstaltung ergänzt werden können. Außerdem können die Blätter aufbewahrt und bei Bedarf immer wieder verwendet werden. Die Tafel dagegen wird abgewischt. Diese ist eher geeignet für die Erstellung von Bildern innerhalb eines Arbeitsprozesses: sie können problemlos wieder ausgewischt und ersetzt werden.

Bei der Verwendung einer Computerdatei (Laptop und Beamer) bzw. eines **Overheadprojektors**, d. h. Folien, sollte auf genügend große Schrift geachtet werden: falls nicht gerade nur wenige Menschen in einem sehr kleinen Raum sitzen, reichen sechs bis maximal acht Textzeilen auf einer Seite und diese dann natürlich in entsprechender Buchstabengröße und -breite. Bei der Erläuterung stellt sich die Moderatorin nicht ins Bild, sondern seitlich-frontal zu den Teilnehmenden. Zum besonderen Hinweisen auf Text- bzw. Folienstellen eignet sich ein Stift, mit dem die kommentierte Textstelle auf der Folie kenntlich gemacht wird, nicht an der Wand. Das Gerät sollte erst dann angestellt werden, wenn es gebraucht wird – sonst wird die Aufmerksamkeit der Teilnehmenden abgelenkt auf etwas, das schon gezeigt wird, aber nicht zum aktuellen Arbeitsschritt gehört.

Für die nächste Sitzung kann es vorteilhaft sein, wenn die bisherigen Arbeitsergebnisse wieder sichtbar gemacht werden können. Das funktioniert z. B. Beamer bzw. Overheadprojektor. Aber die Geräte sind nicht immer verfügbar, manchmal streikt die Technik. Mit dem Flip-Chart hat man in einer solchen Situation die meisten Möglichkeiten. Ein Flip-Chart sollte also in keiner Einrichtung fehlen.

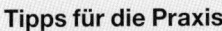

Tipps für die Praxis
- Bieten Sie den Teilnehmern Zettel und Stifte an, um Gesagtes notieren zu können.
- Halten Sie Kopien von z. B. illustrierenden Tabellen, Zeichnungen zum Mitnehmen bereit.
- Achten Sie auf lesbare Schrift, z. B. Sorgfalt der Schrift, Buchstabengröße und Schriftdicke, sodass auch die im Raum ganz hinten Sitzenden sie noch gut lesen können.
- Achten Sie bei Text und Illustrationen auf die Zusammenstellung der Farben: Zu viele Farben wirken unübersichtlich, einige Farben haben strukturierende Wirkung (mehr als drei verschiedene Farben pro Seite sollten es nicht sein); wählen Sie keine Farben, die sich »beißen«.

> • Verwenden Sie nicht zu viele Gestaltungsmerkmale in Text und Illustrationen. Also nicht eine Karikatur, eine Tabelle, eine Auflistung, viele farbige Linien, Smilies und weitere Zeichnungen auf einer Seite – das wirkt unübersichtlich und wenig harmonisch

8.7 Brainstorming

Brainstorming kommt von Brain *(englisch: Gehirn)* und Storming *(englisch: Sturm, stürmen):* das **Gehirn** soll gestürmt werden bzw. Sturm soll in ihm entfacht werden. Sturm ist das Gegenteil von Struktur und Ordnung. Hier geht es also darum, »wild durcheinander« Eindrücke, Ideen oder Assoziationen zu sammeln.

Eingangsfrage

Einem Brainstorming geht die Frage voraus: »Was fällt Ihnen (oder »mir« – man kann es auch allein machen) ein: z. B. zu »Angehörigenarbeit«. Antworten dazu könnten sein: »Stress«, »Extra-Arbeit«, »macht Spaß«, »Gruppenarbeit«, »sich kennenlernen«. Die Sammlung macht schon deutlich, dass Leute mit unterschiedlichen Ideen und Grundhaltungen zusammenkommen und diese zusammenwerfen. Dabei können auch ganz witzige (man hat oft viel Spaß beim Brainstorming) und aberwitzig erscheinende Ideen gesammelt werden. Diese sind aber trotzdem ausdrücklich erlaubt, ja sogar erwünscht.

Kritik wie »Das geht doch gar nicht«, »So ein Quatsch«, ist verboten, ebenso wie jeder andere Kommentar während der Sammlung. Scheinbar verrückte Ideen haben ein großes **Kreativitätspotenzial** in sich – und man braucht ja nachher nicht alle und nicht alles von einer Idee verwenden, vielleicht aber Ansätze und Teilbereiche. Oder eine scheinbar nutzlose Idee ist vielleicht der Anfang von einer anderen, weiterentwickelten Idee. Es entsteht eine große Begriffs- und Ideensammlung – viel größer, als wenn ein Einzelner sich hinsetzt und überlegt. Die Teilnehmer regen sich darüber hinaus gegenseitig an: »ein Stein führt zum nächsten.«

Sammeln und Sortieren

Diese ungeordnete Gedankensammlung erfolgt in sehr kurzer Zeit – oft sind schon nach zwei Minuten dreißig Begriffe gesammelt. Es können aber auch bis zu zwanzig Minuten dafür eingeplant werden – je nach Thema.

Die gesammelten Ideen werden vom Moderator oder »Spielleiter« für alle gut sichtbar aufgeschrieben – so geht nichts verloren. Die Stichwörter bilden den Grundstock für die weitere gedankliche und inhaltliche Auseinandersetzung mit dem zu Grunde liegenden Thema.

In der zweiten Phase werden **Ideengruppen** gebildet, d. h. ähnliche Gedanken werden zusammengefügt. Vorher sollten sich aber alle vergewissern, dass sie unter einem Stichwort auch alle das Gleiche verstehen. Allein durch diesen Abgleich entstehen weitere – andere und verwandte – Ideen. Das Verfahren des Brainstorming hat Ähnlichkeiten mit der »Themen-Sammlung« innerhalb der moderierten Besprechung.

Tipps für die Praxis
- Lassen Sie zur leichteren Ideensortierung einzelne Gedanken oder Ideen auf Karteikarten schreiben; dabei auf jede Karte immer nur einen Gedanke und sortieren Sie anschließend die Karten jeweils unter einer Überschrift an einer Tafel.
- Legen Sie bei verschiedenfarbigen Karten für jede Farbe einen Gedankenzusammenhang fest. Beispiel: grüne Karten zum Aufschreiben von »Was wollen Sie künftig vermeiden?« verwenden, rosa Karten für »Was wollen Sie künftig beibehalten?«-Ideen

Register

Altenpflegeausbildung 118
Angehörige
–, psychosozial stabilisierende 151
–, delegierende 147
–, distanzierende 146
–, pflegende 22
Angehörigenarbeit 99
–, Aufgaben 122
–, Checkliste 25
–, Einbeziehung in außerhäusliche Aktivitäten 113
–, Einbeziehung in die direkte Pflege 111
–, im Team 129
–, Leitungsaufgaben 127
–, Management 127
–, mangelhafte 16
–, nach Standards 100
Angehörigenbeirat 165
Antipathie 30
Aufnahmegespräche 58

Befragung
–, schriftliche 174
Begleitender Dienst 94
Beschwerdeannahmestelle 173
Beschwerdemanagement 117, 141, 173
Beschwerden
–, mündliche 180
Besprechungen 192
Betreuungsverfügung 71
Bewohner
–, demente 63, 66
Bewohneranamnese 22
Beziehungen
–, ungleichrangige 20
Brain-Storming 222

Demenz 65
Dienstplanung 94

Ehrenamtliche 96, 126, 142
Einarbeitungskonzept 95
Einrichtungsleiter 187
Einverständnis
–, des Bewohners 22
Einzelgespräche 169
Einzelkontakte 163
Erhebungsbogen 133
Erstgespräche 58
Expertenstandards 86
Expertentum 111

Feedback 53
Flip-Chart 220
Fortbildung 96
Fragetechniken 216

Gesprächsangebote 169
Gesprächsführung 102
Gesprächsgruppe 155
–, angehörigeninterne 161
Gleichberechtigung 20
Großveranstaltungen 153
Gruppengespräche 170

Hausgemeinschaft 69
Hauskonzept 90
Haustechnik 120
Hauswirtschaft 119
Heimeinzug 17
Heimleiter 187

Informationsveranstaltungen 153
Informationsweitergabe 141
Integration 62

Kernlern-Matrix 205
Kind-Eltern-Abhängigkeit 19
Klientenzentrierte Gesprächstherapie 52
Kommunikation 27

–, verbale und nonverbale 28
Kommunikationsfähigkeit
–, Angehörige 33
–, Mitarbeiter 36
Kommunikationsmodelle 39
Konfliktherde 11
Konfliktsituationen 63
Körpersprache 28
Kunden 39
Kundenorientierung 39
Kurzzeitpflege 57
Kurzzeitpflegeeinrichtung 62

Leistungsdarstellung 90
Leitbild 88
Leitungsstil 188

Managementtechniken 194
Menschenführung 189
Menschentypen 215
Missverständnisse 31
Mitarbeiterführung 131
Moderation 203
Moderationstechniken 205
Möglichkeiten und Grenzen
 selbstständiger Lebensführung
 in stationären Einrichtungen
 (MUG IV) 178
Motivation 133
Motivationsgeflecht 135

Negativspirale 15

Overheadprojektor 221

Patientenverfügung 72
Personalentwicklung 26
Pflegeanamnese 59, 91
Pflege auf Probe 62
Pflegebericht 91
Pflegedokumentationssystem 91
Pflegekonzept 90
Pflegeleitbild 89
Pflegeplanung 91
Pflegestützpunkte 88

Pflege-Transparenzvereinbarung 76
Pflegeversicherungsgesetz 27
Presse 182
Presseskandale 184

Qualitätsprüfungs-Richtlinien 79

RUMBA-Regeln 114

Schuldgefühle 21
Selbsthilfegruppen 161
Standard 100
–, Ergebniskriterien 102
–, Prozesskriterien 102
–, Strukturkriterien 102
Steckbrief 206
Stellenbeschreibung 91
Sterbebegleitung 106
Sterbeprozess 104
Sympathie 30

Tagebuch 68
Tagespflege 66
TALK-Modell 40
Teamarbeit 129
Themenzentrierte Interaktion (TZI) 49
Trägerleitbild 89
Transaktionsanalyse (TA) nach Eric
 Berne 45

Überzeugungsreden 189
Unterhaltung 23

Veranstaltungen
–, wohnbereichsbezogene 155
–, Ziele 140
Verhaltensmuster 39
Verständigung 27
Verwaltung 120
Visualisierung 219
Vorsorgevollmacht 70

Wissensvermittlung 220
Wohngruppenkonzept 69
Wohn- und Betreuungsvertragsgesetz
 75

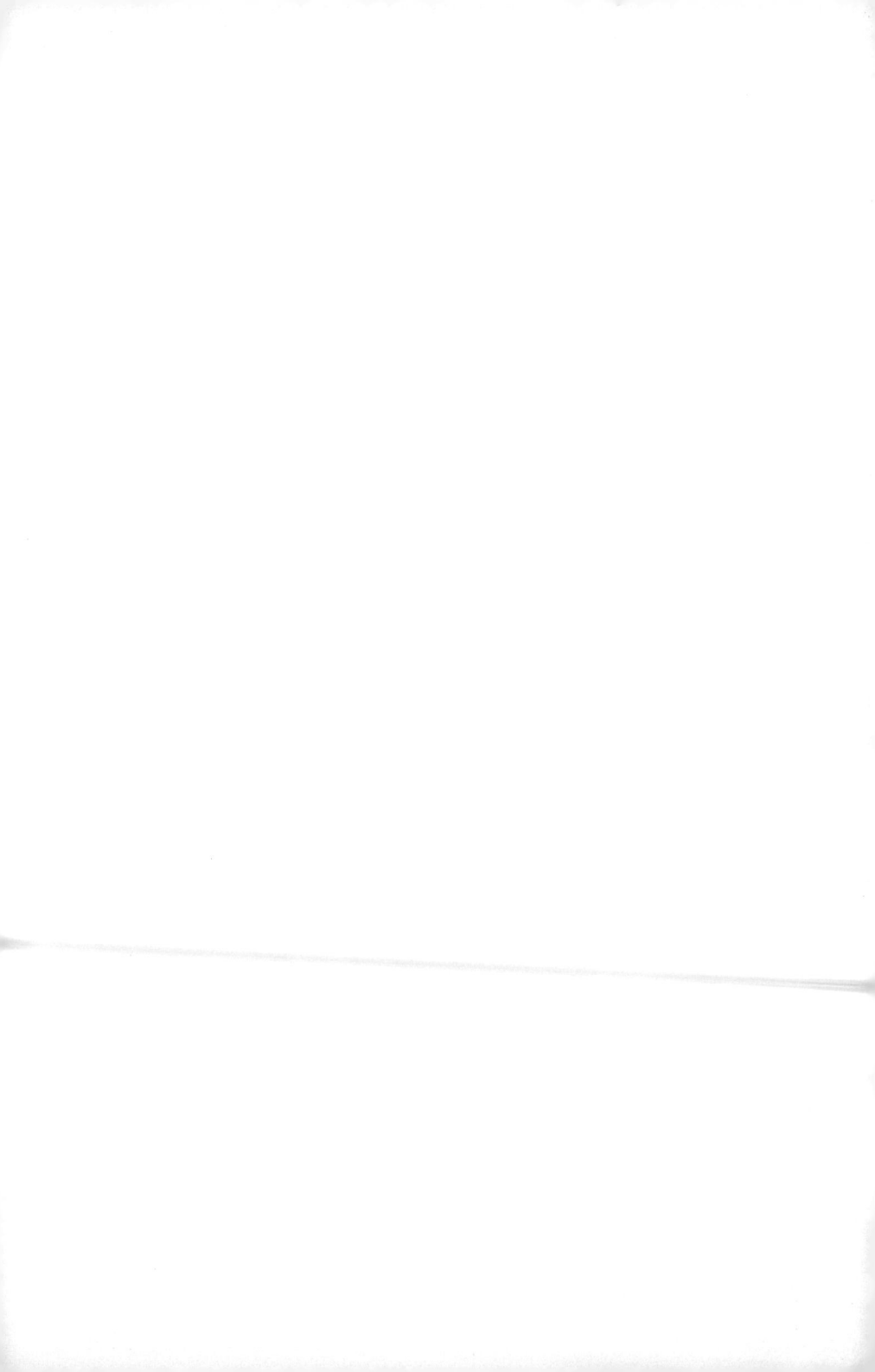